한의사 최현명의 재미있는
한약 이야기

초판 1쇄 인쇄 발행 | 2019년 9월 5일

지은이 | 최현명
펴낸곳 | 도서출판 지식서관
펴낸이 | 이홍식
디자인 | 디자인 감7
등록번호 | 1990.11.21 제96호
주소 | 경기도 고양시 덕양구 고양동 31-38
전화 | 031-969-9311 팩스 | 031-969-9313

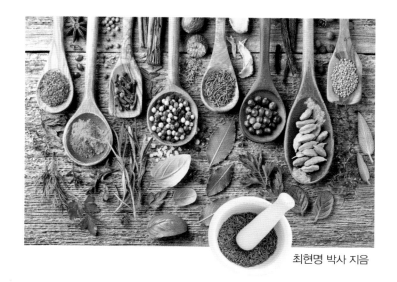

최현명 박사 지음

한의사 최현명의 재미있는
한약 이야기

안녕하세요. 한의사 최현명입니다. 벌써 한의학을 공부하기 시작한 지 20년이 다 되어 갑니다. 한의학은 대단히 재미있는 학문입니다. 인체에서 병이 난 한 부분만을 보는 서양의학과 달리 한의학은 인체를 하나의 유기체로 보아, 근본 원인을 다스리는 치료법을 사용합니다. 특히 한의학은 치료 방법으로 약초(본초)를 사용하는데, 이 본초는 수천 년의 경험이 축적되어 내려온 것이기 때문에 치료의 효과가 뛰어납니다.

그러나 약초의 공부는 상당히 어려운 측면이 있고, 양도 많아서 한의학을 공부하는 사람들이나 한의학에 흥미가 있는 일반인들이 접근하기는 꽤 어려운 분야이기도 합니다.

그런데 실상 약초를 공부하는 본초학은 상당히 재미있는 과목입니다. 예전부터 우리 선조들이 어떻게 약을 사용했는지, 그것을 대대로 어떻게 사용해왔고, 처방을 어떻게 만들었는지 공부하면 마치 옛날의 어의들과 직접 만나 대화하는 기분이 들기도 합니다.

또 우수한 약재들은 하나씩 전설이 있습니다. 이러한 전설들은 입에서 입으로 전해 내려온 것들인데, 이런 이야기들을 통해서 재미있게 약초를 배울 수 있습니다. 심지어는 전설에는 교훈까지 들어 있습니다.

이 책은 약초에 대해서 전설로 내려오는 이야기를 모았고, 『동의보감』이나 다른 의서의 내용을 인용하여, 학술적으로도 부족함이 없게 하였습니다.

이 책에 수록된 사진들을 제공해 주신 나눔제약과 한약 이야기들을 수집하는데 도움을 준 조혜란 한의사님께 감사의 인사를 드립니다. 마지막으로 한약 이야기 원고를 들려주면, 매우 흥미롭게 이야기를 들어주어 집필에 큰 도움을 준 최은수, 최유준 어린이에게 고맙다는 말을 전합니다.

(인삼, 녹용, 괄루인, 사향은 서울한방진흥센터에서 촬영하였습니다.)

차례

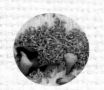

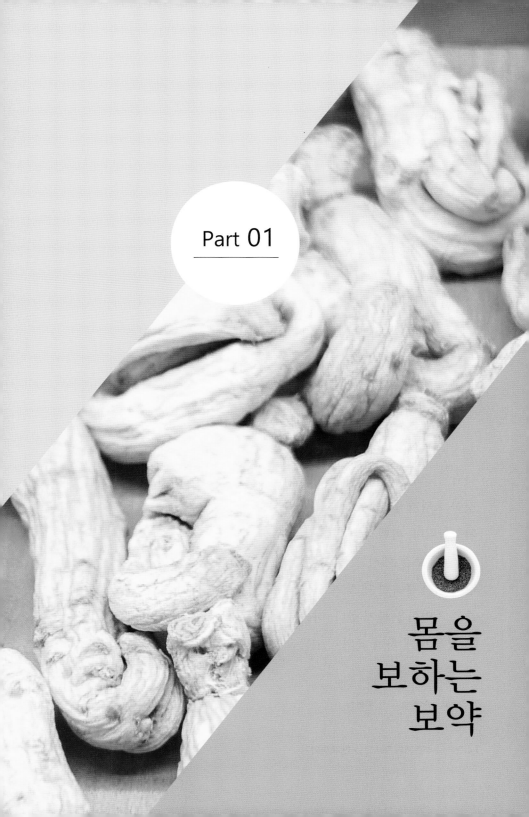

Part 01

몸을
보하는
보약

1. 기운을 보충해 주는
인삼

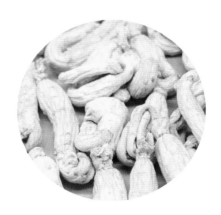

인삼(人蔘)은 두릅나무과 인삼[1]의 뿌리를 말합니다. 인삼은 말 그대로 사람의 모양을 한 뿌리라는 뜻인데 『동의보감』에 "사람의 모양처럼 생긴 것이 효과가 좋다."고 쓰여 있습니다. 인삼은 맛이 달고 약간 쓰며 성질이 따뜻합니다. 비폐(脾肺)에 작용하는 약물입니다.

『동의보감』에서는 "성질은 약간 따뜻하고 맛이 달며 독이 없다. 주로 5장의 기가 부족한 데 쓰며 정신을 안정시키고 눈을 밝게 하며 심규를 열어 주고 기억력을 좋게 한다. 허손된 것을 보하며 곽란으로 토하고 딸꾹질하는 것을 멎게 하며 폐위로 고름을 뱉는 것을 치료하고 담을 삭힌다. ○찬(

---

1) Panax ginseng C. A. Meyer

讚)에는 "세 가지 다섯 잎에 그늘에서 자란다네. 나 있는 곳 알려거든 박달 나무 아래 보라네."라고 씌어 있다. 일명 신초(神草)라고도 하는데 사람의 모양처럼 생긴 것이 효과가 좋다. ○인삼은 좀이 나기 쉬운데, 다만 그릇에 넣고 꼭 봉해 두면 몇 해 지나도 변하지 않는다. 또는 족두리풀(세신)과 같이 넣어서 꼭 봉해 두어도 역시 오래도록 변하지 않는다. 쓸 때에는 노두(蘆頭)를 버려야 하는데 버리지 않고 쓰면 토할 수 있다. ○인삼은 폐화(肺火)를 동하게 하므로 피를 토하거나 오랫동안 기침을 하거나 얼굴빛이 검고 기가 실하며 혈이 허하고 음이 허해진 사람에게는 쓰지 말고 더덕(사삼)을 대용으로 쓰는 것이 좋다. ○여름철에 많이 먹으면 심현이 난다."고 기록하고 있습니다.

인삼은 보약의 대표적인 약재로 비장과 폐를 보하여 기운을 올려주는 약재입니다. 비장은 음식물을 소화시켜서 우리 몸에 에너지를 만들어내고, 폐는 호흡을 통하여 에너지를 만들어내기 때문에 인삼을 복용하면 기운이 납니다.

인삼의 효능을 한마디로 표현하면 대보원기(大補元氣)라고 할 수 있습니다. 말 그대로 원기를 크게 보한다는 말입니다. 갑자기 기운이 빠지거나 급격하게 몸이 쇠약해질 때 인삼을 단독으로 사용하거나 다른 기운을 올려주는, 예를 들어서 황기 같은 약재와 배합하여 사용하면 기운을 차리고 힘을 낼 수 있습니다.

또한 소화기를 크게 보하는 성질이 있기 때문에 비위가 약하거나 식사를 잘 못하거나 설사 구토를 잘 하는 사람들의 처방에는 인삼이 기본적으로 들어갑니다. 인삼의 이러한 효능 덕분에 일본에서는 인

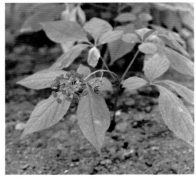
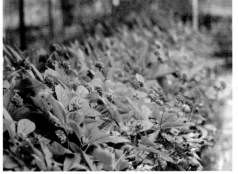

인삼 열매(전초)　　　　　인삼 열매

삼을 소화제로 사용하기도 합니다.

　인삼은 진액을 생성하게 하여 갈증을 없애주기 때문에 만성적인 소갈증, 즉 당뇨병에도 사용합니다. 또 여름철에도 뜨거운 열로 인해 진액이 소모되어 구갈이 심하고 땀이 많이 났을 때 복용하는 생맥산[2]의 주성분이기도 합니다.

　인삼은 폐가 허하여 천식이 있거나 할 때 폐기(肺氣)를 보충하기도 하고, 정신불안으로 인한 불면증, 가슴 두근거림을 치료하기도 합니다.

　인삼은 성질이 따뜻하기 때문에 열이 많거나 혈압이 아주 높은 사람은 복용을 삼가야 하고, 정기가 허해서 생기는 질환에는 사용할 수 있지만 바이러스나 세균의 침입 등으로 한방에서 말하는 사기(邪氣)가 실(實)한 증상에는 사용할 수 없습니다. 또, 출산 후에 수유중인 사람이 복용하면 젖의 양을 줄일 수 있으니 전문가와 상의한 후에 복용하여야 합니다.

　현대과학으로 연구된 인삼의 효능은 진정 효과, 항피로 효과, 기억력 향상 효과, 심장 보호 효과, 혈관을 확장하는 효과가 있습니다. 또 간의 해독 능력을 향상시키고 인삼의 사포닌 성분은 혈당을 감소시키는 경향을 보입니다.

---

2) 인삼, 맥문동, 오미자

옛날 희여골(풍기읍 백리) 황씨 문중에 지극정성으로 병든 아버지를 모시며 사는 효심 가득한 아들과 며느리가 있었다. 아버지의 병을 고치기 위해서 백방으로 약을 쓰고 치료를 해도 증세는 호전되지 않고 날로 병세가 심해졌다.

그러던 어느 날 아들이 단잠을 자고 있는데 꿈에 수염이 긴 산신령이 나타나서 "네 정성이 갸륵하니 한 가지 방도를 알려주겠다. 아비의 병을 고치려면 백일 된 네 자식을 펄펄 끓는 솥에 넣고 달여 그 물을 아비에게 주어라."고 말하며 사라졌다. 아들은 처방이 너무 끔찍하고 믿을 수 없어 아내에게 이야기를 하지 못하고 몇날 며칠을 고민만 했다. 끙끙 앓던 남편에게 아내가 묻자 마지못해 꿈 얘기를 했다. 그랬더니 뜻밖에도 아내가 "시아버지의 병환이 나을 수만 있다면 그렇게 하는 수밖에 없지 않겠느냐."고 대답하는 것이었다. 아들은 "우리가 아직 젊으니까 자식은 또 낳으면 되지만 아버지는 돌아가시면 다시 뵐 수 없으니 그렇게 합시다." 하고 실행에 옮기기로 했다.

결국 부부는 아버지를 살리기 위해 백 일밖에 안 된 어린 자식을 물이 펄펄 끓는 가마솥에 넣고 말았다. 그러고선 달인 물을 그릇에 담아 아버지께 드리러 갔더니 거동을 못하시던 아버지는 일어나 앉아 계시고 솥에 넣었던 아이는 아랫목에서 새근새근 자고 있지 않는가! 깜짝 놀란 부부가 솥뚜껑을 열어 보니 그 안에는 커다란 산삼이 들어 있었다.

이 이야기는, 부모를 공경하는 부부의 효심에 감동한 소백산 산신령이 신비의 영약 산삼을 가지고 와 아이를 대신해 솥에 넣도록 했다는 풍기 지역에 내려오는 인삼에 관련된 전설이다.

TIP • 인삼은 보통 말리지 않은 수삼(水蔘)을 사용하기도 하고 말린 건삼(乾蔘)을 사용하기도 하는데, 인삼의 머리 꼭대기의 노두(蘆頭)라고 하는 부분을 떼고 사용합니다. 노두 부분은 구토를 유발할 수 있기 때문입니다.

2. 음기를 길러주고 머리를 검게 하는
여정자

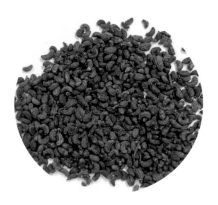

여정자(女貞子)는 여정실(女貞實)이라고도 불리는데, 물푸레나무과 당광나무[3] 또는 광나무[4]의 열매입니다. 맛이 달고 쓰며 성질이 약간 차가운 한약입니다. 식물의 잎이 겨울철이 되어 시들지 않는 것이 여성의 정조와 같다는 데서 여자 여(女), 정조 정(貞), 아들 자(子)를 사용하여 여정자(女貞子)로 이름 붙여졌다고 전해집니다. 여정자는 주로 간과 신장에 작용하여 자음(滋陰)하는 약입니다.

몸 안에 음기가 부족하면 몸이 약하여 열이 나는데, 그것을 허열(虛熱)이라고 합니다. 실제로 열이 많아서 생기는 것이 아니라 음기가 약해서 양

---

3) Ligustrum lucidum Aiton
4) Ligustrum japonicus Thunb

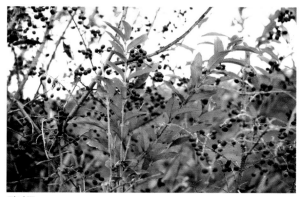
광나무

기가 상대적으로 더 많아지기 때문에 나타나는 증상으로 이런 경우에는 음기를 보충해주는 약을 사용해야 합니다. 열이 난다고 해서 성질이 매우 차가운 약으로 열을 식혀주게 되면 증상이 더욱 악화되게 됩니다. 여정자는 간과 신장의 음기를 보충해주는 아주 좋은 약이기 때문에 이런 허열 증상뿐만 아니라 허리·무릎이 시큰거리면서 아프거나 머리가 어지러운 증상을 치료합니다. 특히 젊은 나이에 머리나 수염 등이 희어져 노인같이 보일 때 복용하면 머리가 검어진다고 알려져 있습니다. 여정자는 작용이 강하지 않고 부드럽기 때문에 무난한 보약으로서 좋은 역할을 합니다.『본초몽전(本草蒙筌)』에는 검은 머리와 검은 수염이 나게 하고, 근력을 강하게 하며 많이 복용하면 피를 보충하여 풍을 제거한다고 기록하고 있고[5]『본초강목(本草綱目)』에서는 음기를 강하게 하고 허리·무릎을 건강하게 하며 눈을 밝게 한다[6]고 기록하고 있습니다.

현대 연구에 의하면 여정자에 포함된 Oleanolic acid의 성분이 고지혈증과 동맥경화에 효과가 있고, 당뇨병과 염증을 치료하며 간을 보호하는 효과 등이 있다고 보고되었습니다.

---

5) 黑發黑鬚, 强筋强力, 多服補血去風
6) 强陰, 健腰膝, 明目

전설

　　옛날 '정자'라는 아주 착한 처녀가 살았다. 그녀는 어느 성실한 농부에게 시집을 가게 되었는데, 서로를 의지하고 사랑을 싹틔우며 행복한 나날을 보내게 되었다. 그런데 결혼한 지 3달 만에 남편이 전쟁터에 끌려가게 되었다.

　　남편이 전쟁터로 끌려간 지 3년이 지났지만 남편에게는 아무런 소식이 없었고, 정자는 혼자서 매일 울며 남편이 얼른 돌아오기만을 기다렸다. 하지만 어느 날, 같이 끌려갔던 사람으로부터 그녀의 남편이 전사했다는 소식을 듣게 된 정자는 그 말을 듣자마자 기절했다. 그녀는 몇날 며칠 식음을 전폐하였고 나날이 쇠약해져갔다. 결국 반년 뒤 그녀는 숨을 거두었다.

　　정자가 죽기 직전, 겨우 눈을 떠서 이웃집 언니의 손을 잡고 말했다. "언니, 내가 죽으면, 내 무덤 앞에 상록수 한 그루만 심어주세요." 정자가 죽은 후, 이웃집 언니는 유언대로 나무를 심었다. 몇 년 뒤 그 나무는 무럭무럭 자라 잎이 무성하였다.

　　그러던 어느 날, 느닷없이 정자의 남편이 돌아왔다. 이웃집 언니는 그를 그녀의 무덤에 데려다 주었다. 남편은 무덤 앞에서 며칠을 밤낮으로 눈물을 흘렸는데, 너무 상심한 나머지 온 몸에 열이 나고, 머리와 눈이 어지러운 병에 걸리게 되었다.

　　그런데 남편의 눈물 때문인지 몇 년 동안 꽃이 피지 않던 무덤 앞 상록수에 꽃이 피고 콩알만한 열매가 달렸다. 정자의 남편은 시커먼 이 열매에 독이 있을 거라 생각하여, 어서 먹고 죽어 사랑하는 아내를 만나고자 하였다.

　　열매를 따 먹은 지 며칠이 지났지만, 그는 다행히 죽지 않았고 오히려 병이 모두 나았다. 결국 이렇게 해서 상록수 열매의, 간과 신장을 보하는 약효가 밝혀지게 되었고, 마을 사람들은 너도나도 열매를 가져다 심으며 이 열매를 '여정자(女貞子)'라 불렀다.

3. 비·폐·신을 보하는
산약

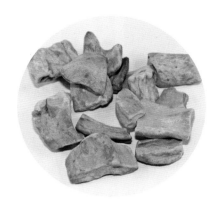

산약(山藥)은 마과 식물인 마[7]를 말합니다. 다른 말로 서여(薯蕷)라고 하기도 합니다. 예전에는 산우(山芋)라고 불렸는데 송나라 때 황제의 이름과 같아서 산약(山藥)이라고 이름을 바꾸었다고 전해집니다.

『동의보감』에는 "성질은 따뜻하고 맛이 달며 독이 없다. 허로로 여윈 것을 보하며 5장을 충실하게 하고 기력을 도와주며 살찌게 하고 힘줄과 뼈를 든든하게 한다. 심규(心竅)를 잘 통하게 하고 정신을 안정시키며 의지를 강하게 한다. ○마는 생으로 말려서 약에 넣는 것이 좋고 습기가 있는 것은 생것은 미끄러워서 다만 붓고 멍울이 선 것을 삭힐 뿐이다. 그러

---

7) Dioscorea batatas Decaisne

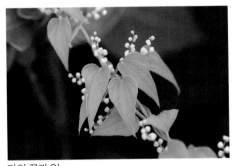
마의 꽃과 잎

므로 약으로는 쓰지 못한다. 익히면 다만 식용으로 쓰는데 또한 기를 막히게 한다."라고 기록하고 있습니다.

산약은 비위(脾胃)기능을 좋게 하고 폐(肺)와 신장(腎臟)기능을 보하는 보약입니다. 주로 비위가 허약하여 식사를 적게 하고 설사를 하는 사람에게 사용하면 위장을 보익하고 기운을 보충해 줍니다.

또 폐와 신장 기능이 허약할 때 사용하는데, 그 기전을 살펴보면 비위는 오행에서 토(土)에 해당합니다. 폐(肺)는 금(金), 신장(腎臟)은 수(水)에 해당하는데, 산약은 토(土)를 보하여 금수(金水)를 보하는 오행의 상생이론[8]에 따라서 폐신을 보하는 것입니다. 이러한 대표적인 한약 처방이 육미지황탕(六味地黃湯)[9]이라는 처방입니다. 육미지황탕은 여섯 가지 약재로 신장 기능이 떨어지고 몸에 음기가 부족할 때 사용하는 대표적인 처방인데, 여기에 산약이 들어갑니다.

산약은 당뇨병에도 사용하는데 만성적인 진액 손상을 치료할 수 있기 때문입니다. 소화 기능이 안 좋을 때는 산약을 쪄서 사용하거나 볶아서 사용합니다.

현대 연구에 의하면 산약에 함유된 점액질은 혈관 탄성을 좋게 하여 동맥경화를 예방하고, 고혈압과 당뇨 치료 효과가 있다고 알려져 있습니다.

---

8) 나무(木)에서 불(火)이 나오고, 불에서 재(흙, 土)가 나오고, 흙에서 쇠(金)가 나오고, 쇠에서 물(水)이 나오며 물에서 다시 나무가 나온다고 하여 목화토금수의 순서로 서로 상생(相生)한다는 이론
9) 숙지황(熟地黃), 구기자(枸杞子), 산수유(山茱萸), 택사(澤瀉), 목단피(牡丹皮), 백복령(白茯苓)

먼 옛날, 중국 하남에 '야왕국'이라 불리던 작은 나라가 있었는데 큰 나라들에게 자주 괴롭힘을 당했다. 어느 겨울, 큰 나라가 군대를 이끌고 야왕국을 침략했다. 야왕국의 전사들은 죽을 힘을 다해 맞서 싸웠지만, 곧 힘없이 무너졌다. 그들은 적군을 피해 깊은 산 속으로 도망쳤는데, 마침 큰 눈이 내렸다. 적군들은 이 깊고 험한 산 속에 눈까지 내리니 퇴로만 막아두면 야왕국 전사들이 갇혀서 죽을 것이라 생각하고는 돌아갔다.

큰 눈은 그치지 않았다. 야왕국 전사들은 허기와 추위를 이겨내려 했지만 결국 하나둘씩 희미한 숨을 몰아쉬었다. 절망스런 그 때, 한 전사가 나무 뿌리 모양의 무언가를 한 릅 안고 왔는데, 근처 땅 속에서 팠다고 하였다. 맛을 보니 달달한 것이 꽤나 맛이 좋았다. 전사들은 이 말을 듣고 검을 꺼내 땅을 파기 시작하였고, 곧 이 뿌리 식물을 한 무더기를 모았다.

모두가 만족할 만한 식사를 한 후, 그들은 문득 자신들의 체력이 좋아진 것을 깨달았다. 그리고 며칠이 지나자 심지어 아픈 병사들의 병이 모두 나아버렸다. 이 기세를 몰아 장군이 병사들에게 진군 명령을 내렸고, 용맹스럽게 적들의 포위망을 빠져나와 잃었던 영토를 다시 되찾게 되었다.

후에 전사들은 이 식물을 기념하기 위해 '산우(山芋)'란 이름을 붙여주었다. 이 뜻은, 절망 속에 산에서 만난 식물이란 뜻이다. 후에 황제의 이름과 같아서 이 약의 이름을 '산우'에서 '산약(山藥)'이라 고쳐 부르게 되었다.

4. 옛날의 구황작물
옥죽

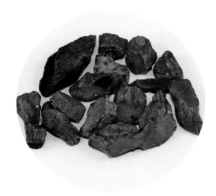

옥죽(玉竹)은 둥굴레[10]의 뿌리인데, 옥죽의 열매는 둥글고 잎이 대나무와 같아서 구슬 옥(玉), 대나무 죽(竹)자를 써서 옥죽(玉竹)이라고 불렀습니다. 옥죽은 맛이 달고 성질이 평(平)하고 위(胃)와 폐(肺)에 작용하는 약물입니다. 둥굴레는 차로도 많이 복용하는데, 예전에는 구황작물로 기근이 심했을 때 목숨을 연명하게 해주었던 소중한 약이자 식품입니다.

옥죽은 폐에 작용하여 자음(滋陰)하면서, 폐를 촉촉하게 해주는 윤폐(潤肺)작용을 합니다. 또 꾸준히 복용하면 위장을 좋게 하고 진액을 생성합니다. 그래서 가래 없는 기침이 오래가거나 열병을 오래 앓아서 진액이 손상

---

10) Polygonatum odoratum Druce var. pluriflorum Ohw

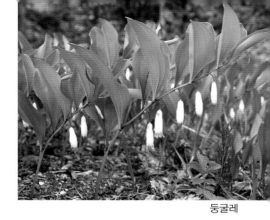

둥굴레

되어 인후부가 건조하고 목마른 구갈(口渴) 증상이 심한 분들이 복용하시면 좋습니다. 또 몸 안의 나쁜 열로 인해서 당뇨병이 된 소갈(消渴) 증세에도 사용할 수 있습니다.

옥죽은 보통 끓여서 복용하는데, 음기가 허하여 열이 나는 사람은 옥죽을 말리지 않고 신선한 상태로 복용하는 것이 좋고, 열이 없거나 심하지 않으면 말린 것을 복용합니다.

옥죽과 비슷한 약재로는 황정(黃精)이 있습니다. 옥죽은 둥굴레를 말하는 것이고 황정은 층층갈고리둥굴레를 말하는 것인데, 두 가지의 큰 차이는 없습니다. 현대에 들어와 연구된 바에 따르면 옥죽은 당뇨와 고지혈증, 관상동맥 질환을 치료하고 면역을 증강시키며, 강심 작용이 있고, 노화 방지에도 도움이 되는 것으로 밝혀졌습니다.

전설

전해 내려오는 전설에 따르면, 당나라의 어느 궁녀가 황제의 괴롭힘을 참지 못하고 궁궐에서 도망쳐 깊은 산 속으로 숨어버렸다. 먹을 것이 없어 굶주리던 중, 산 속에서 옥죽을 발견하고 그 뿌리를 캐서 연명하였다.

아주 긴 시간이 흘렀는데, 궁녀가 옥죽만 먹었음에도 불구하고, 몸이 날씬해지고, 제비처럼 날래게 되었으며, 피부 역시 옥처럼 매끈해졌다. 이후 궁녀는 산 속에서 한 사냥꾼과 사랑에 빠져 깊은 산 속에서 아들딸을 낳아 행복하게 살았다. 60세가 되어서야 남편과 아이들을 데리고 고향에 오게 되었는데, 노부모와 친척들은 그녀를 보고 놀라움을 금치 못했다. 60세가 된 그녀의 미모가 궁궐에 들어갔던 어릴 때처럼 젊고 아름다웠기 때문이다.

5. 약방의
감초

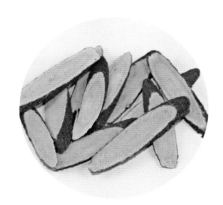

　약방의 감초라는 말의 주인공인 감초(甘草)입니다. 감초는 콩과 식물인 감초[11], 광과감초[12], 창과감초[13]의 뿌리 및 뿌리줄기를 사용합니다. 이름 그대로 맛이 달아서 달 감(甘), 풀 초(草)를 써서 감초라고 이름이 붙었는데, 감초는 국로(國老)라고 부르기도 하며 국로는 "약중의 원로"라는 뜻입니다.

　『동의보감』에서는 "감초는 성질은 평(平)하고 맛이 달며 독이 없다. 온갖 약의 독을 풀어 준다. 9가지 흙의 기운을 받아 72가지의 광물성 약재와 1,200가지의 초약(草藥) 등 모든 약을 조화시키는 효과가 있으므로 국

---

11) Glycyrrhiza uralensis Fischer
12) Glycyrrhiza glabra Linne
13) Glycyrrhiza inflata Batal

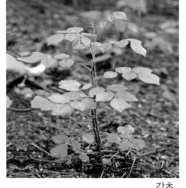

감초

로(國老)라고 한다. ○5장 6부에 한열의 사기(寒熱邪氣)가 있는 데 쓰며 9규(竅)를 통하게 하고 모든 혈맥을 잘 돌게 한다. 또한 힘줄과 뼈를 든든하게 하고 살찌게 한다."라고 설명하고 있습니다.

감초는 볶아서 쓸 때와 생것으로 사용할 때 효능이 각각 다릅니다. 생것으로 사용하면 열을 내려주는 효능이 있지만, 볶아서 사용하면 소화기를 보하고 몸을 따뜻하게 해주는 효능이 있습니다. 특히 꿀을 넣고 볶아서 사용하면 폐 기능을 보하는 작용을 합니다. 약방의 감초라는 말이 있듯이 감초는 여러 처방에 들어가는데, 주로 다른 약물의 준열(峻烈)한 성질을 완화시켜주고, 여러 가지 약재들을 조화시켜주며 조율해 주는 역할을 합니다.

이름에서 알 수 있듯이 단맛이 강한데, 단맛은 완화하는 효능이 있어서, 갑자기 근육 경련이 있거나 위경련 등의 증상이 있을 때 급히 감초즙이나 감초와 작약을 달여 먹이게 되면 증상이 낫게 됩니다. 또 비위가 허약한 사람에게 사용하면 비위를 보하는데, 주로 인삼이나 백출과 같은 약재와 배합하여 사용합니다.

생감초를 복용하게 되면 청열(淸熱)작용을 하기 때문에, 폐를 촉촉하게 하여 기침을 멎게 하기도 하지만 종기가 나거나 독기(毒氣)가 들어와 인후가 붓는 등의 증상에도 사용할 수 있습니다.

현대 연구에 의하면 감초는 심장박동을 고르게 하고, 동맥경화와 고지혈증을 치료하며, 종양을 치료하는 효과가 있습니다. 또 인체의 면역기능을 조절하는 효과와 항염증, 항바이러스 효과, 진통 효과, 위궤양 치료 효과가 있으며, 간과 위를 보호하는 효과가 증명되었습니다. 진해(鎭咳), 거담(祛痰), 해독(解毒) 효과 역시 증명되었습니다.

옛날 아주 먼 산 속에 의사가 살았다. 그는 아내와 함께 살며, 언제나 성심성의껏 환자를 치료하였다. 어느 날 의사가 왕진을 간 사이에 그의 집에 많은 환자가 들이 닥쳤다. 환자들이 급히 남편을 찾자 의사의 부인은 갈등하기 시작했다.

'남편이 사람들을 잘 치료하는 것도 결국 약초들 덕분 아니겠어? 밖에 매달아놓은 약초들을 사람들에게 조금씩 나누어주자.' 그렇게 생각한 그녀는 아궁이 앞에 말리려고 쌓아둔 약초 뿌리 한 더미가 떠올랐다. 조금 먹어 보니 맛이 달고 나쁘지 않았다. 그래서 그녀는 이 뿌리를 작은 조각으로 잘라 꾸러미로 포장해서 환자들에게 나누어 주면서 말했다. "남편이 남긴 약이에요. 얼른 집에 가서 뜨거운 물에 달여 드세요."

며칠이 지나고 병이 나은 환자들이 산 속의 의사 집까지 직접 와서 감사 인사를 하였다. 환자들이 이구동성으로 말하길 그가 왕진을 가며 남겨둔 약을 먹고 나았다는 것이었다. 의사는 그 말을 듣고 어이가 없었다.

아내는 황급히 의사에게 그 동안 있었던 일을 설명하였다. 그는 이 이야기를 듣고 매우 놀라 그 사람들의 증상을 다그쳐 물었다. 그 사람들은 원래 목구멍이 붓고 아픈 증상으로 온 사람들이 많았고, 몸에 독이 올라 중독 증상으로 고생하던 사람들이었다. 그 후, 의사는 인후통과 중독으로 붓는 증상에 그 풀을 사용하였고, 후에 이 약이 단맛이 나기 때문에 의사는 '감초(甘草)'라 이름을 바꾸었다. 그 이름이 오늘날까지 전해내려온다.

TIP • 단맛이 수기(水氣)를 끌어당기는 성질이 있기 때문에 부종이 있는 사람과 이뇨제를 복용중인 사람에게는 사용할 수 없고, 당뇨병에는 피하는 것이 좋습니다. 또한 어린아이가 감초를 오래 복용하면 위알도스테론혈증을 유발할 수 있어서 과도한 사용과 장기간 복용은 피하는 것이 좋습니다.

TIP • 『동의보감』에는 "감초가 들어 있는 약을 먹을 때에는 배추, 듬북, 돼지고기를 먹지 말아야 한다. 혹 감초를 먹고 배추를 먹으면 병이 낫지 않는다고도 한다."고 기록되어 있습니다.

6. 비위를 튼튼히 하는
백출

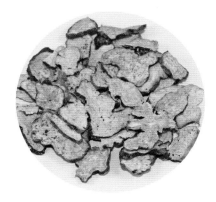

백출(白朮)은 국화과 삽주[14])의 뿌리를 말합니다. 맛은 달고 쓰며 주로 비위(脾胃)에 작용하는 약재입니다. 비위가 허약한 사람이나 기운이 없는 사람에게 사용하는 처방에는 백출이 기본적으로 들어갑니다.

『동의보감』에는 "백출은 성질은 따뜻하고 맛이 쓰며 달고 독이 없다. 비위를 든든하게 하고 설사를 멎게 하고 습을 없앤다. 또한 소화를 시키고 땀을 거두며 명치 밑이 몹시 그득한 것과 곽란으로 토하고 설사하는 것이 멎지 않는 것을 치료한다. 허리와 배꼽 사이의 혈을 잘 돌게 하며 위(胃)가 허랭(虛冷)하여 생긴 이질을 낫게 한다. ○위화(胃火)를 사하는 데는 생것으로 쓰

---

14) Atractylodes japonica Koidzumi

고 위허를 보할 때에는 누런 흙과 같이 닦아 쓴다."라고 기록되어 있습니다.

백출은 그냥 사용하기도 하지만, 쌀뜨물에 담가두었다가 볶아서 사용하거나 황토를 넣어 볶아서 사용합니다. 비위의 진액 손상으로 조(燥)하게 된 경우에는 쌀뜨물로 볶아서 사용하여 비위를 윤택하게 해주는데, 황토로 볶아서 사용하면 비장을 튼튼하게 하는 효능이 배가 됩니다.

백출의 효능은 비위에 초점이 맞추어져 있습니다. 차가운 음식을 좋아하거나 음식으로 체한 것이 오래되면 소화장애, 설사, 식욕부진, 복부 가스 같은 것이 잘 생기는데 이러한 모든 증세를 다스릴 수 있습니다. 우리 몸의 에너지를 생성하는 장부는 폐와 비위인데, 특히 비위 기능이 떨어지면 기운이 없고 무기력해지게 됩니다. 그래서 기를 보충하는 약들에 백출이 들어가게 되며, 그 중에서 가장 유명한 처방을 꼽으라면 단연 사군자탕(四君子湯)[15]이며 여기에도 백출이 들어가 중요한 역할을 합니다.

또 몸 안의 나쁜 노폐물이 쌓여 수습(水濕)이 정체된 증세에도 사용하며, 살짝만 움직여도 땀이 줄줄 흐르는 자한(自汗)이라는 증세를 다스릴 때도 백출이 사용됩니다. 마지막으로 임신한 여자에게 사용하는데, 백출을 복용하면 안태(安胎)의 효능이 있어서 태동불안을 치료할 수 있습니다.

현대과학으로 연구된 바에 따르면, 백출은 위장관 개선 효과, 항궤양 효과가 있으며 간과 비장을 치료하고, 면역 기능을 개선하며, 항스트레스, 이뇨 효과가 있는 것으로 밝혀졌습니다. 또 노화 방지와 혈당 강하 작용, 항응고 작용, 항암 작용을 하는 것으로 연구되었습니다.

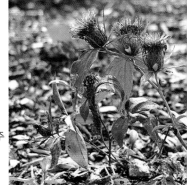

삽주

---

15) 사군자탕: 인삼, 백출, 복령, 감초

백출에는 한 가지 전설이 있다. 남쪽 끝 신선 세계에 살던 학 한 마리가 약초를 입에 물고 있다가 인간 세계의 가장 좋은 분지로 와서 이 약초를 심은 후에 곁에서 약초를 지켰다. 세월이 흘러 학은 결국 작은 산이 되었고, 사람들은 이 산을 '학산'이라 불렀다.

어느 해에 학산 근처에서 전염병이 돌아 많은 사람들이 몸져누웠다. 어느 가을 하늘이 맑고 푸르른 때 흰 옷을 입은 처녀가 백출을 팔러 이 마을에 왔는데, 옷에는 국화 모양이 그려져 있었고, 옷에는 빨간색 점이 찍혀 있었다. 그녀의 백출이 워낙 품질이 뛰어났기 때문에 한 약재상이 돈을 벌고 싶은 마음에 처녀의 백출을 몽땅 사서 더 비싸게 내다 팔았다.

그녀의 백출의 효험은 뛰어났기 때문에 그 백출을 복용한 사람들의 병이 귀신같이 나았고, 약재상 주인은 큰돈을 벌었다. 약재상은 그 아가씨에게 백출을 더 사고 싶었지만 그 아가씨가 어디에 사는지 몰랐고, 다만 학산에서 온 것만을 알았다. 결국 약재상은 백출을 살 수가 없었다.

이듬해 추석이 다가왔고, 다시 흰 옷을 입은 처녀가 백출을 팔러 왔다. 이 때 약재상은 그녀에게 과일을 대접하며, 몰래 빨간 실을 꿴 바늘을 그녀 치마에 꽂아놓았다. 그리고 그녀가 떠나자 몰래 그녀 뒤를 밟았다. 계속 실을 따라가 보니 산 속 어느 귀퉁이가 나왔고 그 곳에서 빨간 실을 맨 약초를 발견하였다.

약재상은 "이 귀한 보물이 내 손에 들어왔구나!"하고 외치고선, 괭이로 땅을 내리 찍었다. 그 순간, '퍽!' 하는 소리와 함께 커다란 빛이 비쳤고, 이 빛은 약재상의 눈을 멀게 하였다. 사실 그 아가씨는 천 년 묵은 백출이었는데 빛과 함께 흔적도 없이 사라져 버렸다. 지금도 백출을 잘라 단면을 보면 선명한 빨간 점이 보이고 국화 무늬와 구름 무늬를 볼 수 있다.

TIP • 『동의보감』에 백출이 들어 있는 약을 먹을 때에는 복숭아, 추리 (李), 참새고기, 조개, 고수, 마늘, 청어, 생선회 등을 먹지 말아야 한다고 기록되어 있습니다.

7. 간을 보하는
백작약

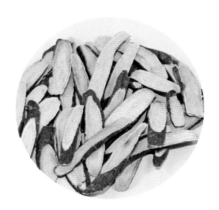

　백작약(白芍藥)은 작약과 식물인 작약[16]의 뿌리를 말합니다. 맛이 쓰고 시며 성질은 서늘한 약입니다. 주로 간과 비장에 작용합니다. 작약은 백작약과 적작약으로 나누는데, 품종이나 가공의 방법에 따라서 쓰임새가 약간 다릅니다.

　『동의보감』에서는 "작약　성질은 평(平)하고 약간 차다. 맛은 쓰고 시며 조금 독이 있다. 혈비(血痺)를 낫게 하고 혈맥을 잘 통하게 하며 속을 완화시키고 궂은 피를 헤치며[散惡血] 옹종(癰腫)을 삭게 한다. 복통(腹痛)을 멈추고 어혈을 삭게 하며 고름을 없어지게 한다. 여자의 모든 병과 산전산후의 여

---

16) Paeonia lactiflora Pallas

러 가지 병에 쓰며 월경을 통하게 한다. 장풍(腸風)으로 피를 쏟는 것, 치루(痔瘻), 등창(發背), 진무르고 헌데, 눈에 피가 지고 군살이 살아나는[目赤努肉] 데 쓰며 눈을 밝게 한

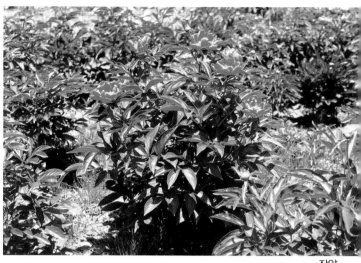

작약

다. ○산과 들에서 자라는데 음력 2월과 8월에 뿌리를 캐어 햇볕에 말린다. 산골에서 저절로 자란 것을 쓰는 것이 좋고 집 근처에서 거름을 주면서 키운 것은 쓰지 않는다. 꽃이 빨개지면 홑잎(單葉)의 것을 써야 하며 산에서 나는 것이 좋다. ○일명 해창(解倉)이라고도 하는데 두 가지 종류가 있다. 적작약은 오줌을 잘 나가게 하고 기를 내리며, 백작약은 아픈 것을 멈추고 어혈을 풀어준다. 또한 백작약은 보(補)하고 적작약은 사(瀉)한다고도 한다. ○수족태음경에 들어간다. 또한 간기(肝氣)를 사하고 비위(脾胃)를 보한다. 술에 담갔다가 쓰면 경맥으로 간다. 혹은 술에 축여 볶아서도(炒) 쓰고 잿불에 묻어 구워서도 쓴다. ○함박꽃뿌리(작약)를 술에 담갔다가 볶아 흰삽주(백출)와 같이 쓰면 비(脾)를 보하고, 궁궁이(천궁)와 같이 쓰면 간기(肝氣)를 사하고, 인삼·흰삽주와 같이 쓰면 기를 보한다. 배가 아프며 곱똥을 설사하는 것을 멎게 하는 데는 반드시 닦아서[炒] 쓰고 뒤가 묵직한 데는 닦아 쓰지 말아야 한다. 또는 내려가는 것을 수렴하기 때문에 혈

해(血海)에 가서 밑에까지 들어가 족궐음경에 갈 수 있다고도 한다."라고 기록하고 있습니다.

백작약은 진통(鎭痛), 진경(鎭痓), 통경(通經) 작용을 하기 때문에 복통, 위경련, 현기증, 통풍, 소변이 잘 안 나오는 질환에 자주 쓰입니다. 적작약은 어혈을 잘 제거하기 때문에 활혈(活血), 지통(止痛) 작용과 간(肝)의 화기(火氣)를 없애주는 역할을 합니다. 따라서 월경이 잘 안 나오거나 생리통이 심하거나 관절이 붓고 아플 때, 가슴에 통증이 있거나 옆구리 통증이 있을 때 사용합니다.

작약은 수천 년 전부터 약으로 사용되어 왔는데, 한약 처방 중에 가장 유명한 처방 중의 하나인 계지탕(桂枝湯)의 주 성분으로서 인체의 체표면의 순환을 좋게 하여 감기를 치료합니다. 황금탕(黃芩湯)에도 작약이 들어가는데 복부의 영기(營氣)를 완화하는 작용을 합니다. 또 자감초탕(炙甘草湯)에 들어가서 혈관내의 진액을 보충해 주는 역할을 합니다.

한방에 관심이 있는 분들은 들어 보셨겠지만 피를 보충하면서 간을 좋게 하는 대표적인 약이 바로 사물탕(四物湯)이라는 명방이 있는데, 그 사물탕에는 숙지황과 작약이 조합되면서 우리 몸의 음혈(陰血)을 크게 보하고 자보(滋補)하는 역할을 발휘하게 됩니다.

특히 보약은 특성상 몸을 보해주지만 기운이 막힐 수가 있는데, 작약의 경우 보하면서도 체하지 않아 대단히 좋은 보약이 됩니다.

현대과학으로 증명된 작약의 효능은 항균, 해열, 항염증 작용과 혈관을 확장하여 심혈관 계통의 혈류 흐름을 좋게 하는 작용, 진정 작용, 진통 작용, 항궤양 작용, 혈당 조절 작용 등이 있습니다.

『삼국지(三國志)』에 등장하는 명의였던 화타(華陀)는 약초를 채집해 표본 만드는 것을 즐겼다. 어느 날 타지에서 온 상인이 작꽃(작약)을 한 그루 주며 꽃의 약효를 모르겠으니 시험해 주길 바란다고 이야기하였다.

화타는 작꽃을 창문 너머 잘 보이는 곳에 심었고, 약효를 몰랐기에 관심이 시들해졌다. 이윽고 자신이 꽃을 심은 사실도 까맣게 잊어버리고 말았다.

어느 가을 날, 깊은 밤에 화타는 마음을 가다듬고 의서를 읽고 있었다. 그가 문득 고개를 들고 창 밖을 보았는데 녹색 옷을 입고 빨간 꽃으로 머리 장식을 한 어여쁜 처자가 달빛을 받고 서 있었는데 서럽게 흐느끼면서 울고 있었다.

'누구 집 아이일까? 무슨 억울한 일이라도 있는 걸까?' 화타가 밖으로 나가 이리 저리 살폈다. 하지만 나가 보니 사람 그림자는 보이지 않고, 대신 그녀가 서 있던 자리에 그 푸른 가지에 녹색 잎의 작꽃이 있었다.

"작꽃 너였구나. 너의 환영이었다고 해도 지금은 벌써 초가을이야. 꽃도 저 버린지 오래이고 너는 별 약효가 없어 약에 넣지도 못해." 화타는 다시 방으로 들어갔다. 방에 앉자마자 그는 또 여자의 흐느끼는 소리를 들었다. 고개를 들어 보니 아까 그녀였다. 그가 나가니 또 그녀는 사라졌고, 그녀가 사라진 자리에 여전히 작꽃이 있었다. 몇 번씩이나 이 상황이 반복되었다.

화타는 정말 이상하게 느껴졌다. 그래서 자고 있는 부인을 깨워서 방금 일어난 일을 말했다. 부인은 "우리 집의 약초들은 모두 좋은 약이 되어 사람들을 치료하는데 쓰이는데, 오직 저 작꽃만이 쓰이지 못한 채 외롭게 자리를 지키고 있습니다. 제 생각엔 당신이 작꽃을 쓰지 않아 약초가 억울한 마음에 울고 있었던 것이 아닌가 싶어요."라고 하였다.

그리고 아침이 밝자마자 부인은 칼을 들고 작꽃을 캐러 갔다. 그런데 그만 날카로운 칼에 손을 베이고 말았다. 남편인 화타가 여러 약재를 가져다 상처에 붙였지만 피는 그치지 않고 계속 흘러내렸다. 부인이 말했다. "어쩌면 그 작꽃이 효험이 있을지도 모르잖아요. 한번 써 보세요." 화타는 작꽃을 파내 뿌리를 조금 짓이겨 상처에 발랐다.

그런데 신기하게도 피가 즉시 그쳤다. 며칠이 지나 상처는 완전히 아물었고 흉터도 남지 않았다. 화타는 "부인, 당신이 아니었다면 좋은 약 하나를 놓쳐버릴 뻔했소."라고 하였다. 이후 화타는 작꽃을 좀 더 세세하게 연구하였다. 그리고 작꽃이 지혈뿐만 아니라 활혈(活血), 진통(鎭痛), 자보(滋補), 조경(調經)하는 효과가 있다는 것을 알아내었다. 그리고 청낭서(靑囊書)에 기록하며 '약(藥)'이란 글자를 더하여 '작약(芍藥)'이라 불렀다.

8. 심장을 보하는
용안육

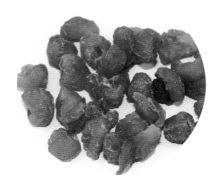

용안육(龍眼肉)은 무환자과 나무인 용안[17]의 헛씨껍질, 즉 과육을 말합니다. 용안육은 원육(元肉)이라고도 부릅니다. 용의 눈알과 같이 생겼다고 하여 용 용(龍), 눈 안(眼)자를 써서 용안(龍眼)이라고 부르는 것입니다. 용안육은 맛이 매우 달고 성질은 따뜻하며, 주로 심장과 비장에 작용하는 약재입니다.

『동의보감』에서는 "용안은 성질은 평(平)하고 맛은 달며 독이 없다. 오장의 사기를 없애고 마음을 안정하게 하며 고독을 없애고 3충을 죽인다. ○그 맛이 비(脾)에 들어가 의지를 강하게 한다. ○생김새가 용의 눈알과 비슷하다고 하여 용안이라고 하였다."라고 기록하고 있습니다.

---

17) Dimocarpus longan Loureiro

용안육은 신경쇠약으로 인한 불면증과 건망증, 심장이 두근거리는 증세를 치료하는데, 심장을 자양(滋養)하는 가장 좋은 보약 중의 하나입니다. 나이가 많은 노인의 경우에 혈기가 부족하고 심비(心脾)가 약해져 건망증, 치매 등이 나타나는데, 이런 경우에 용안육을 복용하면 뇌의 기능이 좋아지고 더불어 몸도 튼튼해지게 됩니다. 신경이 예민한 사람들이 복용하는 보혈제의 역할을 하고 위장에 진액을 넣어주는 역할도 하게 됩니다.

현대에 들어와 용안육에는 다양한 아미노산과 비타민 B, C가 풍부하여 노화 방지, 혈관 보호, 동맥 경화 방지와 신체 회복을 촉진하는 것으로 밝혀졌습니다.

아주 먼 옛날, 전씨 부자가 살았다. 땅과 재물이 많았지만 반백 년이 지나도록 슬하에 자식이 없었다. 전씨 부자는 자식을 얻기 위해 3명의 아내를 두었고 53세 되던 해 드디어 아들을 얻었다. 노년에 얻은 아들이라 온 집안에 경사가 났는데, 아기 이름을 복록(福祿)이라 짓고 보물처럼 아꼈다.

꼬마 복록은 귀하게 자랐지만 몸이 허약해 잔병 치레가 잦았다. 10살이 되었지만 4~5살 아이만큼 작았다. 아들을 위해 많은 약을 사용했지만 효과를 보지 못했다. 전씨 부자의 친척인 왕부인은 의학 지식에 해박했는데, 복록의 모습을 보고 전씨 부자에게 말하길 "도련님이 선천적으로 가지고 태어난 선천지기(先天之氣)가 워낙 부족한데다, 너무 편식을 하여 비위(脾胃)가 상한 것 같습니다. 그러니 건강해지려면 용안을 써야 할 것 같아요." 왕부인은 전씨 부자에게 용안의 얽혀 있는 이야기를 들려주었다.

전설 속의 나타태자가 동해에 사는 용의 못된 아들을 죽여 용의 눈을 파서 가지고 있었는데 마침 '해자'라는 가난한 아이가 병에 걸리자 용 눈알을 먹여 해자는 건강하고 풍채 좋은 청년으로 자라서 100살이 넘게 살았다는 것이다. 해자가 죽은 후, 그의 무덤에 나무 한 그루가 자랐는데, 나무 열매가 꼭 용의 눈알같이 생겼던 것이다. 이 열매를 먹은 사람들은 몸이 점점 건장해지므로 이때부터 사람들이 이 열매를 '용안'이라 불렀다.

전씨 부자는 이 이야기를 듣고는 동해로 사람을 보내 용안육을 가져오게 하였고 매일 아이에게 먹였다. 많은 시간이 흐르고, 복록의 몸도 과연 날이 가면 갈수록 건강해지게 되었다.

TIP • 포도당의 함량이 높기 때문에 당뇨 환자들은 복용 시 한의사와 상담을 해야 하고 평소에 체기가 있는 사람도 복용을 삼가야 합니다. 또한 임신 초기의 임신부가 용안육을 다량 복용할 경우 조산과 태동에 영향을 끼칠 위험이 있기 때문에 복용하지 말아야 합니다.

9. 신장의 음기는 내게 맡겨라
지황

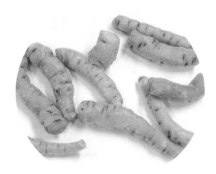

　지황(地黃)은 현삼과 식물인 지황[18]의 뿌리를 말합니다. 지황을 캐서 바로 신선한 상태로 사용하는 것을 생지황(生地黃)이라 부르고, 이것을 건조하게 되면 건지황(乾地黃)이라고 부릅니다. 지황을 9번 찌고 말리는 것을 반복하면[九蒸九曝] 그 유명한 숙지황(熟地黃)이 되게 됩니다.

　숙지황은 내외가 검고 진득진득한 것이 특징인데, 생지황의 차가운 성질이 아홉 번 찌고 말리는 과정에서 따뜻하게 변하여 보익(補益), 강장(强壯) 효과가 있는 약재로 변하게 됩니다.『본경봉원(本經逢原)』이라는 책에서 숙지황에 대해서 기술한 것을 보면 '숙지황은 약한 불로 쪄서 말리게 되

---

18) Rehmannia glutinosa Liboschitz ex Steudel

면 쓴맛이 달게 변하고 음(陰) 중의 양(陽)이 생기기 때문에 신장(腎臟)에 간직되어 있는 원기(元氣)를 보한다'고 되어 있습니다. 또 『동의보감』에서는 "성질은 따뜻하고 맛이 달며 약간 쓰고 독이 없다. 부족한 혈을 크게 보하고 수염과 머리털을 검게 하며 골수를 보충해 주고 살찌게 하며 힘줄과 뼈를 든든하게 한다. 뿐만 아니라 허손증(虛損證)을 보하고 혈맥을 통하게 하며 기운을 더 나게 하고 귀와 눈을 밝게 한다."라고 기록되어 있습니다.

숙지황(熟地黃)은 정(精)을 보하고 골수(骨髓)를 보하는 약으로 피를 보하는 보혈(補血)의 효능이 있습니다. 따라서 피가 부족해서 생긴 얼굴이 누렇고 하얗게 된 것[萎黃], 어지러움증[眩暈]을 치료하고 월경불순과 자궁출혈을 다스립니다. 또 간과 신장의 음기가 허약하여 생기는 유정(遺精)[19]과 도한(盜汗)[20]을 치료하고, 임신이 잘 되지 않거나 귀에서 이명(耳鳴)이 들리는 증세를 치료합니다. 숙지황을 꾸준히 복용하면 머리가 일찍 희어진 것을 검게 하는 효능이 있고, 당뇨나 변비에도 효과가 있습니다.

현대 연구에 의하면 숙지황에 함유된 다당류에는 항종양 효과가 있고, 강심(强心), 보간(保肝) 효과, 혈당을 내리는 효과, 항염 작용, 항진균 효과가 있다고 보고되었습니다.

생지황은 숙지황과 달리 차가운 성질로 열을 내리고, 진액을 생성하는 효과가 있습니다. 그래서 주로 소갈(消渴), 지금으로 말하면 당뇨에 사용하고, 피에 열이 많아서 생기는 토혈(吐血), 코피, 자궁출혈(崩漏), 생리불순 등에 사용합니다.

---

19) 정액이 저절로 흘러 나오는 증상
20) 밤에 몰래 오는 도둑처럼 잠을 잘 때만 땀이 나는 증세로 주로 음기가 부족하면 생긴다.

옛날 당나라 때의 이야기이다. 황하(黃河) 지역에 역병(疫病)이 유행하여 수많은 백성들이 목숨을 잃자, 그 고을의 현령은 신농(神農)의 묘에 가서 기도를 하였다. 신농은 약재의 신으로 일찍이 백 가지 약초의 맛을 일일이 맛보아 약초의 효능을 밝혔다는 전설이 있다. 현령은 정성껏 기도를 하던 중에 어떤 사람에게 약초를 하사받았는데, 그 약을 건네준 사람이 말하길 이 약의 이름은 지황(地皇)인데 '옥황상제가 내린 약'이란 뜻이라고 하였다. 그리고 신농산 북쪽에 이 약이 많다고 알려주었다.

현령은 바로 사람을 시켜 이 약을 캐었고, 지황으로 약을 만들어 많은 백성을 살렸다. 역병이 지나가고 난 후, 백성들은 저마다 이 약재를 자기 집과 밭에 심었다. 약의 색깔이 누르스름했기 때문에 백성들이 지황(地皇)을 '지황(地黃)'으로 부르게 되었다.

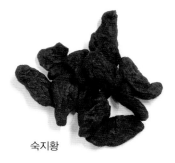

숙지황

> TIP ● 『동의보감』에는 "지황이 들어 있는 약을 먹을 때 파, 마늘, 무를 먹지 말아야 한다. 지황을 먹을 때 무를 먹으면 혈이 줄어들고 수염과 머리털이 일찍 희어진다."고 기록하고 있다.

10. 폐가 약하시다고요?
백합

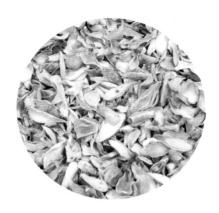

　백합(百合)은 백합과 식물인 백합[21], 참나리[22]의 비늘줄기입니다. 비늘줄기는 비늘조각이 여러 겹으로 기와 지붕 모양으로 겹쳐져 있습니다. 참고로 파 뿌리도 비늘줄기입니다.

　『동의보감』에서는 "백합의 성질은 평(平)하고 맛은 달며 독이 없다. 상한의 백합병(百合病)을 낫게 하고 대소변을 잘 나가게 하며 모든 사기와 헛것에 들려[百邪鬼魅] 울고 미친 소리로 떠드는 것을 낫게 한다. 고독(蠱毒)을 죽이며 유옹(乳癰), 등창(發背), 창종(瘡腫)을 낫게 한다. ○뿌리는 통마늘과 같이 생겼는데 수십 쪽이 겹겹 붙어 있다. 음력 2월, 8월에 뿌리를 캐 햇볕에

---

21) Lilium brownii var. viridulun Baker
22) Lilium lancifolium Thunberg

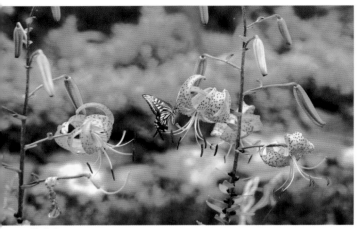
참나리

말린다. ○나리의 뿌리는 백 조각이 서로 합하여 되는데 오줌을 순하게 내보내는 좋은 약이다. 꽃이 흰 것이 좋다."라고 기록하고 있습니다.

백합은 맛이 달고 심장과 담에 작용하며, 기침·부종과 옹저(癰疽)[23]를 치료하는 약입니다. 백합은 날것으로 사용할 때와 가공하여 사용할 때의 쓰임새가 다른데, 생것으로 사용하면 심장(心臟)을 편안하게 하고 마음을 진정시키는 효과가 있고, 꿀물로 볶아서 사용하면 폐(肺)를 촉촉하게 하면서 기침을 멎게 하는 효능이 있습니다. 특히 볶아서 사용하면 만성적인 기침을 치료할 때 요긴하게 사용할 수 있습니다.

평생 화목하게 지낸다[百年好合]는 의미로 백합(百合)이라고 이름이 붙여진 이 약재는 기침을 멎게 하는 진해거담(鎭咳去痰)이 과학적으로 입증되었고, 진정(鎭靜) 작용, 강장(强壯) 작용, 항암(抗癌) 작용 등이 실험으로 입증되었습니다.

---

23) 종기

전설에 의하면, 한 무리 해적이 한 어촌을 약탈하여 어민들의 돈, 식량, 옷가지뿐만 아니라 여성과 아이들까지 납치하여 망망대해의 외딴 섬에 가두어 두었다.

외딴 섬에는 배가 없었기에 여자들과 아이들은 도망칠 길이 없었다. 며칠이 지나고 해적들은 또 해적질을 하러 출항하였다. 그런데 때마침 불어온 태풍 때문에 해적선이 침몰하고 해적들 역시 모두 바다 속으로 가라앉아 버렸다. 외딴섬에 남겨진 여자와 아이들은 잠시 동안 자유로워서 기분이 좋았지만, 보름이 지나자 섬에 남아 있던 양식이 모두 바닥나 버렸다.

끝없이 펼쳐진 망망대해에, 도망칠 배도 없어 그들은 섬의 야생풀들과 열매를 먹었고, 해안선을 따라 물고기와 새우를 잡아먹으며 근근이 연명하였다. 그러던 어느 날, 그들은 동글동글하고 마늘같이 생긴 풀을 발견했는데, 뿌리의 육질이 두툼하였다. 씻어서 솥에다 삶아 맛을 보니 꽤나 달고 맛있었다. 모두들 그 뿌리로 든든하게 배를 채울 수 있었고, 그들은 계속 그 풀뿌리로 연명하였다.

어느 날, 외딴 섬으로 다가오는 배가 있어 마침내 구조되었다. 뱃사람들이 그간 있었던 이야기를 듣고 깜짝 놀라며 "섬에 양식이 없었을 텐데 이렇게 긴 세월 동안 무엇을 먹고 살았습니까?"라고 물었다.

한 여자가 답하길 "처음에는 해적들이 훔쳐온 식량을 먹다가 나중엔 풀뿌리로 연명하였습니다. 그건 마늘같이 생겼는데 달고 맛있었어요. 밥 대용으로 먹었는데 이 풀뿌리 때문에 우린 살았답니다."

뱃사람이 그 말을 듣고 다시 여자와 아이들을 보니 삐쩍 마르기는커녕 모두들 포동포동하고 윤기가 나는 것이 모르긴 몰라도 분명 좋은 약초임이 확실하였다. 그래서 다시 섬으로 가서 그 풀뿌리를 뽑아서 가져갔다.

이 약초의 이름을 아는 사람이 아무도 없어서 이름을 고민하던 중, 마침 구조된 여자와 아이가 딱 백 명(百人)이었고, 모두 합심(合心)하여 살아남았기에 이 약 이름을 '백합(百合)'이라 지었다. 이 약초는 그 때부터 지금까지 '백합(百合)'이란 이름으로 불리게 되었다.

11. 머리가 희어져서 슬플 때
하수오

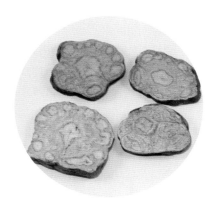

　하수오(何首烏)는 여뀌과 식물인 하수오[24]의 덩이뿌리입니다. 당나라 때 유학자인 이고(李翱)는 하수오전(何首烏傳)이라는 글을 썼습니다. 그 내용은 다음과 같습니다. 중국 순주(順州)라는 지방에 하수오라는 사람이 있었고, 아버지의 이름은 연수(延壽), 할아버지의 이름은 능사(能嗣)였습니다. 할아버지인 능사는 몸이 약해서 결혼을 못한 채로 노총각으로 늙고 있었는데, 어느 날 산에서 남녀가 포옹하듯이 엉켜 있는 것을 보고 다가가 자세히 보니 그것은 사람이 아니고 어떤 나무 넝쿨이었습니다. 그것을 캐서 어떤 도사에게 물어 보니 이것은 '신선들이 복용하는 약재'라고 이야기를 들었습니

---

24) Polygonum multiflorum Thunberg

다. 그래서 복용을 했더니 힘이 세지고, 흰 머리가 검어져 건강해지고 결혼하여 아들도 낳았다는 것입니다. 그 아들인 연수도 하수오를 복용하고 160세까지 살았다고 전해집니다. 이야기에 등장하는 인물의 이름도 범상치 않은데, 능사(能嗣)라

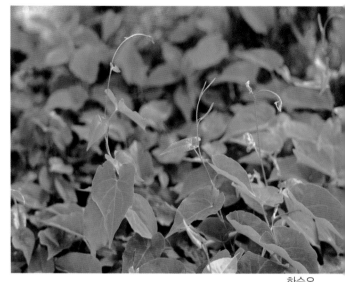

하수오

는 말은 능히 후사를 잇는다는 말이고 연수(延壽)는 수명을 늘린다는 말입니다. 이렇게 효능이 좋은 약재이기에 흔히 무협지에 내공을 늘리는 장면에서 천년 묵은 하수오가 심심치 않게 등장하게 되고, 실제로 자연산 하수오는 구하기도 힘들어 비싼 값에 거래가 되고 있습니다.

하수오를 생으로 사용하면 학질을 치료하고, 변비를 치료하며, 나력[25]을 치료합니다. 하수오를 쪄서 사용하게 되면 정혈(精血)을 보익하고 머리를 검게 하며, 근골을 튼튼하게 하고 간신(肝腎)을 보하는 작용이 강해집니다. 그래서 현기증, 이명증을 비롯한 허약 질환에 사용하는 약이 됩니다.

『동의보감』에도 "하수오의 원래 이름은 야교등(夜交藤)인데 하수오(何首烏)라는 사람이 먹고 큰 효과를 본 데서 하수오라는 이름을 붙이게 되었다.

---

25) 갑상선종

이 사람은 본래 몸이 약하였고 늙어서는 아내도 자식들도 없었다. 하루는 취해서 밭에 누워 있었는데 한 덩굴에 2줄기가 따로 난 풀의 잎과 줄기가 서너번 서로 감겼다 풀렸다 하는 것이 보였다. 이상한 생각이 들어서 마침내 그 뿌리를 캐어 햇볕에 말려 짓찧은 다음 가루내어 술에 타서 7일 동안 먹었더니 성욕이 생기고 백일이 지나서는 오랜 병들이 다 나았다. 10년 후에는 여러 명의 아들을 낳았고 130살이나 살았다. ○수염과 머리털을 검어지게 하는데 가루내어 먹거나 알약을 만들어 먹거나 술을 빚어 먹어도 다 좋다."라고 기록하고 있습니다.

그러나 2006년도에 영국의 MHRA(the Medicines and Health Care Products Regulatory Agency)에서 하수오와 관련된 간염, 황달 등의 부작용 사례로 간 손상 주의를 당부하였고 2013년에는 중국 식약청인 SFDA에서 하수오를 복용할 때는 간 손상을 추적 관찰하여야 한다고 발표한 바 있습니다. 예전 의서에서는 하수오를 무독(無毒)하다고 기록해 두었으나 실제로 간 독성이 있기 때문에 오래 복용해서는 안 되고, 함부로 복용하기보다는 전문가인 한의사와 상의하여 복용하거나 한의사의 처방을 통해서 복용하는 것이 안전합니다.

예전에는 하수오의 수입이 원활하지 않아서 대용품으로 백하수오(白何首烏)를 사용했는데, 백하수오(백수오)는 머리를 검게 하는 하수오와 전혀 다른 식물로 밝혀져서 머리를 검게 하는 효능이 없습니다.

전설에 의하면, 아주 먼 옛날, 늙은이와 젊은이 두 명이 아주 멀고 깊은 산 속에서 약을 캐고 있었다. 며칠 동안 사람을 보지 못했는데 어느 날 갑자기 그들 앞에 한 남자가 나타났다. 그는 까만 머리에 까만 수염이 텁수룩하였고, 얼굴은 붉은 빛을 띠고 윤기가 흘렀으며 눈은 반짝반짝 빛났다. 그들은 그 남자를 보고 깜짝 놀라 간이 떨어지는 줄 알았다.

늙은이가 우물쭈물거리면서 물었다.

"당신은 누구요? 사람이요, 귀신이요? 아님 산신령이오?"

그 남자는 정확하지 못한 발음으로 대답하였다.

"다… 당신들이야말로 여기서 무… 무엇을 하는 것이오? 혹시 지… 징병하러 온 사람들이 아니오?"

이 말을 들은 늙은이와 젊은이는 순간 어이가 없었다. "징병? 징병이라뇨?" 남자는 한숨을 쉬며 말하였다. "징병이 아니라면 다행이오… 정…정말 다행이오!" 그 남자는 머리를 숙이고 계속 혼잣말을 하였다. 그러곤 다시 고개를 들어 묻길 "진시황은 아직 징병을 하오?" 하는 것이 아닌가!

그 말에 늙은이가 놀라 대답하길 "진시황이라니, 지금은 한무제 원광3년이란 말이오!" 그 후 사정을 자세히 물어 보았는데, 알고 보니 이 남자는 진시황의 징병을 피하기 위해 깊은 산 속으로 도망쳤고, 그 후 밖으로 나가지 않았던 것이다. 그래서 세상이 어떻게 변하는지 모른 채로 백 년 가까이 시간이 흘렀던 것이다.

그 동안 무엇을 먹었냐고 물어 보니 그는 긴 덩굴 식물을 가리켰다. 그 남자가 말하길 봄, 여름, 가을은 이 덩굴을 먹고 겨울은 이 뿌리를 먹었다고 하였다. 이 식물 이름을 물으니 모른다고 하였다. 노인이 이 식물을 먹은 자의 머리가 까맣고 빛이 나는 것을 보고는 '합수오(合首鳥)'라고 이름지었다. 그리고 그것이 잘못 전해져서 오늘날에는 '하수오(何首鳥)'라고 불리게 되었다.

12. 간신의 음기를 보충하고 머리를 검게 하는
한련초

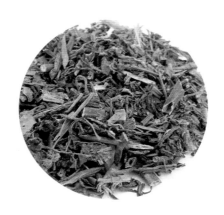

　한련초(旱蓮草)는 국화과 한련초[26]의 전초입니다. 꺾으면 검은 물이 나오기 때문에 가물 한(旱)자를 쓰고, 연꽃처럼 물에 사는 풀이라서 연밥 연(蓮)을 써서 한련초(旱蓮草)라고 부릅니다. 한련초는 맛이 달면서 시고 간신(肝腎)에 작용하는 약초입니다.

　한련초는 간신(肝腎)을 보익(補益)하고 차가운 성질이 있어서 피를 식히는 양혈(凉血) 작용과 지혈 작용을 합니다. 간신의 허약으로 인하여 머리와 눈이 어지러운 증세와 늙지 않았는데도 머리가 일찍 희어진 증세를 다스리고, 피에 열이 많아서 생긴 각종 출혈 증세, 예를 들면 토혈(吐血), 각혈,

---

26) Eclipta prostrata Linne

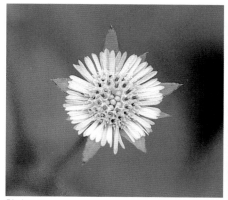

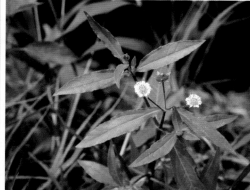

한련초 꽃   한련초 전초

코피, 혈변(血便), 자궁출혈[崩漏;붕루], 외상으로 인한 출혈 등을 치료합니다.

『동의보감』에는 "한련초는 수염과 머리털을 자라게 하고 희어진 털을 검어지게 한다. 음력 6월에 채취하여 즙을 내어 생강즙, 꿀과 함께 넣고 달여 고약을 만들어 한 번에 1숟가락씩 먹는다."라고 기록되어 있습니다. 인도의 의학인 아유르베다에서도 머리를 검게 해주고 회춘 장수하는 약재로 한련초를 사용한다고 합니다.

현대과학으로도 한련초의 지혈 효과가 증명이 된 바 있고, 관상동맥 질환의 치료 효과와 중추신경계 진정 효과, 항균 효과 등이 밝혀졌습니다.

한련초는 성질이 차갑기 때문에 몸이 냉한 분들이나 위장이 약한 분들은 복용을 삼가야 합니다.

전설에 의하면, 당나라에 유간(劉簡)이라는 사람이 있었다. 그는 평생 도가에 심취하여 어느 산에 신선이 있다고 들으면 바로 찾아가 도를 구하곤 하였다. 개원(開元, AD713-741) 초, 유간이 자칭 '허무자(虛無子)'라는 약초 캐는 노인을 만나게 되었다. 허무자는 유간의 신선도에 대한 집념을 듣고 그의 불굴의 정신에 감동을 받아 그를 자신의 약초밭으로 데리고 가서 구경시켜 주었다.

허무자가 그에게 말하길 "불로장생은 불가능합니다. 하지만 장수는 가능하지요." 그리고 허무자가 약초밭 옆 물가의 암록색의 긴 풀을 가리키며 말하길 "높은 산에만 신령한 풀이 있는 것은 아니랍니다. 바로 이 물가에도 신선초가 자랍니다. 저는 이걸 식용으로 복용하고 있는데, 100살이 넘었는데도 흰 머리가 나지도 않고, 눈과 귀도 멀쩡하지요."라고 자랑하였다.

유간과 헤어질 때 허무자는 유간에게 이 풀을 건네주며, 돌아가거든 물가나 물이 흥건한 논 옆에 심으라고 하였다. 풀이 반 척쯤 자라면 먹어도 된다고 하였다. 봄에 잎이 부드러울 땐 반찬으로 무쳐 먹고 여름, 가을엔 줄기를 꺾어다가 뜨거운 물로 우려 마시는데, 매일 이 풀을 두 냥(80g) 정도를 먹으라고 하였다.

그리고 줄기와 잎을 말려두었다가 겨울에 말린 약초를 매일 한 냥(40g)씩 달여 마시라고 일러주었다. 그러면서 오랫동안 이렇게 먹으면 아마 좋은 결과가 나타날 것이라고 하였다.

유간은 집에 돌아가 허무자가 시킨 데로 충실히 이행하였는데, 나중에 100세가 될 때까지 흰머리도 없고 귀도 먹지 않고 눈도 멀쩡하여 작은 글자가 적힌 책들도 거뜬히 읽을 수 있었다. 이 풀이 암록색이었기에 유간은 '묵두초(墨斗草)' 혹은 '한련초(旱蓮草)'라 하였다.

13. 허리나 무릎이 아플 때
두충

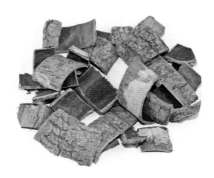

두충(杜沖)은 두충과 두충나무[27]의 수피를 약으로 쓰는 것입니다. 맛이 달고 성질이 따뜻하며 간과 신장에 효능이 있습니다. 그냥 쓰기도 하지만 소금물로 한번 구워서 사용하기도 하고 까맣게 태워서 사용하기도 합니다.

『동의보감』에서는 "두충의 성질은 평(平)하고 따뜻하며 맛이 맵고 달며 독이 없다. 신로(腎勞)로 허리와 등뼈가 조여들고 아프며 다리가 시리면서 아픈 것을 낫게 하고 힘줄과 뼈를 든든하게 하며 음낭 밑이 축축하고 가려울 때, 오줌이 방울방울 떨어지는 것 등을 낫게 한다. 정기를 돕고 신의 찬 증(腎冷:신냉)과 갑자기 오는 요통을 낫게 한다. ○ 생김새가 후박 비슷하고

---

27) Eucommia ulmoides Oliver

끊을 때 속에 흰 실이 서로 연결되는 것이 좋다. 겉껍질을 긁어 버리고 가로로 썰어서 실이 끊어지게 한다."라고 기록하고 있고, "두충은 힘줄과 뼈를 든든하게 한다. 두충을 달여 먹거나 알약을 만들어 먹어도 다 좋다."라고 이야기하고 있습니다.

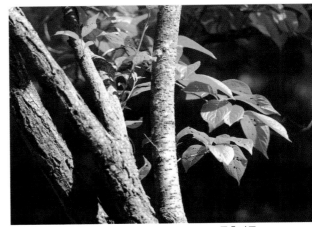

두충나무

　주로 신장이 허해서 생기는 요통에 사용하고, 노인들의 허리·무릎이 시큰거리면서 아픈 증세에도 사용합니다. 또 소변이 자주 마려운 증세에도 사용하며, 임신부들의 태동이 불안한 증세에도 사용하는데, 안태(安胎)의 효능이 있기 때문입니다.

　예로부터 허리 통증을 치료하는 처방에는 두충이 들어가는 경우가 많은데 두충을 잘라 보면 그 안에 끈끈한 물질이 마치 껌처럼 늘어나는 것을 볼 수 있습니다. 예전에는 그러한 끈끈한 물질들이 우리 몸에 들어와 윤활 작용을 할 것이라고 추측하여 약으로 사용했던 것인데 실제로 두충의 protocatechuic acid라는 성분은 우리 몸의 콜라겐 합성을 증가시키는 것으로 실험에서 증명이 되었습니다. 우리 몸의 연골이 콜라겐으로 이루어져 있다는 것을 생각하면 우리 선현들이 두충을 요통에 제대로 사용한 것임을 알 수 있습니다.

　마지막으로 혈압을 떨어뜨리는 효능이 있어 고혈압 환자들에게도 응용할 수 있습니다.

　아주 먼 옛날, 동정호 지역의 사람들은 주로 작은 배로 물자 운송을 담당하며 살았는데, 그들은 직업적으로 머리를 숙이고 허리를 구부리며 일했기 때문에 열에 아홉은 만성적인 허리 통증을 호소하였다. 마을에는 '두충'이라는 젊은 뱃사공이 있었는데 사람이 아주 착했으며 심지가 굳었다.

　어느 날 두충은 동네 사람들이 허리 통증이 심한 것을 보다 못해 허리 통증에 좋은 치료약을 찾으려고 결심을 하였다. 두충은 꼭 약을 찾아내어 동네 여러 뱃사공들의 병을 낫게 하고자 하였다.

　이 꿈을 실현하고자, 그는 부모에게 인사를 하고 집을 떠나 약을 찾으러 나섰다. 그는 물살이 거센 강을 건너고 가시덤불이 가득한 산을 건넜다. 그러던 어느 날, 그는 산 고개에서 약초를 채집하는 늙은이를 만나게 되었다. 며칠 째 사람을 보지 못했던 두충이 기쁜 마음에 인사를 드렸으나, 그 노인은 쳐다보지도 않고 휙 돌아가 버리는 것이 아닌가.

　두충은 마음이 초조하였다. 집을 떠난 지 21일이 되어 어머니가 싸주신 양식은 이미 다 먹어 오늘도 무거운 몸을 이끌고 산에서 노숙을 해야 했기 때문에 그는 재빠르게 달려가 노인을 따라잡아 다시 인사드렸다. 그리고 자신이 길을 나선 이유와 뱃사공들의 아픔을 설명하였다. 이윽고 노인은 두충에 이야기를 듣고 두충의 착한 마음에 감동하여 눈물을 흘렸다. 자신의 약 바구니에서 허리와 무릎을 치료하는 약을 꺼내주고, 맞은편 높은 산을 가키며 그 산에 이 약초가 많이 난다고 설명해 주었다. 그러면서 당부하길 "산비탈이 매우 가파르기 때문에 약을 캘 때 정말 조심하거라."라고 하였다.

　두충은 연신 감사하다고 인사를 한 후 노인과 헤어져 험준한 산을 오르기 시작했다. 산 중턱쯤 갔을까, 그는 늙은 나무꾼을 만났다. 나무꾼은 두충이 산 정상에 약을 캐러 간다는 말을 듣고 연신 경고하길 "젊은이, 저 산은 새도 날아서 건너기 어려울 정도로 험한 산이야. 원숭이도 올라가길 힘들어 한다네. 가 봐야 좋을 것이 없을걸세…."라고 하였다.

　두충은 고향 뱃사람들의 고통을 덜어주겠다는 생각이 워낙 확고했기에 그 경고를 듣고도 조금도 흔들리지 않았다.

그가 있는 힘을 다해 산중턱을 넘고 있을 때, 산은 고요했고 오직 까마귀와 매의 슬픈 지저귐 소리만 들렸다. 마치 두충에게 얼른 돌아가라고 권하는 것만 같았다. 두충이 문득 자신이 얼마나 위험한 곳에 왔는지 깨달았다.

그 순간, 허기가 치밀어올랐고, 갑자기 머리가 어지러워져서 산에서 굴러 떨어지게 되었다. 하지만 다행히도 하늘이 도왔는지 절벽의 나뭇가지에 걸려 살았고, 그는 죽을 힘을 다해 절벽에서 기어 올라왔다. 그러나 얼마 지나지 않아 다시 산에서 굴러 떨어졌고, 이번엔 동정호 호수에 빠지고 말았다.

동정호의 뱃사람들이 이 소식을 듣고 두충을 찾기 시작했는데, 3달이 지나서야 사람들은 동정호 한쪽 갈대밭에서 그의 시체를 찾을 수 있었다. 그의 손에는 그가 채집한 나무껍질이 꽉 쥐어져 있었다. 뱃사람들은 눈물을 머금고 그가 캐온 나무껍질을 먹었는데, 과연, 허리와 무릎이 아픈 것이 씻은 듯이 사라졌다.

그리하여 두충을 기념하기 위해 사람들은 이때부터 이 나무껍질을 '두충(杜沖)'이라 불렀다.

귀판

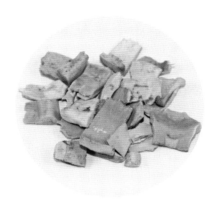

　귀판(龜板)은 남생이과 동물인 남생이[28]의 껍질로서 구판(龜板), 구갑(龜甲)으로도 불리우는데, 보통 구갑은 등껍질을 말하고 구판은 배껍질을 말합니다. 한약의 가장 오래된 경전 중의 하나인『신농본초경(神農本草經)』에서는 일찍이 귀판을 상품(上品)으로 분류하고 오래 복용해도 몸에 좋은 약재로 기술해 놓았습니다.

　『동의보감』에서는 "구갑은 성질이 평(平)하고 맛이 짜면서 달고 독이 있다. 적백대하를 치료하고 징가를 헤치며 학질과 5가지 치질, 음식창과 습비로 다리가 늘어지고 약해진 것을 치료한다. ○징가를 헤치고 대하를

---

28) Chinemys reevesii Gray

멓게 하며 학질과 노복(勞復)을 치료한다. ○남생이 배딱지는 산 채로 벗긴 것이 제일 좋은데 졸인 젖을 발라 굽거나 술에 담갔다가 구워서 쓴다.”고 기록하고 있으며 귀판(龜板)에 대하여는 “성질과 맛은 남생이 등딱지와 같다. ○등딱지는 귀갑이라고 하고 배딱지는 귀판이라고 한다. 이것은 마음이 허하거나 식적(食積)으로 열이 나는 것을 치료한다. ○남생이 배딱지는 음을 보하고 뼈가 이어지게(續)하며 어혈을 몰아낸다. ○남생이는 음(陰)가운데서 음이 많은 동물인데 북쪽의 기운을 받아서 생긴 것이기 때문에 음을 세게 보한다.”라고 기록하였습니다.

귀판은 맛이 달면서 짜고, 성질은 차갑습니다. 주로 신장에 들어가 자윤(滋潤)해 주고 잠양(潛陽)해 주며, 몸이 약해서 생긴 가짜 열인 허열(虛熱)을 제거해 줍니다. 신장의 음기가 부족해지면 상대적으로 양기가 우세하게 되어 열이 날 수가 있는데, 이것을 허열이라고 합니다. 심하면 뼈에서 열이 나는 골증열(骨蒸熱)이 생길 수 있는데, 이러한 상태에서 열이 난다고 해서 차가운 성질의 약을 함부로 사용하면 그나마 남아 있는 양기에 손상을 주어 몸이 전체적으로 많이 약해지게 됩니다. 그런 경우에는 음기를 보충해 주어 음양의 밸런스를 맞추어주는 것이 중요한데, 그럴 때 유용하게 사용하는 것이 이 귀판입니다. 귀판은 오래된 기침이나, 입 안의 건조함을 다스리고 정액이 저절로 흘러나오는 유정(遺精)증과 허리나 무릎에 힘이 없는 증세, 설사가 낫지 않고 오래된 구리(久痢) 증세를 다스리는 좋은 약입니다.

남생이

귀판은 보통 약처럼 2~3시간 달여서는 유효 성분이 추출되지 않고 효과가 나지 않아서, 24시간 이상 달이게 되는데, 오래 달여서 굳히면 젤리 같은 모양이 됩니다. 이것을 구판교(龜板膠)라고 부르는데, 젤라틴 성분과 콜라겐 성분이 많아서 무릎 연골이 닳아서 생기는 통증에 많이 사용합니다.

다양한 허약한 질환에 귀판을 사용하는데 특히 신생아의 머리 꼭대기의 백회혈이 아물지 않는 질환에 사용합니다. 이것을 한방에서는 신문불합(囟門不合)이라고 부르는데, 선천적으로 타고난 기운이 약해서 생기는 것으로 귀판을 복용하면 정수리가 아물고 단단해지는 효과가 있습니다.

전설

전설에 의하면 거북이 등껍질은 원래 매끈하였다고 한다. 하지만 지금은 무늬가 새겨져 있고 갈라져 있다. 이게 어떻게 된 일일까?

옛날 옛적에 거북이와 꽃사슴은 좋은 친구 사이였다. 그들은 항상 '같이 살고 같이 죽고 영원히 떨어져 있지 말자!' 라고 서로 맹세하였다. 어느 날, 그 둘이 같이 바다 밑에 있는 용궁에 놀러가게 되었다. 거북이가 꽃사슴을 등에 업고 바다 밑의 용궁으로 갔는데, 용궁 앞에 크게 방이 붙어 있었다.

거기엔 "용왕님이 괴질에 걸렸다. 용왕님은 심한 두통을 호소하신다. 용왕님을 낫게 한 자에게 큰 벼슬과 황금 일만 냥을 주겠다."라고 적혀 있었다.

거북이는 그 방을 보고 야비한 생각이 떠올라서, 꽃사슴을 내버려두고 얼른 용왕에게로 갔다. 거북이가 용왕에게 "용왕님이시여, 저에게 당신의 병을 낫게 할 좋은 방법이 있습니다. 왕께서 꽃사슴의 뇌를 먹기만 하면 두통이 씻은 듯이 사라질 것입니다. 꽃사슴은 벌써 제가 데리고 왔습니다. 바로 왕궁 문 앞에서 기다리고 있습죠." 라고 하였다.

용왕이 이 말을 듣고 매우 기뻐하며 새우 군사를 파견하여 꽃사슴을 잡아다 머리를 잘라 바치도록 명령하였다. 꽃사슴은 이 모든 것이 거북이의 모략임을 알아채었다. 하지만 당황하지 않고 용왕에게 말하길 "용왕님의 병이 낫기만 한다면야 제 뇌가 아깝지 않습니다만 공교롭게, 오늘 거북이랑 바다로 놀러오면서 뇌가 필요 없을 것 같아 집에 두고 와버렸지 뭡니까. 제가 얼른 집에 가서 가지고 오겠습니다. 용왕님께서는 저 거북이로 저를 해안가까지 보내주세요." 라고 말하였고, 용왕은 사슴을 태우고 육지에 다녀오라고 거북이에게 명령하였다.

거북이는 어쩔 수 없이 꽃사슴을 등에 업고 물 밖으로 나갔다. 해안가에 올라서자마자 사슴은 거북이를 등에 업고 쏜살같이 험준한 산꼭대기로 내달렸다. 그리고 정상에서 사슴이 분노하여 거북이에게 "돈과 출세에 눈이 어두워 친구를 팔아넘겨? 내가 이번에 그냥 넘어가지 않을 테다."라고 외쳤다.

그 말을 하자마자 사슴은 온 힘을 다해 거북이를 산 정상에서 아래로 밀어버렸다. 거북이는 깊은 산골짜기 아래로 굴러떨어졌지만 죽지 않고 등껍질이 13조각으로 박살나 버렸다. 그리고 그렇게 된 것이 아직까지 다 낫지 않아 지금도 거북이 등딱지는 여러 조각으로 나누어져 있다.

이 후에 꽃사슴은 사람들에게 거북이의 등딱지가 아주 많은 병을 치료한다고 소문을 내었고, 그 후 사람들이 눈에 불을 켜고 거북이를 잡으려고 했기 때문에 거북이는 편안한 나날을 보낼 수 없게 되었다.

15. 간과 눈을 좋게 하는
구기자

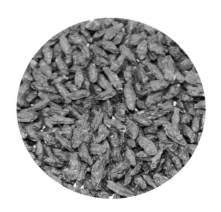

　구기자(枸杞子)는 가지과 식물인 구기자나무[29]의 과실입니다. 맛이 달고 성질이 평합니다. 탱자[枸:구]와 같이 가시가 있고 버들[杞柳:기류]과 같이 가지가 홀렁홀렁하므로 구기(枸杞)라고 이름 붙여진 구기자는 간신(肝腎)을 보하고 정혈(精血)을 보충하며 눈을 밝게 해주는 명목(明目) 작용이 있는 약재입니다.

　『동의보감』에서는 "구기자는 성질은 차고 맛은 쓰며 독이 없다. 내상으로 몹시 피로하고 숨쉬기도 힘든 것을 보하며 힘줄과 뼈를 튼튼하게 하고 양기를 세게 하며 5로 7상을 낫게 한다. 정기를 보하며 얼굴빛을 젊어지게

---

29) Lycium chinense Miller

하고 흰머리를 검게 하며 눈을 밝게 하고 정신을 안정시키며 오래 살 수 있게 한다. ○줄기는 구기(枸杞), 뿌리는 지골(地骨)이라 하는데 구기라 하면 줄기의 껍질을 써야 하고 지골이라 하면 뿌리의 껍질을 써야 한다. 그리고 구기자라 하면 그의 빨간 열매를 써야 한다. 이것은 한 식물에서 쓰는 부분이 3가지라는 뜻이다. 그 줄기껍질은 성질이 차고 뿌리 껍질은 몹시 차며 구기자는 약간 차므로 성질도 역시 3가지이다."라고 기록하고 있습니다.

구기자는 주로 만성 허약이나 방로과다(房勞過多)[30]로 인해서 허리 무릎이 시리면서 아프거나 어지럽고 눈이 잘 안 보일 때 사용하는 약재입니다. 몸이 약해지면 간과 신장의 기능이 떨어지게 되는데 간 기능이 떨어지면 바로 사물이 똑바로 보이지 않게 되고 눈앞이 깜깜해지는 경우도 있습니다. 이런 경우 구기자에 국화나 결명자를 배합하여 복용하면 눈이 밝아지게 됩니다.

또 남자의 경우 성기능이 떨어지면 양위(陽痿)[31]의 증상이 생기고, 여자는 자궁이 약해지면 혈고(血枯)[32]의 증상이 생기게 되는데, 구기자는 이러한 정혈이 부족한 증상에 사용하는 약재로 특히 정액이 저절로 새는 유정(遺精)이나 몽정(夢精)이 잦은 사람에게는 아주 좋은 보약입니다. 진액이 말라서 몸이 조(燥)한 경우에는 반드시 구기자를 사용해야 합니다.

현대과학으로 밝혀진 구기자의 효능은 면역 증강, 간 보호, 항노화 작용이 있으며, 당뇨와 종양에 대한 치료 효과와 조혈(造血)을 촉진하는 작용이 보고되었습니다.

---

30) 지나친 성생활
31) 발기부전
32) 피가 마름

몸이 허약한 선비가 신선을 찾아 도를 구하고자 하였다. 하지만 심산유곡을 몇 해나 찾아 돌아다녀도 신선의 흔적을 찾아볼 수 없었다. 신선 찾는 일을 그만두어야 하나 고민하던 중, 어떤 골짜기에서 한 젊은 여자가 늙은 부인에게 욕을 하며 꾸짖는 것을 보았다.

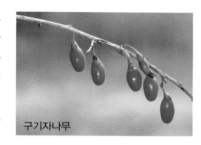
구기자나무

선비는 얼른 다가가 젊은 여자를 나무라며 늙은 부인에게 예의를 지키라고 권하였다. 그러자 젊은 여인이 껄껄 웃으며 "내가 이 노부인의 시어머니랍니다."라고 말하였다.

깜짝 놀란 선비가 믿지 않자 이번엔 노부인이 "이분이 저의 시어머니가 맞습니다. 올해 92세가 되셨지요. 저는 그녀의 일곱 번째 며느리랍니다. 올해 쉰 살입니다."라고 하는 것이 아닌가.

선비는 이리 보고 저리 봐도 믿기지 않았다. 그래서 어찌된 영문인지 연유를 물었다. 그러자 시어머니가 말하길 "저는 일 년 사철 구기자를 먹습니다. 봄엔 싹을, 여름엔 꽃을, 가을엔 과실을, 겨울엔 뿌리를 먹죠. 먹을수록 활기가 생깁니다. 머리 역시 까매지고, 얼굴도 윤기가 흐릅니다. 오래 복용하였더니 겉보기에 삼사십대의 외모를 갖게 된 것입니다. 저의 며느리들도 저를 따라 구기자를 먹고 젊어지고 있습니다. 오직 이 며느리만 구기자를 챙겨 먹지 않아서 이렇답니다."

선비가 이 말을 듣고 산에서 내려와 구기자를 한 아름 사서 복용하기 시작했다. 시간이 흐르자 모든 병이 사라지고 80세가 넘도록 장수할 수 있었다.

> TIP ● 『동의보감』에는 구기자와 졸인 젖(乳酪)은 상오(相惡)관계라서 구기자를 복용할 때 젖을 먹으면 안 된다고 기록하고 있습니다.

16. 인삼과 비슷한
당삼(만삼)

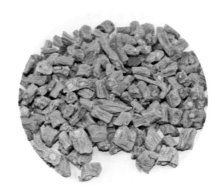

　당삼(黨蔘)은 만삼(蔓蔘)이라고도 부릅니다. 맛이 달고 주로 비장과 폐에 작용하는 약재입니다. 효능이 인삼과 비슷하지만 많이 약한 것이 특징입니다. 인삼과 유사하게 주로 비위가 약해서 생기는 질환이나 폐가 약해 기침을 하는 경우에 사용합니다. 보약에 인삼 대신 들어가기도 하고, 폐를 보할 때 사삼(沙蔘) 대신 사용하는 경우가 있는데, 약력이 인삼이나 사삼보다 약합니다. 만삼은 인삼과 같이 부정거사(扶正祛邪)하는 약재입니다. 부정거사란 정기를 북돋아 사기를 물리치는 한방의 고유한 방법으로 정기가 튼실하지 못하면 나쁜 사기(邪氣)가 몸에 침입하는 것을 막을 수 없다는 이론인데, 만삼이나 인삼, 녹용, 당귀 등의 보약을 꾸준히 복용하거나 섭생을 잘 하면 아프지 않게 됩니다.

검은 옷을 입은 신선과 흰 옷을 입은 신선이 하늘에서 내려와 유람을 즐기던 중, 태백산의 참으로 황홀한 멋진 절경을 보고 감탄을 금치 못하였다. 비경을 즐기며 걷는데, 갑자기 커다란 멧돼지 한 마리가 나타났다. 그 멧돼지는 뜬금없이 언덕에서 땅을 헤치면서 난동을 부리고 있었다.

두 신선은 이 광경이 흥미로워 좀 자세히 보니 멧돼지가 땅을 헤집어놓아 흙이 패어 있는 곳에 콩 싹처럼 생긴 풀이 있었다. 검은 옷을 입은 신선은 그것을 뽑아 들고 입으로 질겅질겅 씹으며 하얀 옷을 입은 신선과 길을 다시 걸었다. 한참을 걷다 보니 흰 옷을 입은 신선은 숨이 차 헉헉 거리는데 검은 옷의 신선은 표정 하나 변하지 않았다.

길 가던 도중, 그들은 한 나무꾼을 만났는데 그 나무꾼이 그 풀을 보며 말하길 "이건 약초입니다. 전설에 의하면, 상당군(上黨郡)이란 곳이 있었는데, 매일 밤만 되면 어떤 사람의 고함 소리 같은 것이 들렸다고 합니다. 하지만 마을 사람들이 매번 그곳을 가 보아도 소리 지른 사람을 좀처럼 찾지 못했다고 합니다. 어느 깊은 밤, 한 사람이 소리 지르는 사람을 찾기 위해 길을 떠났고, 결국 집에서 십리쯤 떨어져 있는 곳에서 사람 모양을 한 식물이 자라고 있는 것을 발견하였습니다. 지역이 상당군이었기 때문에 '당삼(黨蔘)'이라고 이름 붙였다고 합니다."고 하였다.

그제야 두 신선은 아까 캔 식물이 당삼이라는 것을 알았고, 당삼을 먹으면 기운이 나는 것도 알게 되었다.

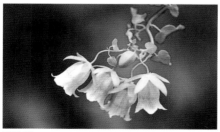
만삼 꽃

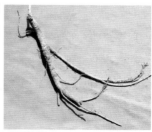
채취한 뿌리

17. 음란한 양이 즐겨 찾았던
음양곽

　음양곽(淫羊藿)은 매자나무과 식물인 삼지구엽초[33] 또는 음양곽[34]의 지상부를 말린 것입니다. 음양곽은 삼지구엽초(三枝九葉草)라고 부르기도 하는데, 가지가 3갈래로 뻗어 있고 잎이 3장씩 총 9장이 달려 있어서 그렇게 부르게 된 약재입니다. 음양곽이라는 이름은 음란할 음(淫), 양 양(羊), 콩잎 곽(藿)자를 쓰며 말 그대로 음란한 양이 먹던 풀이라는 뜻인데, 다음 전설에 보면 이와 관련된 재미있는 이야기가 나옵니다. 맛이 매우면서 달고 성질이 따뜻하여 간과 신장에 작용합니다.

　주로 신장의 양기(陽氣)를 북돋우고, 근골(筋骨)을 강하게 하여 관절염을

---

33) Epimedium koreanum Nakai
34) Epimedium brevicornum Maximowicz

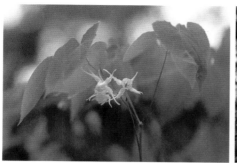
삼지구엽초 꽃

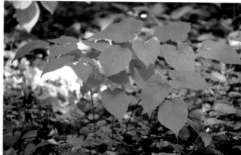
삼지구엽초 잎

치료하고 근골이 약한 것을 치료합니다. 무엇보다도 음양곽이 유명한 것은 발기부전이나 유정(遺精) 같은 양기가 허약하여 오는 성기능 저하를 다스릴 수 있다는 것인데, 음양곽을 꾸준히 복용하면 몸에 양기가 보충이 되어 남성은 발기력이 좋아지고, 여자의 경우도 몸이 냉하여 임신이 잘 되지 않는 경우에 임신을 할 수 있게 해줍니다. 또 갱년기 증후군에도 사용이 가능하고 고혈압에도 처방이 되는 약재입니다.

『동의보감』에도 '남자의 양기(陽氣)가 끊어져 음경이 일어나지 않는 데와 여자의 음기가 소모되어 아이를 낳지 못하는 데 쓴다. 이것을 먹으면 성욕이 강해진다. 양(羊)이 하루에 여러 번 교미하는 것은 이 풀을 먹었기 때문이므로 음양곽이라고 하였다.'고 기록되어 있습니다.

현대과학적으로 밝혀진 음양곽의 효능은 소아마비를 비롯한 마비증을 개선시키고, 신경쇠약, 만성기관지염에 효과가 있으며 면역증진, 진해거담 효과가 입증이 되어 있습니다.

  기록에 의하면, 남북조 시대 유명한 의사 도홍경(陶弘景)은 의학을 발전시키기 위해 항상 노력하는 인물이었다. 특히 그는 약초 연구에 매진하여 본초학 방면에 깊이 있는 연구를 하였고, 『신농본초경(神農本草經)』과 『명의별록(名醫別錄)』이라는 두 가지 서적을 깊이 파고들어, 『본초경집주(本草經集註)』라는 위대한 본초서를 집필하였다.

  어느 날, 약초를 캐던 중 도홍경은 늙은 양치기가 하는 말을 듣게 된다. "제가 키우는 양 중에 끊임없이 교미를 하는 양이 있습니다. 그렇게 많이 정력을 소모하다 보면 지칠 법도 한데, 그 녀석은 지치지도 않아요. 그런데 매일같이 어느 시간이 되면 그 숫양이 산 속 깊은 곳으로 들어갔다 오길래, 제가 따라가 봤습니다. 그랬더니 깊은 산 속에 나는 어떤 풀을 한참이나 뜯어 먹고 다시 내려와서 그 짓을 하는 것이었습니다. 제가 자세히 그 풀을 관찰해 보니 흔히 보는 풀은 아니더군요. 잎은 푸른색이고 꼭 은행 잎같이 생겼죠. 뿌리 하나에 줄기가 여러 가닥 자라고 길이는 1~2척 정도 됩니다. 수컷 양이 이걸 먹으면 발기가 오래 지속되어서 짝짓기 횟수가 확연히 증가합니다. 그리고 쉽게 수그러들지도 않죠. 하지만 이 풀에 아무도 관심을 가지지 않아요. 그냥 쓸모가 있을까 하여 말씀드립니다."

  도홍경은 순간적으로 그 약초는 아직 발견되지 않는 정력제임에 틀림이 없다고 생각했고, 양치기에게 그 풀을 자세히 물어 채집한 후 수많은 연구했다. 많은 실험을 통해 이 약이 강한 보양(補陽) 작용을 가지고 있으면서도 부작용이 적은 점을 발견하였다.

  그리하여, 이 풀을 먹은 양이 음란한 행동을 하기에 풀 이름을 '음양곽(淫羊藿)'이라 지었다.

18. 오줌이 요강을 뒤엎어버리는
복분자

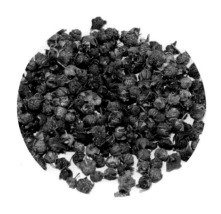

복분자(覆盆子)는 장미과 식물인 복분자딸기[35]의 열매인데 특이하게 성숙되지 않은 과실을 사용합니다. 맛이 달고 시며, 간과 신장에 작용하는 약재입니다. 주로 신장(腎臟) 기능을 강화하여, 소변이 자주 마려운 증세나 소변이 새어나오는 증상, 성기능 저하, 사정을 빨리하는 증상을 치료합니다. 또한 여자가 복용하면 임신을 잘 되게 하고 특이하게 머리를 검게 하고 눈도 밝게 하는 효능이 있습니다.

『동의보감』에는 복분자에 대해서 다음과 같이 설명하고 있습니다. "성질은 평(平)하며 맛은 달고 시며 독이 없다. 남자의 신기(腎氣)가 허하고

---

35) Rubus coreanus Miquel

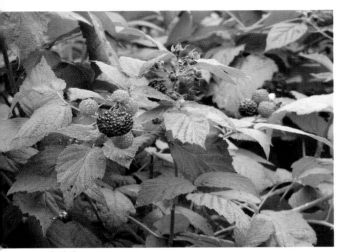
복분자 열매

정(精)이 고갈된 것과 여자가 임신되지 않는 것을 치료한다. 또한 남자의 음위증(陰痿證)을 낫게 하고, 간을 보하며, 눈을 밝게 하고, 기운을 도와 몸을 가뿐하게 하며 머리털이 희어지지 않게 한다. 절반쯤 익은 것을 따서 볕에 말린다. 그것을 쓸 때에는 껍질과 꼭지를 버리고 술에 쪄서 쓴다. 신정(腎精)을 보충해 주고 오줌이 잦은 것을 멎게 한다. 그러므로 요강을 엎어 버렸다고 하여 엎을 '복(覆)'자와 동이 '분(盆)'자를 따서 복분자(覆盆子)라고 하였다."

복분자는 여러 처방에 들어가는데, 그 중에 가장 유명한 처방은 『섭생중묘방(攝生衆妙方)』이라는 책에 실린 오자연종환(伍子衍種丸)입니다. 오자연종환은 이름 그대로 다섯 가지 씨앗 종류를 사용하여 보신(補腎)하는 약을 만들었는데, 그 구성 약재는 복분자(覆盆子), 구기자(枸杞子), 토사자(菟絲子), 오미자(伍味子), 차전자(車前子)입니다. 정자와 골수를 보하고[添精補髓], 신장의 기운을 원활하게 하는데[疏利腎氣], 몸이 차가운 사람이나 뜨거운 사람이나 약한 사람이나 실한 사람에 상관없이[不問下焦虛實寒熱] 복용하는 처방이라고 알려져 있습니다.

　　전북 고창에서 전해 내려오는 이야기입니다. 옛날 어떤 부부가 해가 지나도록 아이가 없었습니다. 그 부부는 날마다 약수물을 떠다가 치성을 드리고 한약을 복용했습니다. 그러나 하늘도 그들의 소원을 들어주지 않아서 몇 년이 지나도록 아이가 생기지 않았습니다.

　　해가 갈수록 부부는 애가 탔는데, 그러던 어느 날 하느님이 부부의 소원을 들어주어 옥동자가 태어나게 되었습니다. 부부는 그 아이를 애지중지 잘 키웠습니다. 눈에 넣어도 아프지 않을 아이였기에 온갖 좋은 것을 다 해주었습니다.

　　그러던 어느 날 어떤 스님이 부부가 살던 마을 근처의 산에서 수도를 마치고 내려오면서 그 집을 향해 혀를 끌끌 차는 것이 아니겠습니까? 부부가 왜 그러시냐고 물어 보니 "아이가 참 예쁜데 살 날이 얼마 남지 않았군요."라고 하는 것이었습니다.

　　하늘이 무너지는 청천벽력 같은 소리에 부부는 아연실색하였고, 스님께 방도를 일러 달라고 하였습니다. 스님은 산 속의 약초를 캐어 달여 복용하면 죽음을 모면할 수 있고 오히려 건강하게 자랄 수 있겠다고 알려주었습니다.

　　부부는 스님의 말을 듣고, 바로 산으로 달려가 그 열매를 한 소쿠리나 따서 내려와 바로 아이에게 먹이기 시작했습니다.

　　그런데 다음 날 아이가 소변을 요강에 보는데, 폭포수 같은 소리가 나면서 요강이 오줌발을 견디지 못하고 뒤집어져 버렸습니다. 그래서 뒤에 그 약초를 뒤집어질 복(覆)자와 그릇 분(盆)자를 써서 복분자(覆盆子)라고 이름 붙였습니다. 아이는 복분자를 계속 복용하였고, 건강하게 병이 없이 장수하였다고 합니다.

19. 정력을 보충하는
토사자

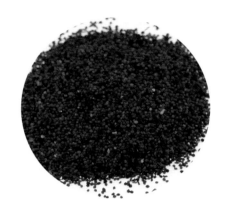

    토사자(菟絲子)는 메꽃과 갯실새삼[36]의 씨앗입니다. 맛이 달고 성품이 따뜻하며, 주로 간과 신장에 작용하는 약재입니다. 주로 하는 작용은 신장(腎臟)을 보하여 정력을 좋게 하고, 간을 보하여 눈을 밝게 합니다. 그래서 신장이 허하여 발생한 허리나 무릎이 시큰거리는 통증[腰膝酸痛]과 유정(遺精), 양위(陽痿), 조루(早泄), 불임, 또 현대로 말하면 당뇨병에 해당하는 소갈(消渴)이나 오줌을 흘리는 유뇨(遺尿)를 다스립니다. 신장이 약해지면 이명증(耳鳴症)이나 눈이 잘 안 보이거나 흐릿하게 보이는 증세가 생길 수 있는데, 토사자를 복용하면 이러한 증상들이 낫게 됩니다. 특히 토사자는 자궁이

---

36) Cuscuta chinensis Lamark

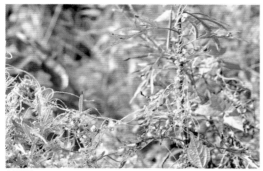
실새삼

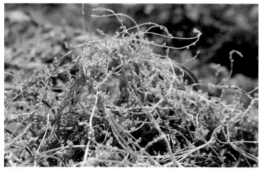
새삼

약하여 태동이 불안한 것 [胎動不安]을 다스리며 유산을 방지하는 효과가 있습니다.

『동의보감』에는 다음과 같이 설명되고 있습니다. "성질은 평(平)하며 맛이 맵고 달며 독이 없다. 주로 음경 속이 찬 것, 정액이 절로 나오는 것, 오줌을 누고 난 다음에 방울방울 떨어지는 것을 치료한다. 또한 입맛이 쓰고 입이 마르며 갈증이 나는데 쓴다. 정액을 돕고 골수를 불리어 주며 허리가 아프고 무릎이 찬 것을 낫게 한다. ○어디에나 있는데 흔히 콩밭 가운데서 자란다. 뿌리가 없이 다른 식물에 기생하며 가늘게 뻗어 올라간다. ○술과 같이 쓰면 좋다. 『선경(仙經)·속방(俗方)』에는 다 보약으로 되어 있다. ○고르고 온전한 양기를 받아 씨가 달리는데 위기(衛氣)를 보하고 근맥을 좋게 한다."

현대과학으로 증명된 토사자의 효능은 간을 보하는 보간 작용, 백내장 예방 효과, 정력 증강 효과, 항염 효과 등이 있습니다.

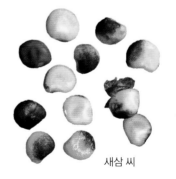
새삼 씨

옛날 옛적, 토끼를 길러서 부자가 된 사람이 있었다. 그는 토끼 기르는 일꾼을 고용하고 일꾼들에게 토끼 한 마리가 죽을 때마다 월급의 1/4을 깎는다고 엄포를 놓았다.

어느 날, 일꾼이 한 눈을 판 사이 토끼 한 마리가 높은 언덕에서 떨어져 척추를 다쳤다. 일꾼은 주인이 알까 봐 무서워서 토끼를 몰래 콩 밭에 두었다. 그런데 한참 후 그는, 그 척추가 부러진 토끼가 죽지 않았을 뿐만 아니라 상처가 멀끔하게 나은 것을 발견하였다. 이상하게 생각한 일꾼은 일부러 토끼 한 마리를 때려서 다치게 하여 콩 밭에 두고 자세히 관찰해 보았다.

다친 토끼는 콩밭에서 자란 노란색의 가는 풀줄기를 갉아 먹었다. 그리고는 멀쩡하게 다시 뛰어다니는 것이 아닌가. 일꾼은 토끼가 이 풀을 먹고 나았다는 것을 깨달았다. 그래서 일꾼은 그 황색의 가는 실 모양의 줄기를 가져와 수년간 허리병을 앓고 있는 아버지에게 먹였다.

꾸준히 약초를 복용시켰더니 아버지의 허리 통증이 점차 나았고, 몇 명의 환자에게 시험 삼아 사용한 결과, 이 황색 실 모양의 덩굴이 허리병을 고친다는 것을 알게 되었다.

얼마 지나지 않아, 이 일군은 토끼 치는 걸 그만두고, 전문적으로 허리병을 고치는 의사가 되었고, 후에 그는 이 약초의 이름을 "토사자(菟絲子;토끼가 먹은 실 모양 식물의 씨앗)"라 지었다. 세월이 흐르면서 이 풀은 토끼 토(兎)에 풀 초(艹)자가 더해져 '토사자(菟絲子)'라 불리게 되었다.

20. 보약 중의 보약
녹용

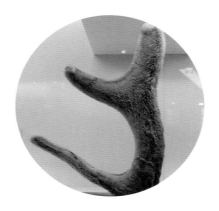

녹용(鹿茸)은 십장생(十長生) 중의 하나로 한방 보약의 끝판왕입니다. 녹용은 사슴과 동물인 매화록[37], 마록[38], 대록[39]의 뿔을 말합니다. 이 뿔은 두 달이면 다 자라서 딱딱하게 골질화가 되는데, 녹용은 골질화가 되기 전의 뿔을 잘라서 사용합니다. (골질화된 사슴 뿔은 녹각이라고 부릅니다.)

『동의보감』에서는 "녹용은 허약하여 몸이 여위고, 팔다리와 허리가 아픈 것을 치료하며, 남자의 신장(腎臟)이 허하고 냉하여 다리와 무릎에 힘이 없는 것을 보하고, 유정(遺精)과 하혈(下血)을 치료하며 태아를 안정시키는 효

---

37) Cervus nippon Temminck
38) Cervus elaphus Linne
39) Cervus canadensis Erxleben

과가 있다."고 하였습니다.

또한 "사슴의 뿔이 돋기 시작한 때부터 완전히 굳어 질 때까지의 기간은 2달도 걸리지 않는다. 하루 밤낮 동안에 몇 십 그램씩 자란다. 뼈 가운데서 이것보다 빨리 자라는 것은 없다. 풀이나 나무가 잘 자란다고 하여도 이

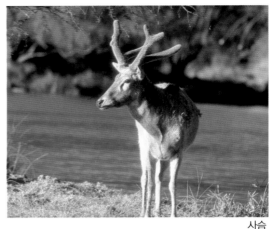

사슴

것을 따르지 못한다. 그러니 어찌 다른 뼈나 피에 비할 수 있겠는가."라고 하여 녹용의 효능을 극찬하고 있습니다.

녹용은 원양(元陽)을 보하고 정수(精髓)를 생기게 하며 근골을 튼튼하게 하는 약재입니다. 그래서 원기가 부족하고 양기가 부족하여 추위를 많이 타고, 팔다리 근력이 떨어질 때 사용하며, 어린이들의 성장이 더디거나 치아가 나는 것이 늦을 때 사용합니다. 또 성기능이 부족하여 발기부전이 있거나 어지러움, 이명 등이 있을 때도 응용이 가능한 약재입니다.

보통 녹용은 조직이 치밀하고 색이 윤택하며 붉은 것일수록 효능이 좋고, 아랫 부분보다는 윗 부분으로 갈수록 효능이 좋습니다. 아랫 부분은 하대, 중간 부분은 중대, 윗 부분은 상대라고 하는데, 특히 맨 윗 부분의 색이 붉지 않고 뽀얀 노란색인 녹용을 특별히 분골이라고 부릅니다. 어린이들의 보약을 지을 때는 분골 부분을 사용합니다.

녹용의 산지는 러시아, 중국, 뉴질랜드에서 주로 생산되며, 러시아에서 생산되는 녹용을 원용이라고 부르며 최상급 녹용으로 쳐줍니다.

아주 먼 옛날, 삼 형제가 살았다. 부모가 죽고 난 후 그들은 고향집을 떠나서 사냥을 하면서 살았다. 첫째는 성격이 사나웠고, 둘째는 교활하였으나 셋째는 착하고 성실하여 사람들의 칭찬을 받았다.

어느 날, 삼 형제는 같이 숲 속으로 가 사냥을 하였다. 셋째는 용감하여 앞장을 섰고, 둘째는 겁이 나 중간에 섰고, 첫째는 죽을까 봐 무서워 맨 뒤에 따라갔다.

한참을 다가, 숲 속에서 이상한 소리가 들렸다. 첫째, 둘째는 기겁을 하며 큰 나무 뒤에 숨어 몸을 웅크린 채 미동도 하지 않았다. 셋째만이 용감하게 소리가 난 방향으로 걸어갔다. 그런데 소리가 난 그 곳에는 무서운 동물이 아닌 연한 뿔을 가진, 아주 큰 사슴 한 마리가 있는 것이었다.

셋째는 당황하지 않고 엽총으로 사슴 머리 중앙을 겨누고 총을 발사하였고, 총알을 정통으로 맞은 사슴은 바로 죽어버렸다. 이제 사슴을 같이 사냥하였으니 나누는 문제가 생겼다.

둘째가 눈을 이리저리 굴리며 말하였다.

"우리 이렇게 나누자. 형은 한 집안의 우두머리니까 머리를 가지고, 동생은 집안의 꼬리 같으니 꼬리를 가지자. 나머지 몸통은 내가 가질게. 난 중간이니까 내가 몸통을 가져야 해."

성격이 급한 첫째가 손을 휘휘 저으며 말했다.

"안 돼! 가장 합리적인 방법은 총으로 맞은 부위를 쏜 사람이 갖는 거야"

똑똑한 둘째는 바로 동의하였다. 착한 셋째는 형들의 말에 어쩔 수 없이 고기가 하나도 없는 사슴 머리를 가지고 집으로 돌아왔다. 교활한 첫째와 둘째 형은 몸통을 둘로 나누어 가졌다.

한편 그 동네에는 사냥을 하면 사냥감을 나누어 먹는 풍습이 있었기에 자신이 가진 부위를 동네 사람들과 같이 나누어 먹어야 했는데 막내는 난감하였다. 사슴 머리엔 고기가 정말 하나도 없었기 때문이다.

'어떻게 나누어 먹지?' 막내는 고민을 하다가 좋은 방법이 떠올랐다. 큰 솥을 하나 빌려서 거기에 물을 가득 붓고 머리를 통째로 넣어 삶기로 한 것이다. 고기가 없

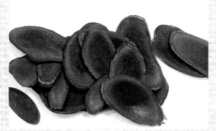
얇게 썬 녹용

었기에 말랑말랑한 뿔도 그냥 잘라 솥에 통째로 넣어 끓였다. 그리고 푹 익힌 사슴머리탕을 이웃 사람들과 나누어 먹었다.

그런데 이상한 일이 일어났다. 뼛국을 먹은 막내는 전신에 후끈후끈 열이 나고 사지에 힘이 가득 차오르고 몸이 건강해진 것이다. 사슴 고기를 배불리 먹은 첫째와 둘째는 그런 현상이 일어나지 않았다.

'이게 대체 어떻게 된 일이지?'하고 경험 많은 노인이 이상하게 생각하였다. 본래 예전부터 사슴은 고기만을 사용하고 뿔은 항상 버렸는데, 공교롭게도 막내가 사슴 고기가 없어서 사슴 뿔까지 탕에 넣고 끓여 먹은 것이었고 결과는 예상 외였다.

그 후, 사람들이 몇 번이나 반복해서 실험한 결과, 부드러운 사슴 뿔은 확실히 보신하는 효과가 아주 강한 것을 확인할 수 있었다. 부드러운 사슴 뿔엔 아주 많은 솜털(융모)이 있었기에 사람은 이 보약을 "녹용(鹿茸)"이라 불렀다.

21. 차처럼 장복해도 되는 보약
황정

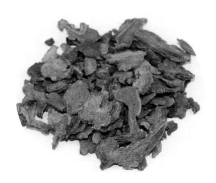

황정(黃精)은 백합과 층층갈고리둥굴레[40]를 말합니다. 옥죽과 대부분 치료 효과도 유사합니다. 주로 기를 보하고 음을 길러주는 역할을 하고, 특히 비장(脾臟)을 보하여 소화력을 좋게 하며, 윤폐(潤肺)작용을 하여 폐를 촉촉하게 하고, 신장(腎臟)을 보하는 작용을 합니다.

그래서 비위가 허약하여 식사량이 적고, 입이 자주 마르며 몸에 힘이 없는 증세와 내부의 열로 인해서 소갈증이 생긴 것을 다스립니다. 또 폐결핵으로 인해서 객혈을 하거나 토혈을 하는 경우에 황정을 꾸준히 복용하면 효과가 있고, 눈을 밝게 하는 효과도 있습니다.

---

40) Polygonatum sibiricum Redoute

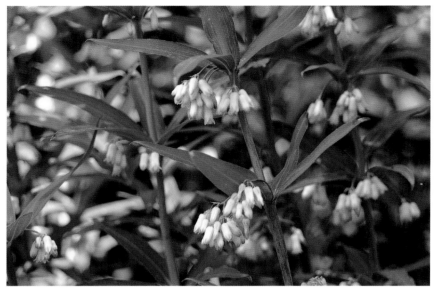

층층갈고리둥굴레

『동의보감』에서는 "황정은 성질이 평(平)하고 맛이 달며 독이 없다. 중초를 보하고 기를 도우며 5장을 편안하게 하고 5로 7상(伍勞七傷)도 보하며 힘줄과 뼈를 튼튼하게 하고 비위를 보하며 심폐를 눅여 준다. ○ 황정은 태양의 정기를 받은 것이다. 약으로는 생것대로 쓴다. 만일 오랫동안 두고 먹으려면 캐어 먼저 물에 우려서 쓴 맛을 빼버리고 아홉 번 찌고 아홉 번 말려 쓴다."라고 되어 있습니다. 여기에서 말하는 오로칠상은 몸이 약해진 것이 극에 달하여 온갖 잡병이 다 생긴 증상을 말하는데, 황정을 꾸준히 복용하면 나을 수 있다는 것입니다.

현대과학적으로 밝혀진 황정의 효능은 항균 작용, 혈당 강하 작용, 항피로 작용, 항노화 작용, 지혈 작용 등이 있습니다.

전설에 의하면, 천태산에 동굴이 하나 있었는데, 300년에 한 번씩 서왕모가 선녀들과 이 동굴의 문을 열었다. 그 안에서 신선수를 길어다가 동굴 주변에 자라고 있는 신선초에 물을 대주었다. 신선초들이 자라 성숙해지면 모두 신선들에게 나누어주어 먹게 하였는데, 이 덕분에 신선들은 늙지 않고 젊음을 유지할 수 있었다.

어느 해, 천태산 아래 큰 가뭄이 발생하여 곡식이 말라 죽고, 백성들도 괴질에 시달렸다. 산 아래 마을에서 가장 아름다운 아가씨 수고(秀姑) 역시 결혼한 지 3달 만에 이 괴질에 걸려 생명이 위태로웠다. 수고의 남편인 황정(黃精)은 자신의 아름다운 아내가 병에 걸려 힘들어하는 모습을 보고 괴롭워 안타까움이 극에 달했다.

바로 이 때, 지나가던 흰 수염을 기른 노인이 지팡이를 짚고 나타나 진맥을 짚고 나서 말하였다. "이 여자는 폐(肺)에 열(熱)이 있어서 가슴이 답답한 증상이 있는 것입니다. 질병 앓은 지가 오래되어 이미 만성적인 노채(勞瘵)병이 된 것입니다. 이건 가난해서 걸리는 병이라오. 만약 이 병을 고치고 싶으면, 신선초를 3달 동안 하루도 빠짐없이 먹어야 하는데, 이 신선초는 천태산의 구름과 안개로 뒤덮인 동굴에서 자란다오. 그 곳은 필시 아홉 개 높은 산을 넘고, 아홉 개 큰 강을 건너 천 장 높이의 암벽을 기어서 올라가야 하는데, 당신이 갈 수 있겠소?"

젊은이가 대답하여 말하였다. "우리 마을 사람들과 아내를 위해서라도 그 곳으로 가 신선초를 가져오겠소."

노인은 황정의 열정에 감동하여, 손에 쥐고 있던 지팡이를 그에게 주며 말했다. "이걸 가지고 가시오. 그리고 그 동굴을 찾게 되면 이 지팡이로 톡톡 두드리시오. 그러면 동굴의 문이 열릴 것이오."

황정은 지팡이를 받아들고 감사를 표시하며 절을 하였다. 절하며 제발 선생님의 이름을 알려 달라고 부탁했다. 노인이 껄껄 웃으며 말하길 자신의 이름은 갈현(葛玄)이라 한다고 하였다. 그리고 노인은 사라져 버렸다.

황정은 산을 넘고 물을 건너 천신만고 끝에 동굴을 찾았다. 그리고 노인의 지팡이로 돌문을 톡톡 두드렸다. 그러자 문이 서서히 열렸다. 노인이 알려준 대로, 동굴의 꼭대기에선 맑은 신선수가 흘러나왔고, 동굴 입구엔 푸릇푸릇한 신선초가 자라고 있었다.

　마을 사람들은 신선초를 먹고 병에서 금방 회복되었다. 병자가 많았기에 약초가 많이 필요했고 그래서 황정은 서왕모가 동굴의 입구를 돌문으로 막는 걸 막기 위해 계속 동굴 입구를 지키고 있었다.

　그 곳은 신선수와 신선초가 자라는 곳이기에 아주 많은 시간이 흐른 후, 황정역시 자연스레 신선이 되어 있었다. 그리고 이 신선초는 황정이 발견한 것이기에 사람들은 '황정(黃精)'이라 부르게 되었다.

TIP ● 『동의보감』에는 "황정을 먹을 때에는 매화 열매를 먹지 말아야 한다."고 기록되어 있습니다.

22. 뼈에서 나는 열을 잡아주는
별갑

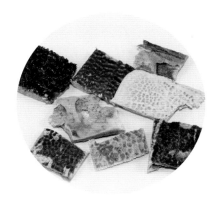

별갑은 자라과 동물인 자라[41]의 등껍질을 약으로 사용하는 것입니다. 맛이 짜고 간(肝)과 비장(脾臟)에 작용되는 약재입니다. 생것으로 사용하면 음(陰)을 보하고 식초로 누렇게 될 때까지 볶으면, 굳은 것을 연(軟)하게 하며 가슴이 그득하고 답답한 증세를 풀어주는 약이 됩니다.

『동의보감』에서는 "별갑은 성질이 평(平)하고 맛이 짜며 독이 없다. 징가(癥瘕)와 현벽(痃癖)에 쓰며 뼈마디 사이의 노열(勞熱)을 없앤다. 부인이 5가지 대하가 흐르면서 여위는 것과 어린이의 갈빗대 밑에 단단한 것이 있는 것을 치료한다. 또한 온학(溫瘧)을 낫게 하고 유산하게 한다. ○ 붕루(崩漏)

---

41) Pelodiscus sinensis

를 멎게 하고 현벽과 골증노열(骨蒸勞熱)을 없앤다.”고 기록하고 있습니다.

별갑은 특히 음이 허하여 발생되는 발열과 골증열(骨蒸熱)을 풀어주는 약재입니다. 우리 몸에는 음과 양이 있어서 한쪽이 부족해지면 시소처럼 다른 한쪽이 강해집니다. 음이 허해지는 대표적인 증상은 여자들 갱년기를 생각하면 되는데, 여성은 갱년기 즈음에 음혈(陰血)이 부족해져서 양기가 우세하게 됩니다. 그래서 쉽게 화가 치밀어올라 얼굴이 빨갛게 달아오르고, 땀이 주르륵 나며, 속에 답답한 화가 생기게 되는 것입니다. 이렇게 음이 허한 증세가 지속이 되면, 뼈에서 열이 나는 듯한 느낌이 드는 골증열이라는 증세가 생기는데, 별갑은 이러한 음허발열과 골증열을 효과적으로 치료하는 약재입니다.

또 음허(陰虛)하면 특징적으로 잠잘 때만 땀이 흠뻑 나는 도한(盜汗)이라는 증세가 발생합니다. 도한은 “도둑땀”이라는 뜻인데, 도둑처럼 땀이 한밤중에 쥐도 새도 모르게 난다는 뜻입니다. 별갑은 이러한 도한증이나 오후에 열이 화끈 달아오르는 증세에 좋고 어혈과 비증(痞症)을 치료합니다. 별갑은 임신부가 복용하면 안 되는 약으로, 임신한 여자가 자라를 먹으면 유산이 된다는 속설이 있기도 합니다. 별갑은 그냥 사용하기도 하지만 오래 볶아서 젤라틴(교, 膠)의 형태로도 사용합니다.

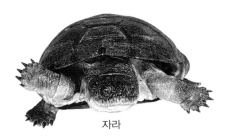
자라

　　옛날에 이사(李四), 왕팔(王八)이라는 두 어부가 살고 있었다. 이사는 착하고 인성이 올바른 사람이었지만, 왕팔은 얍삽한 성격의 한량이었다. 어느 날, 두 사람이 큰 물고기 한 마리를 낚았는데, 그 물고기가 눈물을 줄줄 흘리는 것이 아닌가. 이사는 그 모습을 보고 마음이 약해져 왕팔에게 말하길 "오늘 이렇게 많은 물고기를 잡았는데 이 고기는 풀어주는 것이 어때?" 그러자 왕팔은 "불쌍하다고 물고기를 놓아주는 것이 어딨어? "라고 하며 물고기를 놓아주지 않으려고 했다.

　　이사가 아무리 간곡하게 부탁해도 왕팔은 물고기를 놓아주지 않았다. 이사는 할수 없이, 왕팔에게 이 물고기를 놓아준다면, 자신이 잡은 물고기를 모두 주겠노라고 하였다. 왕팔은 그제야 물고기를 놓아주었다.

　　그 날 밤, 이사는 꿈에서 흰 수염의 노인이 나타나 이사에게 알려주길, 어느 곳에 가면 동굴이 있는데, 늙은 마귀가 검을 차고 금은보화를 지키고 있지만 매일 오후 4시에서 4시 반 사이에 술을 마시러 잠깐 나가니까 그 30분 동안 동굴에 들어가서 금은보화를 훔쳐서 나오라고 하였다.

　　이사는 흰 수염 노인의 말을 듣고, 바로 동굴로 갔다. 과연 금은보화가 아주 많았고, 그는 금괴 두 개를 들고 돌아왔다. 원래 이 흰 수염 노인은 이사가 놓아주었던 물고기가 변한 것이었는데, 이사의 은혜에 보답하기 위해 꿈에 나타난 것이었다.

　　왕팔은 이사가 부자가 되었다는 소식을 듣고 그를 찾아가 자초지종을 물었다. 이사는 그 동굴에 보물이 묻혀 있다고 알려주었다. 그 말을 들은 왕팔은 그 동굴로 뛰어들었다. 많은 보물에 눈이 뒤집어져서는 주머니 가득 보물을 담느라 30분이 지난 것을 까맣게 잊어버리고 말았다. 왕팔이 보물을 가득 채우고 손에 마지막으로 황금 덩어리를 잡고 동굴을 나가려던 차에 마귀가 돌아왔다. 마귀가 왕팔을 발견하고는 방망이로 왕팔의 머리를 세게 내려치자 왕팔의 머리는 배까지 쏙 들어가게 되어 납작하게 되었다. 마귀는 왕팔을 호수로 던져버렸다. 이 사실을 알고 흰 수염 노인은 왕팔을 측은하게 여겨 자라로 만들어 주었고, 그 후 계속 호수에서 살게 되었다. 중국에서는 거북이나 자라를 지금도 '왕팔'이라고도 부른다.

23. 간신(肝腎)이 약할 때는
산수유

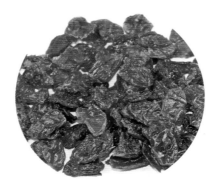

산수유는 층층나무과 식물인 산수유나무[42]의 과실입니다. 봄철에 산수유 꽃이 만발하면 너무나 아름답습니다. 산수유는 맛이 시고 성질이 따뜻합니다. 간과 신장에 작용하는 약으로 제가 좋아하는 공진단(拱辰丹)[43]에 들어가는 약재입니다.

『동의보감』에서는 "산수유는 성질은 약간 따뜻하며 맛은 시고 떫으며 독이 없다. 음(陰)을 왕성하게 하며 신정(腎精)과 신기(腎氣)를 보하고 성기능을 높이며 음경을 딴딴하고 크게 한다. 또한 정수(精髓)를 보해 주고 허리와 무릎을 덥혀 주어 신(水藏)을 돕는다. 오줌이 잦은 것을 낫게 하며 늙

---

42) Cornus officinalis Siebold et Zuccarini
43) 녹용, 당귀, 산수유, 사향

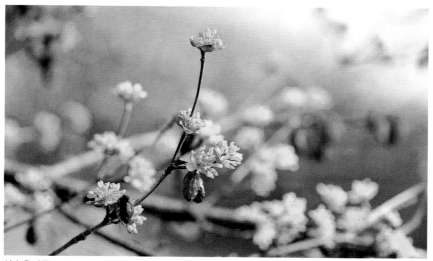
산수유나무

은이가 때없이 오줌 누는 것을 낫게 하고 두풍과 코가 메는 것, 귀먹는 것을 낫게 한다. ○산수유 살은 원기를 세게 하며 정액을 굳건하게 한다. 그런데 씨는 정(精)을 미끄러져 나가게 하기 때문에 쓰지 않는다."라고 기록하고 있습니다.

산수유는 몸이 약해서 머리가 어지럽거나 눈앞이 캄캄해지거나 귀에서 소리가 들리거나 할 때 사용합니다. 신장 기능이 떨어져 소변이 잘 나오지 않거나 오히려 자주 마렵고 소변이 줄줄 새거나 정액이 흘러나오는 증상을 치료하고, 몸이 극히 약하여 땀이 줄줄 새어나오는 증세를 다스립니다.

또한 여자들이 몸이 약하면 생리 양이 늘어나기도 하고, 생리가 주기와 상관없이 멈추지 않고 줄줄 나오기도 하는데 이런 경우에도 산수유를 사용합니다. 보통 씨앗을 빼고 사용하며, 위산이 많은 사람들은 신맛 때문에 용량을 줄여서 복용해야 합니다.

초기 춘추전국 시대, 제후들이 전쟁을 벌이는 통에 나라가 시끌시끌하였다. 이 때 태행산 일대가 조나라 구역이 되었는데, 원래 이 곳 주민들은 대부분 대대로 약초를 캐며 살았다. 조나라 땅이 되었기에 그들은 귀한 약을 조나라 왕에게 바쳐야 했다.

어느 날, 한 농민이 조나라 왕에게 '산수유(山茱萸)'라는 약을 바쳤는데, 그 당시에는 '산유(山萸)'라고 불렸다. 그러자 뜻밖에 왕이 화를 내며 말하길 "어디서 농민이 함부로 민간요법에나 쓰는 약을 바친단 말인가! 내 나라가 작다고 나까지 얕보는 건가? 돌아가라!" 이 때 어의였던 주(朱)씨가 황급히 왕을 말리며 "산유는 좋은 약입니다. 이 농민은 전하가 허리 통증을 앓은 것이 오래되어 고질병이 되었다는 소식을 듣고 직접 이 산유를 바치러 온 것입니다. 그의 성의를 받아 주십시오."

하지만 왕은 여전히 화를 내었고 약을 바치러 온 농민은 돌아가는 수밖에 없었다. 어의는 황급히 돌아가는 농민을 붙잡고 "그 산유를 저에게 주십시오. 전하께 이 약을 쓰는 날이 언젠가는 있을 것입니다."라고 하였다.

농민은 약을 어의에게 주었다. 그 후 3년이 지났다. 그 동안 어의는 농민이 바친 산유를 텃밭에 심었는데 거름을 잘 주었더니 무성하게 자랐다. 그는 약을 수확하여 그늘에 말린 후 잘 보존하였다. 그러던 어느 날, 왕의 고질병인 요통이 또 발작하여 눕지도 앉지도 못한 채 매우 괴로워하였다. 어의가 이걸 보고, 얼른 산유를 달여 왕에게 주었고, 증상이 크게 좋아졌다. 3일을 연달아 먹으니 병이 완전히 나았다. 조나라 왕이 어의에게 "내가 먹은 것이 무슨 약이냐?"고 물었다.

어의가 대답하기를 "이 약은 그 때 농민이 진상한 산유입니다." 조왕은 이 말을 듣고 크게 기뻐하며 산유를 대량 심도록 명하였다.

어느 해, 왕비가 붕루(崩漏)[44]로 고생하였고, 조왕이 어의에게 왕비의 병을 고치라고 명령하였다. 어의는 즉시 산유를 군약(君藥)으로 약을 썼고, 왕비의 병 역시 씻은 듯이 나았다. 조왕은 어의의 공적을 표창하기 위해 산유 이름에 어의의 성인 주(朱)자를 붙여 '산주유(山朱萸)'라 바꾸었다. 후에 사람들은 이것이 식물임을 나타내기 '주' 글자 위에다 풀 초(艸)를 붙여 '산수유(山茱萸)'라 불렀다.

---

44) 여성 성기의 부정 출혈을 말함.

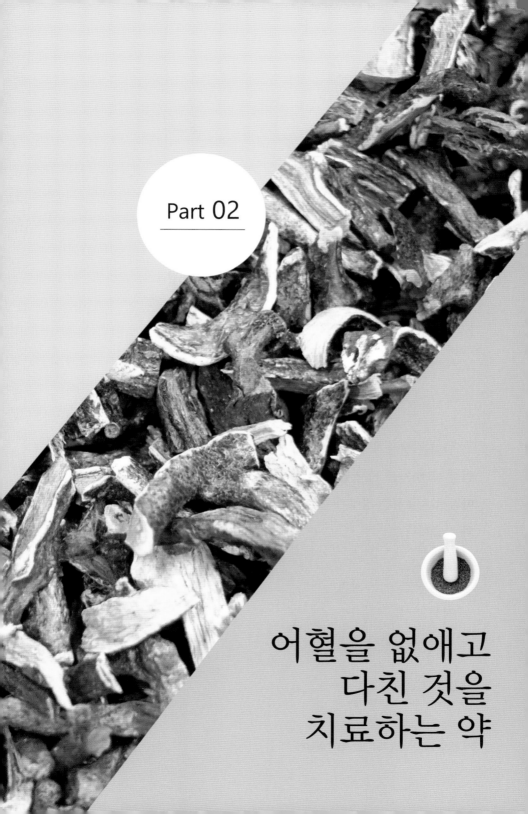

Part 02

어혈을 없애고
다친 것을
치료하는 약

24. 붉은 인삼
단삼

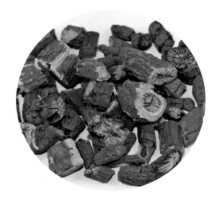

단삼은 꿀풀과 식물인 단삼[45]의 뿌리입니다. 색이 붉어서 붉을 단(丹), 인삼 삼(蔘)자를 써서 단삼(丹蔘)이라고 부릅니다. 한방에서는 약재의 색에 따라서 치료하는 장부가 다르다는 이론이 있습니다. 예를 들어 보면 아래와 같습니다.

청색 – 간(肝) – 청피

적색 – 심(心) – 단삼

황색 – 비(脾) – 계내금

---

45) Salvia miltiorrhiza Bunge

백색 - 폐(肺) - 인삼, 길경(도라지)

흑색 - 신(腎) - 숙지황

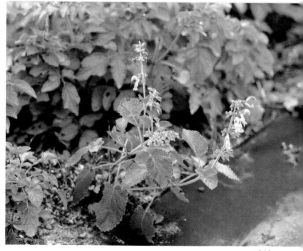

단삼

약재를 공부하다 보면 신기하게도 색깔과 효능 혹은 작용하는 장부가 어느 정도 맞아떨어지는 경우가 있습니다. 단삼도 붉은색의 약재 색깔이기 때문에 피[血]에 작용하리라고 추측해 볼 수 있습니다.

『동의보감』에서 단삼을 기록한 것을 보면 다음과 같습니다. "성질은 약간 차고 맛이 쓰며 독이 없다. 다리가 약하면서 저리고 아픈 것과 팔다리를 쓰지 못하는 것을 치료한다. 또는 고름을 빨아내고 아픈 것을 멈추며 살찌게 하고 오래된 어혈을 헤치며 새로운 피를 보하여 주고 안태(安胎)시키며 죽은 태아를 나오게 한다. 또 월경을 고르게 하고 붕루(崩漏)와 대하(帶下)를 멎게 한다. ○술에 담갔다가 먹으면 달리는 말을 따를 수 있게 되므로 또한 분마초(奔馬草)라고도 한다."

단삼은 주로 심장과 간에 작용하여 어혈(瘀血)을 치료하고, 피에 열이 있는 혈열(血熱)이라는 증세를 다스립니다. 피의 순환을 좋게 하는 효능이 있기 때문에 여자들의 생리불순이나 산후의 어혈 제거, 갱년기 장애 등에 사용합니다. 약간의 피를 보충하는 효능도 가지고 있습니다만 주로 어혈을 제거하는 용도로 많이 사용합니다.

전설

　　아주 먼 옛날, 동해 해안가에 한 어촌에 '아명(阿明)'이라는 젊은이가 살았다. 아명은 어릴 때 아버지를 여의고 어머니와 단 둘이 살았는데, 어릴 때부터 바닷가에서 자라 헤엄을 잘 치고 물과 친하여 배를 잘 몰았기 때문에 사람들은 그를 '작은 용(小龍)'이라고 불렀다.

　　어느 해, 아명의 어머니가 병에 걸려 하혈을 하였는데, 의사가 진단하기를 붕루(崩漏)라고 하였다. 수많은 의사들이 치료를 했지만 모두 차도가 없었기에 아명의 속은 까맣게 타들어갔다. 바로 이 때, 어떤 사람이 '동해에 한 무인도가 있는데 이 섬에는 한 가지 약초가 자란다. 보랏빛과 파란빛의 꽃이 피고, 뿌리는 빨간색인데, 이 풀의 뿌리를 우려서 복용하면 바로 어머니의 병을 고칠 수 있을 것이다.'라고 말하였다.

　　아명은 이 말을 듣고 뛸 듯이 기뻐하며 바로 무인도로 이 풀을 찾으러 길을 나섰다. 하지만 마을 사람들이 이 소식을 듣고 모두 아명을 만류하였는데, 이는 그 무인도 부근에 암초가 많고 물살이 거세어 섬으로 갔던 사람 열 명 중 아홉 명은 죽어 그 무인도를 '귀신섬'이라 부르기 때문이었다. 하지만 어머니의 병세가 위중하였기에 아명은 어머니를 위해 무인도로 가기로 결심하였다.

　　이튿날, 아명의 배가 출항하였다. 그는 그의 물을 다루는 솜씨를 십분 발휘하여 암초를 요리조리 피하고 험난한 물살을 거슬러 올라 드디어 무인도에 이르렀다. 해안가에서 그는 보랏빛, 파란빛 꽃이 피고 빨간 뿌리를 가진 약초를 찾아냈다. 그리고는 그 약초를 찾아 뿌리를 캐기 시작했는데 얼마 지나지 않아 그 약초를 한 짐이나 캐내었다. 다시 어촌으로 돌아간 아명은 매일 시간에 맞춰 어머니에게 약을 드렸고, 어머니의 병은 씻은 듯 나았다.

　　마을 사람들은 아명의 어머니를 위해 죽음을 무릅쓴 용기를 크게 칭송하였다. 그리고 이 약에 아명의 '불타는 마음'이 깃들어 있다고 생각하여 이 약의 이름을 '단심(丹心)'이라 지었다. 그리고 후세에 전해지면서 '단삼(丹蔘)'이라고 바뀌어 불리게 되었다.

25. 어혈을 파괴하는 거머리
수질

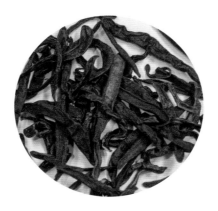

수질은 거머리과 참거머리[46]를 말려서 사용하는 것입니다. 지금은 농촌보다 도시에서 살기 때문에 거머리를 접하지 못한 사람들이 많은데, 예전에는 거머리가 많았습니다. 거머리는 피를 빨아서 먹고 살기도 하고, 조개나 곤충의 체액을 빨아 먹으며 살기도 합니다.

거머리를 이용한 흡혈 요법은 서양에서는 이집트에서 시작되었고, 동양에서도 수백 년 이상 된 치료법입니다. 1884년 Haycraft에 의해서 거머리타액에 항응고 작용이 있다는 것이 밝혀졌고, 그 주 성분이 히루딘(hirudin)이라는 것이 밝혀져 현대의학에서도 거머리에서 유래된 에글린(eglin)과 비

---

46) Hirudo niponica Whitman

델린(bdelin)이 혈액 응고 방지제로 사용되고 있습니다. 영국에서는 의료용 거머리를 팔기도 하는데, 징그러운 모습 때문에 거머리에게 피를 빨리면 많이 아플 것 같은데 생각과 달리 실제로 거머리가 피를 빨게 하면 타액에 들어 있는 항응고 진통 물질 덕분에 통증이 아주 심하지는 않다고 합니다.

『동의보감』에서도 "거머리는 성질이 평하고 맛이 짜면서 쓰고 독이 있다. 어혈(瘀血), 적취(積聚), 징가를 치료하고 유산시키며 오줌을 잘 나가게 한다. 월경이 나오지 않다가 혈로(血勞)가 되려고 하는 것도 치료한다. ○ 못에서 사는데 음력 5~6월에 잡아서 햇볕에 말린다. ○거머리를 잡아 길게 늘어서 배에 있는 알을 버려야 한다. 거머리를 죽이기는 힘들다. 불에 구워서 1년 동안 두었던 것도 물을 만나면 다시 살아난다고 한다. ○쌀 씻은 물에 하룻밤 담가 두었다가 햇볕에 말린 다음 잘게 썰어서 석회와 함께 누렇게 볶아 쓴다."고 기록하고 있습니다.

현대과학으로 증명된 수질의 효과는 혈액 응고 방지 효과, 심장 혈관 보호 효과, 콜레스테롤 강하 효과, 항암 효과 등이 있습니다.

　　수당 시대, 손사막(孫思邈)이라는 아주 유명한 의사가 살았는데 그는 주로 가난한 백성들을 치료하였다.

　　어느 날, 손사막이 장안성의 본인 집에서 쉬던 중, 창 밖에서 시끄러운 소리가 들려왔다. 알고 보니, 한 무리 사람들이 왼쪽 눈을 가린 젊은이를 손사막에게 데리고 온 것이었다. 손사막이 가까이서 보니 증상이 심각하였다. 이 남자의 왼쪽 눈은 이미 붉은 공처럼 부어올랐으며, 어혈이 가득 차서 반드시 어혈을 빼주어야 했기 때문이다.

　　하지만 안구와 너무 가까웠기에 자칫 침이나 칼을 써 피를 빼내면 안구에 상처를 입힐 것이 분명하였다. 그는 곰곰이 생각에 잠겼다. 그러곤 조용히 거실을 질러 정원으로 뛰어갔다. 얼마 지나지 않아 그는 조그마한 꾸러미를 들고와선 말했다. "자, 방법이 있소. 얼른 누우시오."

　　손사막은 꾸러미를 열어 정원의 연못에서 가져온 작은 거머리 두 마리를 꺼냈다. 사람들은 기겁을 하였지만, 손사막은 거머리를 깨끗이 씻어 어혈이 가득 찬 눈 부위에 갖다 대었다.

　　수질은 빠른 속도로 피를 빨아들이기 시작했고, 거머리의 몸이 불어날수록 남자 눈의 혈종은 줄어들었다. 맨 마지막엔 혈종이 완전히 사라졌다.

　　손사막은 익숙한 손길로 거머리를 떼어내더니 깨끗한 물로 남자의 상처를 씻겨주었다. 그리고 염증에 효능이 있는 약초를 붙여 주었다. 과연 며칠이 지나자 남자의 눈은 완전히 나았다.

26. 소 무릎과 비슷하게 생겨서 무릎에 좋은
우슬

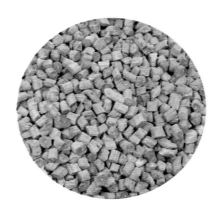

우슬(牛膝)은 비름과 쇠무릎[47] 또는 우슬[48]의 뿌리입니다. 우슬은 소의 무릎같이 생겼다고 하여 소 우(牛)자와 무릎 슬(膝)자를 써서 '우슬(牛膝)'이라고 이름 붙여졌습니다. 맛이 쓰며 주로 간과 신장에 작용하는 약입니다.

『동의보감』에는 "우슬의 성질은 평(平)하고 맛은 쓰며 시고 독이 없다. 주로 한습(寒濕)으로 위증(痿證)과 비증(痺證)이 생겨 무릎이 아파서 굽혔다 폈다 하지 못하는 것과 남자의 음소(陰消)증과 늙은이가 오줌이 나오는 것을 참지 못하는 것 등을 치료한다. 골수를 보충하고 음기(陰氣)를 잘 통하게 하며 머리털이 희지 않게 하고 음위증(陰痿證)과 허리와 등뼈가 아픈 것

---

47) Achyranthes japonica Nakai
48) Achyranthes bidentata Blume

을 낮게 한다. 유산시키고 월경을 통하게 한다. ○어느 곳에나 다 있는데 학의 무릎(鶴膝) 같은 마디가 있으며 또는 소의 무릎과도 비슷하기 때문에 우슬(牛膝)이라고 이름을 지었다. ○12경맥을 도와주며 피를 잘 돌게 하고 피를 생기게 하는 약[生血之劑]이다. 모든 약 기운을 이끌어 허리와 넓적다리로 내려가게 한다. 술로 씻어서 쓴다."라고 기록하고 있습니다.

우슬은 피 순환을 좋게 하고 어혈을 없애며, 약의 기운이 아래로 내려가는 약입니다. 그래서 부인과 질환이나 각종 통증 질환과 관절 질환에 사용합니다. 여자들이 자궁에 어혈이 있어서 생리가 나오지 않거나 폐경이 되는 경우에 우슬을 사용하면 자궁의 혈이 뚫어지면서 생리가 나오게 되고, 이러한 효능을 이용하여 어혈로 인한 생리통에도 응용할 수 있습니다.

또한 각종 관절 질환에 응용하는데, 우슬에 무릎 슬(膝)자가 들어가는 것처럼 무릎 질환에 효과적입니다. 특히 노폐물과 염증이 쌓여서 생기는 습열성 슬통과 노인성 퇴행성 관절염에 우슬을 사용하는데, 우슬은 간신 (肝腎)을 보하고 허리나 무릎을 튼튼하게 하면서 통증을 잡아주기 때문입니다.

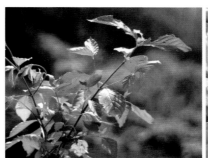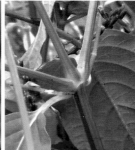

마지막으로 상부의 화기를 내려주는 역할을 하기 때문에

쇠무릎 전초   쇠무릎 마디

몸의 상체에서 나는 출혈성 질환에 사용하는데, 지혈의 목적으로 사용할 때는 까맣게 태워서 사용합니다. 그리고 혈압 강하 작용이 있어서 고혈압 환자에게 사용할 수 있습니다.

한 떠돌이 의사가 먼 곳에서 와서 진료를 하고 약을 처방하며 진료하였는데, 한 지역에서 지낸 시간이 길어지자, 그 지역이 익숙해져 정착하여 살게 되었다. 의사는 노총각이어서 부인도 자식도 없이 외롭게 살았는데, 다만 그에게 의술을 배우는 제자 몇 명이 있을 뿐이었다.

그는 근골을 튼튼하게 하고 간신(肝腎)을 보하는 좋은 약을 알고 있었는데, 특이하게 이 약재는 법제[49]해야 효능이 생기는 특징이 있었다. 이 약 덕분에 몸이 허약하여 병이 생긴 환자들과 근골이 약한 환자들에게 아주 큰 효과를 볼 수 있었다.

의사가 생각하였다. '이 비방을 누구에게 알려준담? 나의 모든 제자들은 다 심성이 착해 보이지만, 사실 사람 속은 모르는 법이지. 난 이 비방을 가장 착하고 인성 바른 제자에게 알려줘야겠다. 한번 시험해 보자.'

그래서 그가 제자들에게 말했다. "내가 오늘날 늙고 병들었으니 더 이상 약을 캐고 팔 수가 없구나. 이제 너희도 배울 만큼 배웠으니 각자 갈 길을 가거라."

큰 제자는 '스승님은 평생 약을 팔았으니 아마 모아둔 돈이 꽤 많을 게야. 게다가 스승님은 자식도 없으니 그 돈을 물려줄 사람도 없겠지.'라고 생각하였다. 그래서 그는 스승에게 "저는 스승님 곁을 떠나지 않겠습니다. 스승님이 저를 가르쳐 주셨으니 이제 제가 스승님을 모시겠습니다."라고 말했다. 다른 제자들 역시 모두 자신들이 스승을 모시겠노라 말했다.

일이 이렇게 되자 스승은 우선 큰 제자 집에 갔다. 큰 제자는 맛있는 음식으로 스승을 대접하며 비위를 맞추었다. 하지만 며칠이 지나, 스승이 잠시 출타한 틈을 타 제자는 몰래 스승의 가방을 열어 보았다. 하지만 가방 속에는 돈이 아예 없고, 몇 년 동안 팔리지 않았던 약초 꾸러미만 있었을 뿐이었다. 큰 제자는 화를 내며 다시는 스승님에게 관심을 가지지 않았다.

스승은 큰 제자의 마음이 바뀐 것을 보고 바로 그를 떠났다. 그리고 두 번째 제자 집에 갔다. 두 번째 제자 역시 큰 제자와 같았다. 처음엔 극진히 스승을 대접하였지

---

49) 약의 효능을 증폭하거나 변하게 하기 위해 다른 약물을 첨가하거나 하여 볶거나 태우는 등의 행위

28. 외상에도 쓰고, 태아에도 좋은
속단

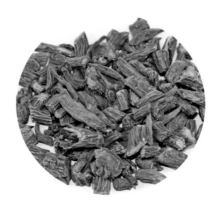

속단은 산토끼꽃과 천속단(川續斷)[51]의 뿌리입니다. 흔히 한국에서 유통되는 한속단과는 다릅니다. 한속단은 꿀풀과 한속단[52]의 뿌리입니다. 뼈를 이어주는 접골(接骨)의 효능이 있다고 하여 이을 속(續), 끊을 단(斷)자를 써서 속단이라고 이름 붙인 약입니다.

속단은 맛이 쓰고 약간 매우며 따뜻한 약입니다. 주로 간과 신장에 작용하는 약으로 보통 술로 볶거나 소금물로 볶아서 사용합니다.

『동의보감』에서는 "속단은 성질은 약간 따뜻하며[微溫] 맛이 쓰고 매우

51) Dipsacus asperoides C. Y. Cheng et T. M. Ai
52) Phlomis umbrosa Turczaninow

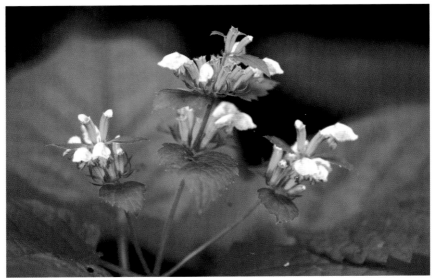

속단

며 독이 없다. 경맥을 잘 통하게 하고 힘줄과 뼈를 이어주며 기를 도와주고 혈맥을 고르게 하며 해산 후의 일체병(一切病)에 쓴다. ○아픈 것을 잘 멎게 하고 살이 살아나오게 하며 힘줄과 뼈를 이어주므로 속단이라고 한다. 붕루(崩漏), 대하(帶下), 피오줌을 누는 것들에 매우 좋다. 마디마디가 끊어지면서 연기 같은 먼지가 나는 것이 좋은 것이다. 술에 담갔다가 약한 불기운에 말려 쓴다. 뽕나무겨우살이[桑寄生:상기생]와 효력이 같다."라고 설명하고 있습니다.

속단은 주로 허리나 무릎이 아프거나 시린 증세에 사용하고 풍습(風濕)[53]으로 인해 온몸의 관절이 쑤시고 아픈 것이 돌아다니는 증세를 치료합니다. 또 타박으로 인해서 통증이 있거나 여자들의 하혈이 심한 경우에 사용하고, 임신했을 때 하혈하는 경우에도 사용합니다.

---

53) 다발성 관절염

전설

옛날 옛적에 한 의사가 살았는데 그는 여러 마을을 떠돌아다니며 약초를 캐면서 치료를 하고 살고 있었다.

어느 날 의사가 어느 동네에 도착했을 때, 마침 산촌에 한 청년이 죽어 가족들은 청년을 안고 통곡하고 있었다. 의사가 슬쩍 보니 청년의 안색이 죽은 사람 같지 않았다. 손을 뻗어 청년의 맥을 짚어 보니 약하게 맥이 잡혔다. 울고 있는 가족 중 한 명에게 물었다. "이 청년과 어떤 관계인가요?"

청년을 끌어안고 있던 한 노인이 대답했다. "이 아이는 내 아들이오." 어떻게 죽게 되었는지 다시 물어 보았더니 "고열이 끓더니 갑자기 죽어버렸소."라고 하면서 숨이 끊어진 지 대략 한 시간 정도 되었다고 했다.

잠시 고민하던 의사가 말했다. "울지 마세요. 아직 살릴 수 있습니다."

"!!!!!!! 그럼 제발 내 아들을 살려주시오. 우리집 독자란 말이오!!!!!"

의사는 품안에서 환약 두 알을 꺼냈다. 그리곤 청년에 입에 쑤셔 넣고 물을 먹였다. 잠시 후, 청년이 갑자기 숨을 몰아쉬며 깨어났다. 의사는 "이 청년은 며칠 동안 누워서 조리를 잘 한다면 괜찮을 것입니다."라고 하였다.

노인은 무릎을 꿇고 절을 3번 한 후 "당신은 말로만 듣던 신선이군요. 내 아들을 살린 약이 무엇입니까?"라고 물었다. 의사는 아들에게 먹인 약이 환혼단이라는 약인데 약효가 상당히 뛰어난 약이라고 설명을 하였다. 이 일은 순식간에 온 마을로 퍼졌다.

이 마을 근처엔 산적이 살았는데, 환혼단의 소문을 듣고는 눈을 반짝거렸다. 어느 날, 이 산적이 잔치를 열어 의사를 초청하였다. 잔치에 온 의사가 무슨 볼일이 있는지 물어 보니 산적이 웃으며 우선 자리에 앉아서 술을 하길 권했다.

의사는 "무슨 술인지도 모르고 어찌 함부로 마신단 말입니까?" 하고 거절하였다. 이렇게 되자 산적은 솔직히 의사를 부른 목적을 말하였다. "듣자 하니 당신이 만든 환혼단이 그렇게 효과가 좋다고 하던데요. 우리 같이 그 약으로 장사를 합시다." 의사가 거절하자 산적은 큰돈을 벌어서 의사에게 많은 돈을 주겠다고 유혹하였다.

"싫습니다, 이건 우리 가문 조상 대대로 내려오는 사람을 구하는 약입니다. 돈을 버는 약이 아니랍니다."하고 의사가 거절하자, "그렇다면 어떻게 만드는지 방법만 알려주시구려. 당신이 원하는 것은 뭐든 들어주겠소."라고 부탁하였다. 그러나 의사는 고개를 저을 뿐이었다.

"정 이렇게 나오신다면, 나는 당신의 두 다리를 박살내 버릴 것이오."라고 협박하였다. 의사는 빙그레 웃으며 말하길 "당신이 어떤 짓을 해도 난 환자에게만 이 약을 먹이겠소. 장사는 하지 않겠다는 말이오."라고 하였다.

화가 난 산적은 부하들에게 의사를 혼내주라고 시켰다. 부하들은 의사를 죽기 직전까지 흠씬 두들겨 패고는 산적들 사는 곳 밖에 던져 버렸다.

의사는 온몸의 뼈가 부러져 굉장히 아팠지만, 아픔을 참고 산으로 기어올라 어떤 약초를 캐서 먹었다.

한 달 후, 의사는 또 다시 약을 팔러 다녔다. 그 소식을 들은 산적이 다시 부하를 시켜 이번엔 그 의사의 두 다리를 모두 확실하게 부러뜨려 놓으라고 명령하였다. 부하들은 의사를 때려 다리를 몇 군데나 부러뜨려 놓고는 늑대밥이 되도록 골짜기에다 버려두고 왔다.

이제 의사는 움직일 수조차 없었다. 어쩔 수 없이 골짜기에 누워 있었는데 마침, 자신이 죽었다가 살아난 그 청년이 골짜기에서 나무를 하고 있다가 인기척을 느끼고 살펴보니 본인을 살려준 그 의사가 아닌가.

놀라서 "아니 이게 무슨 일입니까?"라고 물었는데, 의사는 손짓으로 산비탈을 가리켰다. 젊은이는 의사를 업고 산비탈을 올라, 잎사귀가 마치 깃털 같고, 보라색 꽃이 핀 풀을 캐내어 집으로 돌아왔다. 그러고는 그 풀을 달여 의사에게 먹였다. 두 달이 흐른 후, 의사의 상처는 깨끗이 나았다.

의사가 청년에게 말하길 "나는 더 이상 여기에 있을 수 없습니다. 산적들때문에 떠나야 합니다. 대신에 한 가지 약초를 알려드리겠습니다. 이건 골절을 치료하는 약초입니다. 마을 사람들이 다치면 이 약초를 복용하세요."

때마침 산적과 그의 부하들이 마을에 내려왔다가 의사가 아직도 살아 있는 것을 보자, 그 자리에서 몽둥이로 의사의 머리를 내리쳐 죽여버렸다.

의사가 어이없이 죽고 난 후, 그 청년은 의사의 말대로 접골의 효능이 있는 약초를 마을 사람들과 재배하였고, 약 이름을 '끊어진 뼈를 연결한다'는 의미의 '속단(續斷)'으로 지었다. 하지만 아쉽게도 의사의 '환혼단'은 전해지지 않고 있다.

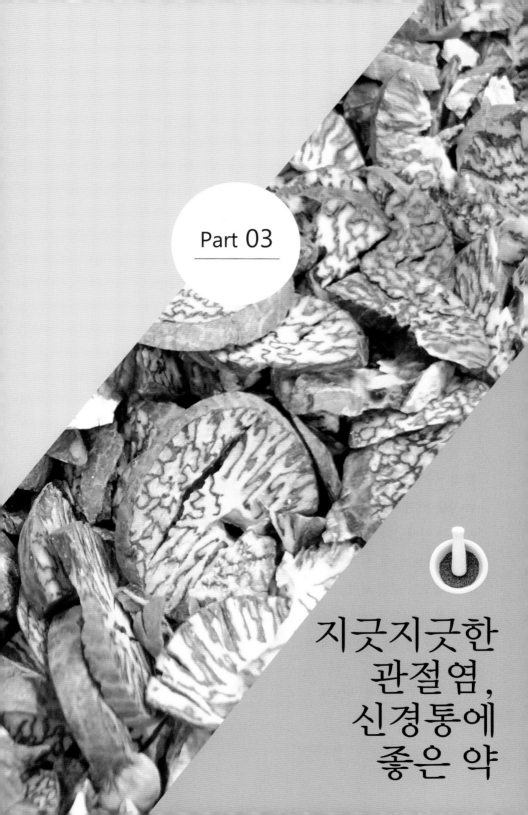

Part 03

지긋지긋한
관절염,
신경통에
좋은 약

29. 팔다리 관절염에는
위령선

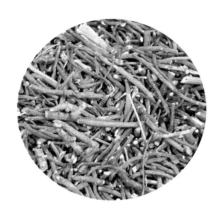

위령선(威靈仙)은 미나리아재비과 으아리[54] 혹은 위령선[55]의 뿌리 및 뿌리 줄기를 말합니다. 말 그대로 위엄 위(威)자와 신령한 령(靈), 신선 선(仙)자를 써서 위엄이 있고 신령한 신선같이 생겼다고 하여 위령선이라고 부르는 약재입니다.

『동의보감』에는 "여러 가지 풍을 없애며 5장의 작용을 잘 하게 하며 뱃속에 냉으로 생긴 체기, 가슴에 있는 담수(痰水), 징가, 현벽, 방광에 있는 오랜 고름과 궂은 물[惡水], 허리와 무릎이 시리고 아픈 것을 낫게 한다. 오래 먹으면 온역(溫疫)과 학질에 걸리지 않는다. ○통증을 멎게 하는 중요한 약

---

54) Clematis manshurica Ruprecht
55) Clematis chinensis Osbeck

이다. 물이 흐르는 소리를 들으면 그의 성질이 잘 달아나기 때문에 물 소리가 들리지 않는 데 것을 쓴다. 팔파리(선령비)도 또한 그렇다. 술에 씻어 약한 불기운에 말려 쓴다."라고 설명하고 있습니다.

위령선은 주로 풍습병(風濕病), 즉 관절염 치료에 사용하는데 경락을 통하게 하는 통락(通絡) 작용과 통증을 멎게 하고, 담수(痰水)를 삭히며 징가, 현벽을 없애주는 역할을 합니다. 지금은 생소한 병명이지만 징가, 현벽은 몸안에 노폐물이 쌓여 적(積)을 이루어 생기는 병으로 각종 근종, 덩어리가 뭉쳐서 생기는 질환을 말하고 암도 포함하는 개념입니다.

또한 특이하게 위령선은 목에 걸린 생선 가시를 녹이는 효과가 있어서 위령선 달인 물에 식초, 설탕을 넣은 물을 삼키면 목에 걸린 생선 가시를 제거할 수 있다고 합니다.

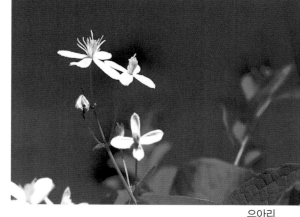

위령선은 맛이 맵고 성질이 순한 편은 아니라 장복하면 정기(正氣)를 손상시킬 수 있어서 오래 복용하면 안 되며, 기혈이 약하거나 비위가

으아리

약한 분들은 복용을 삼가야 합니다. 한의사와 상의하여 복용하는 것이 바람직합니다.

옛날, 강남의 큰 산에 '위령사(威靈寺)'라는 오래된 절 하나가 있었다. 절에는 늙은 스님이 살았는데 주로 풍습비(風濕痺) 병과 목에 걸린 뼈를 제거하는 것으로 유명하였다. 늙은 중이 병을 고칠 때 항상 먼저 향을 태우고 주문을 외운 다음, 다시 향이 탄 재를 물에 타서 환자에게 마시게 하였다. 정말 이상하지만, 환자는 재가 들어간 물을 마시고 병이 나았다.

늙은 중이 말하길 "이건 부처님께서 구해주시는 것입니다." 이로써 그는 사람들을 속여 많은 돈을 벌었을 뿐만 아니라 사람들의 신임까지 얻게 되었다. 사람들은 위령사의 중이 도를 깨우쳤다고 믿었고, 그를 '신선'이라고 불렀다.

사실, 늙은 중의 물에는 풍습통을 치료하고, 목에 걸린 뼈를 삭게 하는 약이 들어 있었다. 늙은 중은 어린 중을 데리고 매일 밀실에서 이 약을 달였다. 어린 중은 매일 약을 달이는 것 외에도 불을 때고 밥을 짓고 절 안팎을 청소하였는데, 아무리 열심히 일해도 자주 늙은 중에게 욕을 먹곤 하였다. 어린 중은 화가 나서 늙은 중을 골탕 먹이는 법을 생각해내었다. 그리고 약을 달일 때 전혀 약효가 없는 야생풀과 약초를 바꿔치기 하곤 했다.

어느 날, 사냥꾼의 아들이 짐승의 뼈가 목에 걸렸다. 사냥꾼은 아들을 안고 위령사의 늙은 중을 찾아왔다. 하지만 아이가 약을 먹어도 전혀 효과가 없었다. 목에 걸린 뼛조각 때문에 아이는 점점 숨이 막혀 얼굴이 푸른색으로 변하고 울음 소리도 나오지 않았다. 약효가 없는 것을 보고 늙은 중은 온 몸에 식은땀을 흘리며 당황하였다.

그리고 사냥꾼에게 말하길 "이건 당신 몸이 더럽기 때문에 부처님이 화가 나서 그런 것입니다. 얼른 가세요. 부처님이 당신 아들을 구하고 싶어 하지 않습니다." 사냥꾼이 아이를 안고 분통을 터뜨리며 대웅전을 지나는데 어린 중이 약사발을 들고 와서 말하길 "부처님이 영통하지 않군요. 제 약을 한번 드셔 보세요."

아기가 이 약을 먹자 곧 뼈가 녹았다. 아이는 목숨을 건졌고 사냥꾼을 뛸 듯이 기뻐하였다. 이때부터 늙은 중의 잿물은 더 이상 효과가 없었다. 하지만 어린 중의 환자들은 날이 갈수록 많아졌다. 사람들은 '위령사 앞문의 잿물은 효험이 없지만 뒷문의 탕약은 효과가 아주 좋다.'고 수근거렸다.

어느 날, 풍습병에 걸린 나무꾼이 약을 먹으러 왔는데 그만 어린 중에게 가는 것을 깜빡 잊어버리고 늙은 중에게 갔다. 늙은 중이 그간의 사정을 깨닫고 깜짝 놀랐다. 왜냐하면 잿물의 효과를 더해준 약재를 어린 중도 알고 있었기 때문이다. 늙은 중은 화가 나서 어린 중에게 정신없이 가다가 그만 발을 헛디뎌 계단에서 굴러 떨어져 죽고 말았다.

이때부터 어린 중이 위령사의 주지 스님이 되었다. 그는 절 앞에, 풍습을 고치고 목에 걸린 뼈를 삭게 만드는 풀을 키우기 시작했다. 이 약은 위령사에서 시작되었고 효과가 귀신과도 같이 영험하였기에 사람들은 이 약초를 '위령선(威靈仙)'이라 불렀다.

TIP • 『동의보감』에는 "으아리(위령선)는 차와 밀가루 끓인 것을 꺼린다."고 기록되어 있습니다.

30. 관절을 튼튼하게 하는
상기생

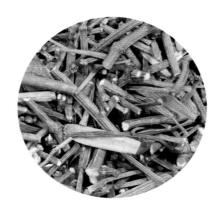

상기생(桑寄生)은 겨우살이과 뽕나무겨우살이[56])를 말하는 것이고 곡기생(槲寄生)은 참나무겨우살이[57])를 말합니다. 겨우살이는 맛이 달고 쓰며, 성질이 평한 편입니다. 주로 간과 신장에 작용하는 약재입니다. 간신(肝腎)을 보하고, 풍습(風濕)[58])을 제거하여 근골을 튼튼하게 하며, 보혈 작용과 안태(安胎) 작용이 있습니다.

『동의보감』에서는 "성질이 평(平)하며 맛은 쓰고 달며 독이 없다. 힘줄 뼈, 혈맥, 피부를 충실하게 하며 수염과 눈썹을 자라게 한다. 요통(腰痛), 옹

56) Loranthus parasticus Merr.
57) Viscum album L. var. coloratum Ohwi
58) 관절의 염증과 노폐물

종과 쇠붙이에 다친 것 등을 낫게 한다. 임신 중에 하혈하는 것을 멎게 하며 안태시키고 몸을 푼 뒤에 있는 병과 붕루를 낫게 한다. ○늙은 뽕나무 가지에서 자란다. 잎은 귤잎 비슷하면서 두텁고 부드러우며 줄기는 홰나무가지[槐枝] 같으면서 살찌고 연하다. 음

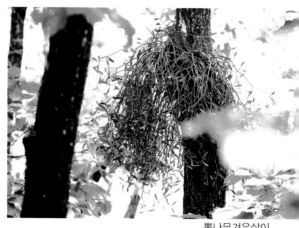

뽕나무겨우살이

력 3~4월에 누르고 흰빛의 꽃이 피며 6~7월에 열매가 익는데 색이 누렇고 팥알만하다. 다른 나무에서도 붙어 자라는데 뽕나무에서 자란 것만을 약에 쓴다. 음력 3월초에 줄기와 잎을 따서 그늘에서 말린다. ○이것은 진짜를 얻기 어렵다. 그 줄기를 끊어 볼 때 진한 노란색이고 열매 안의 즙이 끈적끈적한 것이 진짜라고 한다."라고 설명하고 있습니다.

상기생은 관절 통증에 사용하는데 특히 허리나 무릎이 시리면서 아픈 신허증(腎虛症)에 좋은 효과를 보입니다. 또 피를 보충하면서도 순환을 좋게 하는 양혈통락(養血通絡) 작용을 하고 근골을 강하게 합니다. 이러한 목적으로 약을 사용할 때는 두충과 같이 배합하여 사용합니다.

특이하게 겨우살이는 임신부에게 좋은 약재인데, 당귀, 천궁 등과 배합하여 사용하면 피를 보충하여 태루(胎漏)와 조산(早産)을 예방할 수 있습니다.

상기생과 곡기생 중에 상기생의 효능이 훨씬 더 좋은데, 진품 상기생은 구하기가 꽤 어렵습니다.

옛날, 한 부잣집 아들이 허리와 무릎이 붓고 아픈 병에 걸려 거동이 불편하였다. 점점 통증이 심해지고 몸을 가누지 못하여 결국 침상에만 누워 있게 되었다. 많은 의사를 요청하였지만 효과가 없었다. 부자는 20리 밖 남산에 이 병을 전문으로 고치는 약초꾼이 있다는 말을 듣고, 하인을 보내어 약을 가져왔지만 이것도 전혀 효험이 없었다.

그 해 겨울, 날이 몹시 추울 때 눈까지 하염없이 내렸다. 하인이 약을 가지러 가는 길에, 어찌나 추운지 온 몸이 덜덜 떨렸다. 더구나 옷도 얇은데다가 잘 먹지 못해 추위를 견디기가 어려웠다. 그는 산으로 갈 엄두가 나지 않아 서성이다가 '어차피 효과가 없으니 약을 먹으나 안 먹으나 상관이 없다.'라고 생각하였다.

그래서 그는 마침 옆에 있던 오래된 뽕나무 가지에 작은 가지가 자란 것을 보고 그럴듯하게 생겼기에 따서 약재인 척하고는 갖다 주었다. 주인은 한 치의 의심도 없이 그걸 달여 아들에게 주었다. 하인은 이 약이 전혀 의심을 받지 않자, 그 때부터 이 나뭇가지를 가져다 주었다.

시간이 흐르고, 부잣집 아들은 날이 갈수록 좋아졌다. 약초꾼이 멀리서 이 소문을 듣고 이상하게 생각하였다. '내 약을 요새는 안 가져갔는데 어째서 병이 나았다는 말인가…?' 그래서 산 아래로 내려와 그 연유를 물어 보기로 했다. 약초꾼이 막 부잣집 문을 들어서려는 순간 그 하인을 만났다. 하인은 놀라 얼굴이 하얗게 질려 약초꾼에게 이실직고하였고, 약초꾼에게, 제발 비밀을 지켜 달라고 빌었다.

어떤 약을 먹고 병을 고쳤는지 궁금했던 약초꾼은 그러겠노라고 하였고, 하인은 그를 뽕나무 밑으로 데려가 그 가지 위에 자라고 있는 작은 가지를 꺾어 보여 주었다.

약초꾼은 집으로 돌아가 그 작은 가지로 관절병을 가진 수많은 환자들을 고칠 수 있었다. 이 작은 가지는 뽕나무 위에 기생하기에 이름을 '상기생(桑寄生)'으로 지었다.

31. 기생충을 죽이고 몸 안의 덩어리도 없애주는
빈랑

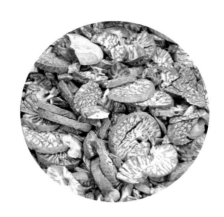

    빈랑(檳榔)은 야자과 나무인 빈랑[59]의 잘 익은 씨인데, 열매를 채취하여 물에 삶아 열매껍질을 벗긴 것입니다. 베트남 하이난에 가면 삥랑구(檳榔谷)이라는 마을이 있습니다. 삥랑구는 하이난 토착 민족인 묘족과 여족의 전통이 아직도 내려오는데 이 곳에서는 삥랑, 즉 빈랑(檳榔) 야자가 많이 자랍니다. 이 곳에서는 이 빈랑을 파는 사람들이 많습니다. 이것을 껌처럼 질겅질겅 씹는데, 전 세계적으로 빈랑을 씹는 인구가 4억 명 이상 된다고 하니 참 재미있습니다.

    빈랑의 씨인 빈랑자(檳榔子)는 『동의보감』에서 "성질은 따뜻하며 맛은

---

59) Areca catechu Linne

맵고 독이 없다. 모든 풍을 없애며 모든 기를 내려가게 한다. 뼈마디와 구규(九竅)를 순조롭게 하며 먹은 것을 잘 삭히고 물을 잘 몰아낸다. 담벽(痰癖), 수종, 징결(癥結)을 낫게 하며 오장 육부에 막혀 있는 기를 잘 퍼지게 하고 돌게 한다. ○양지 쪽을 향한 것은 빈랑이고 음지 쪽을 향한 것은 대복자(大腹子)이다. 가라앉는 성질이 있고 쇠나 돌같이 무겁다. 빛이 흰 것은 맛이 맵고 기를 잘 헤치며 벌건 것은 맛이 쓰고 떫으며 벌레를 죽인다.”고 기록하고 있습니다.

빈랑은 주로 구충(驅蟲) 작용이 뛰어나며, 몸 안의 덩어리인 적취(積聚)를 잘 제거합니다. 또 기를 아래로 내려주는 하기(下氣) 작용이 있고, 몸 안의 노폐물인 수습(水濕)을 제거하는 역할을 합니다. 그래서 기생충으로 인해서 덩어리가 생긴 충적(蟲積) 때문에 복통이 있는 것과 식체(食滯)가 생겨서 복통이 있는 경우에 사용할 수 있고, 기를 아래로 내리는 성질을 이용하여 무릎과 다리 통증에 사용합니다. 또 수습을 제거하기 때문에 수종(水腫)증에도 사용할 수 있습니다.

빈랑은 운남 태족에게 있어서 행운의 상징이다. 남녀노소를 불문하고 빈랑을 씹는 걸 좋아하고, 손님들에게 접대한다. 빈랑은 맛있을 뿐만 아니라 약으로 가치도 있다. 태족 사람들 대대로 빈랑에 대한 전설이 전해져 내려온다.

전설 속, 아주 먼 옛날, 태족에 아름다운 아가씨 란향이 살았다. 그녀는 춤과 노래에 능했으며 부지런하고 똑똑했다. 그래서 마을 청년들이 그녀를 모두 흠모하였지만 그녀는 오직 '상각고'라는 전통춤을 잘 추는 엄봉을 가장 좋아하였다. 두 사람의 사랑은 깊어졌고 마치 꽃과 나비 같았다.

하지만, 행복하기만 하던 어느 날 사건이 발생하였다. 처녀 란향의 배가 불러오기 시작한 것이다. 소문은 삽시간에 퍼져 사람들은 그녀를 멀리하였다. 란향의 아버지도 불러오는 딸의 배를 보면 마음이 괴롭기도 하였지만 화가 나서 그녀를 조용히 죽이려고 마음을 먹었다. 그래서 빈랑을 한 움큼 뜯어 란향에게 가져갔고, 란향도 체념을 하여 눈을 감고 빈랑을 잘근잘근 씹어 먹었다.

란향은 자신이 죽을 때만을 기다렸는데, 갑자기 그녀는 배가 아파 뒹굴다 숲으로 기어갔다. 그리고 조금 지나서 기적처럼 그녀가 걸어 나왔는데, 자세히 보니 배가 쏙 들어간 것이 아닌가. 알고 보니 그녀의 뱃속에서 뱀 같은 벌레가 수도 없이 나왔던 것이었고, 임신이 아니었던 것이었다. 사람들은 기생충 때문에 배가 불러온 것을 처녀가 임신한 것인 줄 알고 란향을 오해한 것이었고, 그 때부터 빈랑이 좋은 구충약이라는 것이 알려졌다.

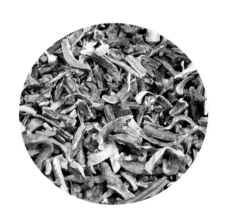

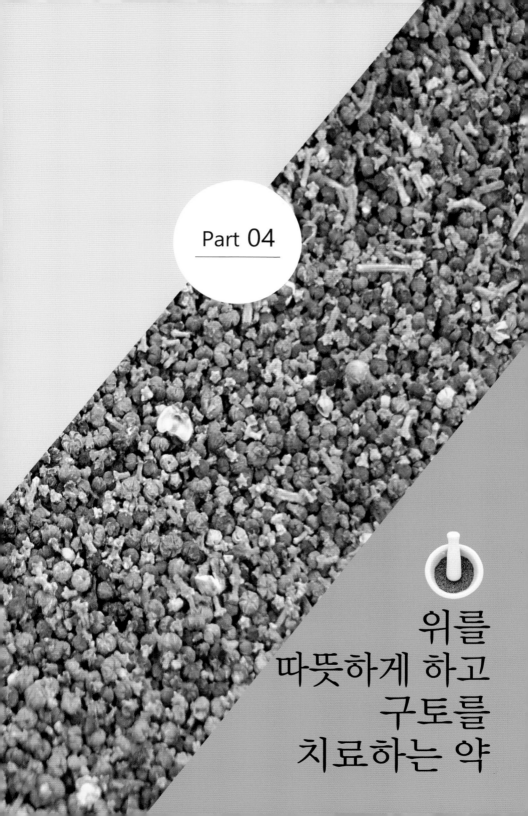

Part 04

위를
따뜻하게 하고
구토를
치료하는 약

32. 위를 따뜻하게 하고 향이 강한
정향

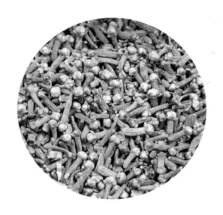

정향(丁香)은 정향나무과 정향[60]의 말린 꽃봉오리를 말합니다. 정향은 약으로 뿐만 아니라 식품으로도 사용되는데, 흔히 중국집에서 팔각회향, 회향, 계피, 산초, 정향 등의 향신료를 이용하여 음식의 잡내를 잡아주는 데 사용됩니다. 그 중에서도 정향은 비린내를 잡는 데 아주 뛰어나기 때문에 예전부터 향신료로 많이 사용되어 왔습니다.

『동의보감』에서는 "정향은 성질은 따뜻하며 맛은 맵고 독이 없다. 비위를 따뜻하게 하고 곽란(霍亂), 신기(腎氣), 분돈기(奔豚氣)와 냉기(冷氣)로 배가 아프고 음낭이 아픈 것을 낫게 한다. 또한 성기능을 높이고 허리와 무

---

60) Syzygium aromaticum Merrill et Perry

룰을 덥게 하며 반위증(反胃)을 낫게 하고 술독과 풍독을 없애며 여러 가지 종기를 낫게 한다. 치감(齒疳)을 낫게 하며 여러 가지 향기를 낸다."고 기록하고 있습니다.

정향은 성질이 따뜻하고 비위(脾胃)와 신장(腎臟)에 작용하여 주로 비위(脾胃)가 냉한 것을 치료합니다. 보통 위장이 냉한 분들은 구토(嘔吐)하는 경우가 있는데, 정향은 이러한 위한구토(胃寒嘔吐)뿐만 아니라 토사곽란(吐瀉癨亂)까지도 치료하는 효과가 있습니다. 또한 기를 내려주기 때문에 구역감이 있다든지, 반위(反胃)⁶¹⁾증세가 있는 경우에도 효과가 좋습니다.

성질이 따뜻하기 때문에 열병을 앓고 있거나 음기(陰氣)가 허하여 양기(陽氣)가 상대적으로 강해지는 음허양성(陰虛陽盛)에 해당하는 분들(이를테면 갱년기 증후군)은 복용을 삼가는 것이 좋습니다.

---

61) 아침에 먹은 것을 저녁에 토하는 증상

정향은 '계설향(鷄舌香)'이라고 불리기도 한다. 고대에서는 정향으로 구취(口臭)[62]에 종종 쓰였다.

전설에 따르면, 당나라 시대에 측천무후가 권력을 장악했을 때 유명한 시인인 송지문이 그녀의 측근에 있으면서 중용받기를 기다리고 있었다. 하지만 아무리 기다려도 측천무후가 그를 피하고 멀리하는 것이 아닌가. 그는 아무리 생각해도 이해할수 없었다. 그래서, 부디 자신을 봐 달라는 시를 한 수 써서 측천무후에게 보냈다.

측천무후가 이 시를 읽고 측근에게 말하길 "송 시인은 모든 방면에서 완벽하지요. 하지만 그의 입 냄새 때문에 난 그를 곁에 둘 수가 없답니다."라고 하였다. 송지문이 이 소식을 듣고 부끄러움에 몸둘 바를 몰랐다. 그 이후로 그는 항상 입에 정향을 넣고 우물거렸다. 그 뒤에 측천무후에게 송지문은 중용되었고, 많은 아름다운 시를 남겼다.

이 이야기는 후대로 전해 내려와 정향을 '고대의 껌'이라 부르게 되었다. 정향은 오래 전부터 써온 약인데, 형상이 못과 같이 생겼고, 강렬한 향기가 특징이라 '정향(丁香)'이란 이름이 붙여졌다.

장사의 마왕퇴[63]를 발굴할 당시에 한 시체의 손에 이 정향이 쥐어져 있는 것을 발견할 수 있었다. 정향은 또 공정향, 모정향으로 나뉘는데, 사람들은 아직 꽃이 피지 않는 정향을 '공정향(公丁香)'이라 부르고, 성숙하여 열매가 맺은 것을 '모정향(母丁香)'이라 부른다. 두 정향의 용법이나 용량은 똑같다.

---

62) 입 냄새
63) 마왕퇴(馬王堆) 한묘(漢墓)는 1972년 1월 16일에 옛 초나라 땅이었던 장사시 동쪽 교외에서 발굴되었다. 사람들은 이 무덤을 10세기 군소 정권의 하나였던 초나라 마은의 무덤이라고 생각했기 때문에 마왕의 무덤, 즉 마왕퇴로 부르고 있었다. 1971년 겨울, 장사 병원에 지하 병실과 수술실을 짓기 위해 탐사를 할 때 우연히 공구 한 곳의 무덤을 건드리자 갑자기 무덤으로부터 청백색의 가스가 높이 분출되었다. 이 곳을 통하여 전한의 장사국(長沙國) 승상이었던 대후(軑侯) 리창(利倉)과 그의 부인, 그리고 아들의 묘라는 것이 밝혀졌다. 이 타임머신 안에는 고대의 한의학 의서와 의학 도구 등이 있어 한의학 발전에 큰 도움을 주고 있다. - 중국문화답사기 2 : 『형초 지역의 도원지몽을 찾아서』 2004.7.7, 다락원

33. 몸을 따뜻하게 하고 순환을 좋게 하는
육계

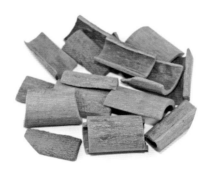

　육계(肉桂)는 녹나무과 육계나무[64]의 줄기껍질로, 외부의 주피를 제거한 껍질을 말합니다. 육계는 껍질을 벗기면 고기처럼 붉은색으로 변하기 때문에 고기 육(肉)에 계수나무 계(桂)자를 써서 육계라고 이름한 것입니다. 육계는 맛이 맵고 달며 성질이 뜨거운 약재입니다. 주로 비장과 신장, 방광에 작용합니다.

　『동의보감』에서는 "육계는 신(腎)을 잘 보하므로 5장이나 하초에 생긴 병을 치료하는 약(下焦藥)으로 쓴다. 수족소음경에 들어간다. 빛이 자줏빛이면서 두터운 것이 좋다. 겉껍질을 긁어 버리고 쓴다. ○족태양경에 들어

---

64) Cinnamomum cassia Presl

가며 혈분의 한사(血分寒邪)를 헤친다."고 기록하고 있습니다.

육계는 하초(下焦)의 명문화(命門火)를 따뜻하게 해주는 작용을 합니다. 하초라고 하는 것은 우리 몸을 상중하로 나누어서 아랫부분을 말하는 것으로 비뇨생식기계와 자궁, 하체 등을 말하는 것입니다. 명문화라고 하는 것은 우리 몸의 근원이 되는 불기운을 말하는 것인데, 명문화가 부족해지면 몸이 춥고 소변이 자주 마려우며 성기능이 떨어지고 심하면 소화가 잘 안 되고 설사를 하게 됩니다. 명문화가 쇠(衰)하면 소화가 안 되는 이유는 결국 우리 몸의 소화하는 것도 불이 있어야 하기 때문에 그렇습니다.

이러한 명문화가 부족해질 때 가장 많이 사용하는 처방 중의 하나가 팔미지황탕(八味地黃湯)[65]입니다. 하체가 시리거나 소변이 자주 마렵고, 기침이 오랫 동안 나오거나 설사병이 낫지 않을 때 몸의 근원이 되는 화기(火氣)를 넣어주어 병을 고쳐주는 약처방입니다. 여기서 육계는 몸의 순환을 도와주면서 양기를 넣어주는 중요한 역할을 합니다. 팔미지황탕에 부자(附子)라는 약이 들어가는데, 사실 부자는 독성이 강하여 오래 사용할 수 없는 약재이지만, 그에 비해서 육계는 부자보다도 약성이 순하여 오래 사용할 수 있는 약재입니다. 육계는 따뜻한 성질로 혈액순환을 좋게 해주는 효능이 있어서, 각종 통증성 질환에 사용할 수 있습니다. 이는 몸을 따뜻하게 하여 한기를 몰아내면서 통증을 없애주는 기전이어서, 염증이나 열이 심하여 몸이 아픈 경우에는 사용하지 않습니다.

육계는 음식에 들어가기도 하는데, 수정과에 들어가는 재료 중에 하나입니다. 임신한 여자는 복용을 삼갑니다.

---

65) 팔미지황탕=육미지황탕 + 부자, 육계

전설에서, 중국 4대 미녀 중의 한 사람이었던 서시가 비파를 뜯으며 〈오동잎이 떨어지네(梧葉落)〉를 부르던 중, 목이 붓고 아픈 걸 느껴 얼른 청열약(淸熱藥)[66]을 썼다. 목이 아픈 증상은 즉시 나았으나 약을 쓰지 않으니 다시 재발하곤 하였다.

이후에 그녀는 한 의사를 불러 진찰을 하였는데 서시의 사지를 보니 사지가 싸늘하고, 맑은 소변을 조금씩 자주 보며 맥이 가늘어 육계를 한 근이나 처방하였다. 약방 주인이 이 사실을 알고는 비웃으며 말하길 "목이 잔뜩 붓고 아픈 것은 열이 많은 증상입니다. 이 때 육계처럼 맵고 열이 많은 약을 사용하면 되겠소?"

그러자 서시가 "하지만 이 의사의 의술이 아주 출중하고 인품이 좋아요. 저는 그분을 믿으니 속는 셈 치고 육계를 조금만 주세요." 서시는 우선 조그만한 육계 한 조각을 먹었다. 달고 향긋한 향이 입가에 퍼지는 게 기분이 좋았다.

그렇게 먹다 보니 반 근을 먹었고, 어느새 통증이 사라지고 음식도 편히 먹을 수 있게 되었다. 약방 주인이 이 소식을 듣고 그 의사를 찾아가 물었다. 의사가 말하길 "서시의 병은 본래 몸이 허한 것으로 인해 도리어 화기(火氣)가 성해진 것으로 이것은 진짜 화가 아니라 허화(虛火)[67]라고 하는 것입니다. 허화로 인해서 몸이 상했을 때는 열을 내리는 청열약을 사용하면 안 되고, 인화귀원(引火歸源)[68]하는 치법을 써야 하지요. 그래서 육계를 써서 목의 염증을 치료했습니다. 이건 사실 흔하지 않은 치료 방법입니다."라고 했다.

TIP ● 『동의보감』에는 "계피가 들어 있는 약을 먹을 때에는 생파를 먹지 말아야 한다."고 기록되어 있습니다.

---

66) 열을 내려주는 차가운 성질의 약
67) 가짜 화기
68) 들뜬 화기를 원래 있어야 할 곳인 단전으로 내려주는 치료법

34. 몸을 따뜻하게 하고 속쓰림을 다스리는
오수유

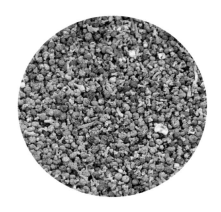

오수유(嗚茱萸)는 운향과 오수유[69]의 열매를 말하는데, 거의 익어 벌어지기 전에 채취합니다. 오수유는 복통을 낫게 하고 몸을 따뜻하게 하는 효능이 좋은 약재입니다.

『동의보감』의 설명을 보면 "오수유는 성질은 열하며 맛은 맵고 조금 독이 있다. 속을 덥히고 기를 내리게 하며 통증을 멎게 한다. 명치 밑에 냉이 쌓여 비트는 듯이 아픈 것, 여러 가지 냉이 뭉쳐 삭지 않는 것, 중오(中惡)로 명치 밑이 아픈 것 등을 낫게 한다. 곽란으로 토하고 설사하며 쥐가 나는 것을 낫게 하며 담을 삭히고 징벽을 헤치며 습과 어혈로 감각을 모르는

---

69) Evodia rutaecarpa Bentham

것을 낫게 한다. 신기(腎氣), 각기, 위(胃) 속의 냉기를 낫게 한다. ○우리나라에는 오직 경주에만 있으며 다른 곳에는 없다."라고 기록하고 있습니다.

같은 복통이라도 한의학적으로는 원인을 나누어 치료합니다. 원래 위장이 냉한 사람이 차가운 것을 먹고 체한 것과 몸에 열이 많은 사람이 술과 매운 음식을 먹고 체한 것을 다르게 보는 것이죠. 오수유는 위장이 냉한 사람의 복통에 사용하는 약재입니다.

오수유는 크게 효능이 두 가지인데, 하나는 온중지통(溫中止痛)이라고 하여 소화기를 따뜻하게 하면서 통증을 멎게 하는 효능이고 다른 하나는 이기조습(理氣燥濕)이라고 하여 몸의 습을 말리고 기운을 통하게 하는 효능입니다. 그래서 구토를 하고 신물이 올라오는 증세와 복통, 설사를 다스리는데 특히 장이 냉한 경우에 효과가 좋습니다. 또 두통을 치료하고, 여자들이 복부가 냉하여 생리통이 심한 것을 다스리는 효과가 좋습니다.

현대과학적으로도 오수유의 심장 수축력 강화, 혈압 상승, 안구결막, 순환 촉진, 위장 보호, 항궤양 효과, 항염증 효과 등이 연구되었습니다. 다만 오수유는 맛이 굉장히 쓰고 맛이 없기 때문에 오수유가 들어간 탕약은 복용하다가 맛이 없어서 간혹 놀라는 일이 있습니다.

오수유(嗚茱萸)는 예전에는 오유라고 불렀다. 유(萸)자는 열매를 뜻하는데 오나라에서 나는 열매라는 뜻이다.

춘추전국 시대에 오나라가 초나라에게 매년 조공을 바쳤는데, 초나라 왕은 원래 몸이 허약하고 차가워서 복통과 설사가 잦았다. 그런 것을 알고 초나라의 하급 관리 하나가 이웃 나라인 오나라에 다녀오다가 오유를 사다가 왕께 바치면서, '한랭구토에 좋은 약이니 왕께서 복용하시면 증상 호전이 될 것입니다'라고 하였는데, 초나라 왕은 이야기를 듣자마자 '나를 죽이려고 이상한 약재를 가지고 왔다!'고 크게 화를 내며 당장 목을 베라고 마구 소리를 쳤다.

그때 궁중의 어의였던 주대부(朱大夫)가 왕께 사정하여 하급 관리는 목숨을 건졌는데, 대신 관직을 빼앗고 시골로 좌천시켜서 농사를 짓게 하고 다시는 관직을 주지 않게 하였다. 하급 관리는 눈물을 흘리며, 시골로 내려가면서 주대부에게 '이 오유를 잘 보관해 놓았다가 혹시 왕께서 증상이 발작하면 달여서 복용시켜 주십시오.'라고 부탁하였다.

어느 날, 왕이 배가 몹시 아파서 일어날 수가 없게 되었다. 급히 사람을 시켜 주대부를 오게 하여 진찰케 했는데, 한랭(寒冷)으로 인한 복통으로 진단되었다. 그 동안 올렸던 탕약이 효과를 크게 못 보았기 때문에 주대부는 왕 몰래 예전에 받았던 오유를 달여서 복용하게 하였는데, 탕약을 복용한 후에 신통하게도 복통이 완쾌되었다.

고질병이던 복통이 낫게 되자 왕이 신기하여 주대부에게 어떤 약을 사용했는지 물었는데, 주대부가 '사실은 예전에 그 관리가 주고 간 오유를 달여서 올린 것입니다.'라고 하자 왕이 그 관리에게 함부로 했던 것을 크게 뉘우치고 약재의 이름을 오유에서 오주유(嗚朱萸)로 바꾸게 했는데, 그것은 주대부의 주(朱)자를 따서 지은 것이었다.

후대의 사람들이 주(朱)자에 풀 초를 더하여 수(茱)로 바꾸어 오수유(嗚茱萸)라고 부른 것이 지금까지도 전해내려 오는 것이다.

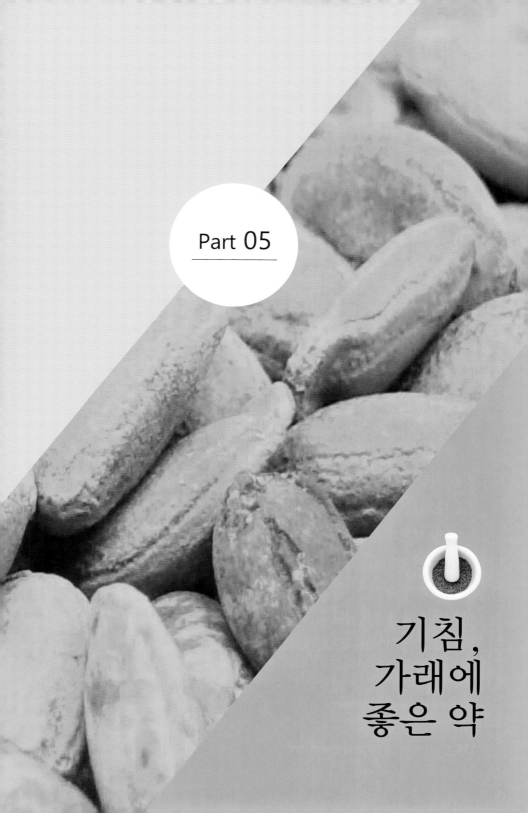

Part 05

기침,
가래에
좋은 약

37. 가래에는 내가 제일이야!
반하

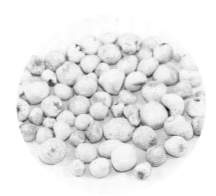

반하(半夏)는 천남성과 반하[72]의 덩이줄기인데, 주피를 완전히 제거한 것을 말합니다. 반하는 이름의 유래가 하지(夏至)가 되면 잎이 반으로 줄어든다고 하여 절반 반(半)에 여름 하(夏)를 써서 반하(半夏)라고 부릅니다.

한방 약재 중에 가장 치료 효과가 좋고, 많이 사용하는 약재 중의 하나가 바로 이 반하입니다. 반하는 거담제(祛痰劑) 즉 담을 없애는 약인데, 담(痰)이라는 것은 몸 안에 생성되는 노폐물의 일종으로 체액이 끈끈해지면서 담이 만들어지게 됩니다. 쉽게 생각하면 가래를 생각하시면 되는데, 이것이 호흡기뿐만 아니라 몸 안에 돌아다니면서 여기저기를 아프게 만들

---

72) Pinellia ternata Breitenbach

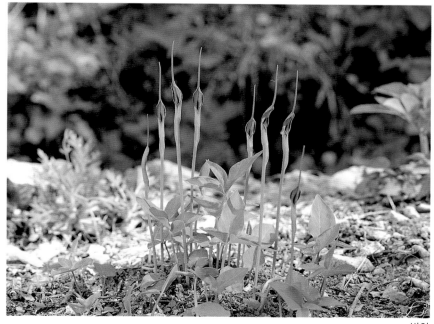

게 됩니다. 그래서 한방 속담 중의 하나에 십중구담(十中九痰)이라는 말이 있는데, 고질병의 원인 중에 90%는 담 때문에 발생한 것이라는 것입니다. 그래서 오랜 병에 이것저것 약을 사용했는데 낫지 않는다면 담(痰)을 제거하는 약을 사용해야 한다고 합니다.

『동의보감』에서는 "반하는 성질은 평(平)하고(생것은 약간 차고 익히면 따뜻하다) 맛은 매우며 독이 있다. 상한(傷寒)으로 추웠다 열이 났다 하는 것을 낫게 하고 명치 아래에 담열(痰熱)이 그득하게 몰린 것과 기침하고 숨이 찬 것을 낫게 하며 담연(痰涎)을 삭히며 음식을 잘 먹게 한다. 비(脾)를 든든하게 하고 토하는 것을 멎게 하며 가슴 속의 담연을 없앤다. 또 학질을 낫게 하며 유산시킨다."고 기록하고 있습니다.

반하는 습(濕)을 말리고, 담(痰)을 제거하는 데 으뜸인 약입니다. 그래서 가래가 많이 나오는 기침과 천식에 우선적으로 투여하는 약이며, 담(痰)으로 인해서 자주 어지럽거나 두통이 있는 경우에도 사용합니다. 또 반하는 구역(嘔逆)질을 가라앉히는 강역지구(降逆止嘔)의 효능이 아주 우수하기 때문에 구토나 반위(反胃)증세를 낫게 하고, 흉복부가 그득하고 불편한 증세와 체한 증세를 다스리는 데 아주 뛰어난 효과를 보입니다.

현대과학으로도 반하는 진해(鎭咳) 작용과 거담(祛痰) 작용이 아주 뛰어난 것으로 연구되었고, 구토를 멈추는 진토(鎭吐) 작용과 항궤양 작용, 항종양 작용, 진통 작용 등이 연구되었습니다.

반하는 여러 의서에서 독이 있다고 설명되었는데, 실제로 반하를 그냥 복용하게 되면 인후가 타는 듯이 아픈 통증이 오고 중독될 가능성이 있습니다. 그래서 예전부터 반하를 사용할 때 생강을 같이 사용하거나 아예 생강즙이나 백반, 신곡 등을 넣고 법제를 하여 사용했습니다. 옛 의서에 반하를 임신부가 복용하면 낙태가 될 우려가 있다고 하는데, 현대과학으로도 반하를 주입한 마우스 연구에서 프로게스테론 수치를 떨어뜨려 임신을 방지하거나 배아의 성장을 멈출 수 있다고 경고하고 있습니다. 반하는 점막 자극, 신장 독성, 태아 독성의 부작용이 있으니 반드시 한의사와 상의하여 복용해야 하는 약재입니다.

　　송나라 때 일이다. 양입지(楊立之)라는 판관이 초주에 부임하였는데 인후종통(咽喉腫痛)에 걸려 낮엔 밥을 넘기지 못하였고 밤엔 잠을 자지 못하였다. 매일 고통스러워 많은 의사를 불렀지만 아무런 효과가 없었다.

　　이때 마침 온 나라에 이름을 떨치던 태의(太醫) 양길로(楊吉老)가 초주에 볼일을 보러 왔다. 양입지의 두 아들이 이 소식을 듣고 얼른 양길로를 초청하여 집에 모셔왔다. 양길로가 자세히 진찰한 후 아들에게 말하길 "부친의 병은 아주 까다롭습니다. 우선 생강을 썰어서 한 근을 먼저 먹고 약을 쓰는 수밖에 없습니다. 그것 외에는 별다른 방법이 없군요." 그 말을 한 후 의사는 돌아갔다.

　　양입지는 두 아들의 말을 듣고 난감하였다. 말하길 "지금 내 목구멍이 다 헐어 고통스럽다. 그렇데 생강편을 먹으란 말이더냐?" 하지만 뾰족한 수가 없었기에 그는 먹어 보기로 했다. 결과적으로 양입지는 생강편을 먹으면서 별다른 특이한 점도 없었고, 맵지도 않았다. 그가 생강 반 근을 먹었을 때쯤 동통, 종창이 감소되는 것을 느꼈다. 그리고 한 근을 다 먹으니 농혈이 완전 사라졌다. 이때서야 생강의 매운맛이 느껴졌고, 밥이나 탕을 먹을때도 전혀 불편감이 없었다. 인후옹종이 완전히 나은 것이다.

　　다음 날, 판관 양입지는 직접 양길로를 방문하였다. 자신의 목숨을 구해준 그에게 감사를 표하기 위해서였다. 그리고 자신의 병에 왜 그런 처방을 썼는지 물었다.

　　양길로가 말하길 "당신은 남쪽 벼슬아치입니다. 따라서 자고(닭목 꿩과 조류)를 많이 드셨을 것입니다. 무릇 자고는 반하를 먹습니다. 그리고 반하는 약한 독성이 있죠. 판관님이 자고를 많이 먹을수록 몸이 점점 반하의 독에 중독되었을 것입니다. 그리고 생강은 반하독을 해독할 때 쓰이니 제가 생강을 먹게 하여 병의 뿌리를 뽑고자 한 것입니다."

> TIP ● 『동의보감』에는 반하와 석창포가 들어 있는 약을 먹을 때에는 강엿, 양고기, 듬북을 먹지 말아야 한다고 기록하고 있습니다. 반하를 먹고 중독이 되었을 때는 생강즙을 마셔야 합니다.

38. 폐를 촉촉하게 보하는
과루인

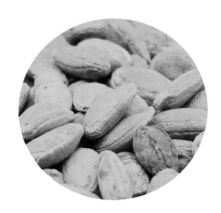

　과루인(瓜蔞仁)은 괄루인이라고도 부르는데, 박과 하눌타리[73]의 잘 익은 씨앗을 말합니다. 하눌타리는 하늘타리라고도 부르는데, 박 안의 씨를 과루인이라고 부르고, 박을 과루실이라고 부릅니다. 또 하눌타리의 뿌리를 천화분이라고 부르는데, 모두 약으로 쓰일 뿐만 아니라 약성이 상당히 우수한 약재로 널리 쓰이고 있습니다.

　『동의보감』에서는 "과루인은 하늘타리 열매의 속에 있는 씨다. 성질은 축축하고 맛은 달다. 폐를 보하고 눅여 주며 기를 내린다. 가슴에 담화(痰火)가 있을 때에 달고 완화한 약으로 눅여 주고 내려 보내는 약으로 도와

73) Trichosanthes kirilowii Maximowicz

주면 담은 저절로 삭혀진다. 그러므로 이 약은 기침을 낮게 하는 데 주요한 약으로 된다."라고 기록하고 있습니다.

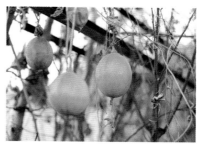

하눌타리 열매

과루인은 폐를 촉촉하게 해주고 가래를 없애주는 윤폐화담(潤肺化痰)하는 좋은 약입니다. 그래서 기침을 낮게 하고 가래를 제거하는데, 특히 가래의 양이 적거나 목에 가래가 딱 달라붙어서 잘 뱉어지지 않는 경우에 더욱 좋습니다. 또 씨앗이기 때문에 기름 성분이 있어서 대변 배출을 용이하게 하여 변비에 좋은 효과를 보입니다.

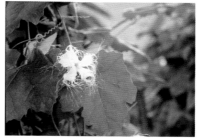

하눌타리 꽃

과루인의 뿌리인 과루근, 즉 천화분(天花粉)은『동의보감』에서 "성질은 차고 맛은 쓰며 독이 없다. 소갈로 열이 나고 가슴이 답답하면서 그득한 것을 낮게 하며 장위(腸胃) 속에 오래된 열과 8가지 황달로 몸과 얼굴이 누렇고 입술과 입 안이 마르는 것을 낮게 한다. 소장(小腸)을 잘 통하게 하며 고름을 빨아내고 종독(腫毒)을 삭게 하며 유옹(乳癰), 등창, 치루(痔瘻), 창절(瘡癤)을 치료한다. 월경을 잘 하게 하며 다쳐서 생긴 어혈(瘀血)을 삭혀지게 한다."고 기록하고 있으며 따로 "소갈을 낮게 하는 데 매우 좋은 약이다."라고 하여 당뇨병에 치료 효과가 있음을 따로 코멘트하고 있습니다.

현대에 들어와 과루인은 폐암, 식도암, 복강암 등에 효과를 보인다고 보고되었고, 지금도 많은 연구가 이어지고 있습니다.

강남에 한 높은 산이 있었다. 이 산엔 수많은 동굴이 있었는데 구름과 안개, 그리고 빽빽한 밀림으로 잘 가려져 있어 사람들은 여기에 신선이 산다고 하였다. 어느 나무꾼이 종종 여기로 나무를 하러 왔다.

어느 날 오후 그가 땔감을 가득 한 후, 갈증과 피로를 느끼며 근처에 폭포가 있는지 찾다가 이 동굴 근처까지 오게 되었다. 여기엔 크고 거칠게 생긴 오래된 나무 몇 그루가 자라 있었고, 그 옆에 샘물이 솟아 동굴로 흘러 들어갔다. 나무꾼은 땔감을 내려놓고 손으로 샘물을 마시다 동굴 안으로 들어갔다. 동굴은 아주 컸지만 몇 발자국 걸으니 막혀 있어 나올 수밖에 없었다.

나무꾼은 나무 그늘 아래의 크고 판판한 돌을 찾아 거기에 누워 한잠 자려고 하였다. 그가 잠에 빠져들려고 하는 순간 어떤 이들의 대화가 들렸다. 고개를 돌려 보니, 저 맞은편 나무 아래 노인이 둘이 앉아 있는 것이 아닌가. 한 사람은 흰 수염, 한 사람은 검은 수염을 기르고 있다. 나무꾼이 생각하길, '이렇게 깊은 산 속에 왠 사람이지? 설마 신선인가?'그래서 그는 자는 척을 하며 두 신선의 대화를 엿들었다.

까만 수염 노인이 말하길 "오늘 우리 동굴에 금과가 맺히는 날이야."

흰 수염의 노인이 말하길 "소리 좀 낮춰. 저기 나무꾼이 누워 있잖아. 그가 들으면 우리 보물을 훔쳐갈 거라고."

까만 수염의 노인이 말하길 "무서울 게 뭐가 있어? 그가 듣는다 해도 어차피 동굴 안으로 못 들어올 거야. 7월 7일 3시에 '하늘아 땅아, 열려라. 금과 주인이 들어간다'라고 하지 않으면 몰라도."

흰 수염의 노인이 "조용히 하고 우리 바둑이나 두세."라고 말하였다.

나무꾼은 이 말을 듣고 기뻤다. 하지만 바닥에서 굴러 떨어져 눈을 뜨니 아, 신선은 온데간데 없었다. '그건 꿈일거야'라고 생각한 그는 엉덩이를 털고 땔감을 가지고 집으로 돌아갔다. 하지만 꿈 속에서 들은 말이 자꾸만 생각났다.

7월7일이 되자 나무꾼은 꿈 속 그 말대로 다시 동굴로 갔다. 그리고 오후 3시가 되자 동굴로 들어가 외쳤다. "하늘아 땅아, 열려라. 금과 주인이 들어간다!"

그러자 쿵 하는 소리와 함께 정말 돌문이 양쪽으로 열렸다. 그리고는 금빛이 출렁이는 다른 동굴이 보였다. 나무꾼이 안으로 들어가니 싱그러운 푸른색의 덩굴이 보였고, 그 위에 금과가 열려 있었다. 그는 기뻐하며 도끼로 금과를 땄다. 그리고 두 손에 가득 들고 집으로 뛰어 돌아왔다. 하지만, 집에 돌아와서 보니 그건 금과가 아니라 그냥 보통의 박일 뿐이었다. 나무꾼은 사기를 당했다 생각하여 박을 밖에 던져버렸다.

며칠이 지나고, 나무꾼이 나무를 하러 동굴 주변으로 갔다. 한참을 하다 다시 나무 아래에 누워 휴식을 취하고 있었다. 눈을 감자마자 또 긴 수염 노인들의 대화가 들려왔다.

흰 수염 노인이 원망하는 듯한 말투로 "다 당신 입 때문이오. 누가 동굴에 몰래 들어와서 금과를 훔쳐갔잖소." 까만 수염 노인이 말하길 "뭐가 걱정이란 말이오? 어차피 훔쳐 봤자 쓸 줄도 모를 텐데… 쓰지 못하는 금과는 그냥 박일 뿐이지." "어찌 쓸 줄 모른단 말이오. 이렇게 유명한 약재를 말이지. 정말 금과보다 더 귀중한 약인데…" "아이고, 말이 쉽지. 누가 그걸 햇빛에 주황색이 될 때까지 말리겠소. 아마 윤폐청열(潤肺淸熱) 하는 약인지 꿈도 꾸지 못할 것이오."

이 말을 처음부터 끝까지 다 듣고 난 나무꾼은 황급히 집으로 돌아와 정원을 살폈다. 거기에는 박이 썩어가고 있었다. 그는 씨앗을 잘 꺼내 이듬해 봄, 정원에 잘 심어 두었다. 몇 년이 지나고 큰 금과들이 잔뜩 열렸다. 나무꾼은 이 금과를 가지고 병을 치료했는데, 몇 년 동안이나 해수와 천식으로 고생하던 사람들이 이 박을 먹고 모두 나았다.

사람들은 신기해하며 이 박의 이름을 뭘로 지을까 고민하였다. 나무꾼은 이 박의 넝쿨이 높이 자라 박을 따려면 건물을 딛고 올라가야 한다는 사실을 생각하고 '과루(瓜樓)'(건물에 걸린 박)라고 지었다. 훗날 사람들은 루(樓)에 풀 초를 붙여 '과루(瓜蔞)'라 불렀다.

39. 냄새가 나도 몸에 좋은
백과

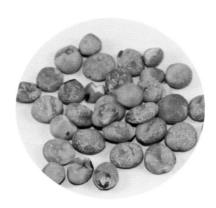

백과(白果)는 은행나무과 식물인 은행나무[74]의 열매를 말합니다. 가을철에 땅에 떨어져 꼬릿꼬릿한 냄새를 나게 하여 우리를 괴롭히기도 합니다. 은행나무는 암수가 따로 있어서 은행은 암나무에서만 열립니다. 은행의 고약한 냄새는 겉에 있는 겉껍질에서 나는데 빌로볼(Bilobol)이라는 성분과 은행산(nkgoic acid)이라는 성분 때문에 나는 것입니다. 은행은 만지면 독이 오를 수 있어서 항상 장갑을 끼고 만져야 합니다. 씨를 보호하기 위해서 냄새가 나는 것인데 상당히 고약합니다.

『동의보감』에는 "은행의 성질은 차고 맛이 달며 독이 있다. 폐(肺)와 위

---

74) Gingko biloba Linne

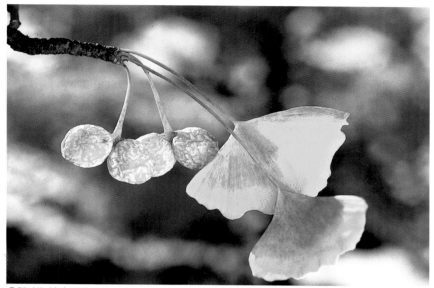
은행나무 잎과 열매

(胃)의 탁한 기를 맑게 하며 숨찬 것과 기침을 멎게 한다. ○ 일명 백과(白果)라고도 한다. 또한 잎이 오리발가락과 비슷하기 때문에 압각수(鴨脚樹)라고도 한다. 은행나무는 키가 아주 크며 열매는 행인 같기 때문에 은행이라 하였다. 익으면 빛이 노래진다. 속껍질을 벗겨 버리고 씨만 삶아 먹거나 구워 먹는다. 생것은 목구멍을 자극하며 어린이가 먹으면 놀라는 증이 생긴다."라고 기록하고 있습니다.

은행은 독성이 있어서 주로 볶아서 사용하는데 가래를 없애고 천식이나 기침에 사용합니다. 또 여성의 비정상적인 질분비물인 대하와 소변이 자주 마려운 증세, 남자의 정액이 탁한 증세에도 사용합니다. 독성이 있기 때문에 오래 복용하는 것은 금해야 합니다.

아주 먼 옛날, 가난한 집에 '백과(白果)'라는 아가씨가 살았다. 어릴 때 어머니와 아버지를 여의고 12살 때부터 양을 치며 아주 힘들게 살아가고 있었다. 어느 날, 언덕에 올라 양을 치고 있는데 이상하게 생긴 씨앗을 발견했다. 그걸 가지고 재밌게 놀다 며칠이 지나 그냥 버리기 아쉬운 마음에 양을 치러 자주 가는 산의 한 골짜기에다 묻었다.

몇 년 동안 정성스럽게 돌보아 주자 이 신기한 씨앗은 싹을 틔우고 무럭무럭 자라 큰 나무가 되었다. 그리고 매년 가을이 되면 탐스러운 노란 과실이 주렁주렁 달렸다.

어느 날, 아가씨가 양을 이 나무 아래까지 치고 있는데 갑자기 기침 가래가 심하게 나왔다. 가래가 너무 심하여 인후를 막는 바람에 잠시 정신을 잃었다. 이 때, 이 광경을 멀리서 보고 있던 아름다운 선녀가 내려와 나무에서 얼른 열매 몇 알을 따서 껍질을 벗겨낸 후 돌로 빻아 가루를 만들어 조금씩 아가씨의 입에 넣어주었다. 얼마 지나지 않아 아가씨는 눈을 떴고, 선녀는 살짝 미소를 지으며 하늘로 날아가 버렸다.

놀란 백과는 얼른 일어나서 나무에 주렁주렁 달린 열매를 조금씩 따서 마을로 가져와 환자들에게 먹게 하였다. 열매를 먹고 곧 마을의 수천 명의 기침병, 천식병 환자들이 나았다.

이렇게 이 이야기가 전해져 내려오면서 사람들은 이 열매를 '백씨네 아가씨가 가지고 온 열매'란 의미에 '백과(白果)'라고 이름붙였고, 그 나무를 '백과수'라 부르게 되었다. 사람들은 매번 백과를 쓸 때마다 백과 아가씨를 기억하게 되었다.

40. 기침을 치료하는 살구씨
행인

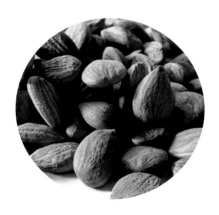

행인(杏仁)은 장미과 살구나무[75]의 잘 익은 씨를 말합니다. 『동의보감』에는 "행인은 성질은 따뜻하며 맛이 달고 쓰며 독이 있다(조금 독이 있다고도 한다). 기침이 나면서 기가 치미는 것, 폐기로 숨이 찬 것 등을 치료하고 해기(解肌)하여 땀이 나게 하며 개의 독을 없앤다."라고 설명되어 있습니다.

행인은 가래를 없애고 기침을 멎게 하는 거담지해(祛痰止咳) 작용이 아주 우수하여, 외부의 차가운 한사(寒邪)가 침입하여 생긴 기침을 비롯하여 각종 기침과 천식에 가장 많이 사용하는 약재입니다. 또한 대장을 촉촉하게 하여 변비를 해결하는 효능이 있습니다.

---

75) Prunus armeniaca Linne var. ansu Maximowicz

『동의보감』의 마지막 설명을 보면 개에 물렸을 때 해독(解毒)하거나 개고기를 먹고 체하였을 때 과거에 행인을 많이 사용했다는 재미있는 내용이 나옵니다. 일설에 의하면 살구라는 이름도 살구(殺狗) 즉 개를 죽인다고 하여 붙여졌다는데, 제 생각에는 우연의 일치로 보

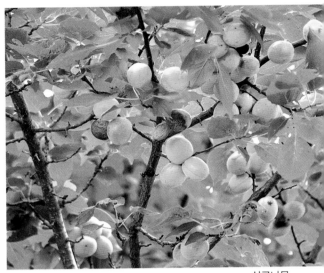

살구나무

입니다. 하지만 건강한 개도 살구나무에 묶어놓으면 시름시름 앓다가 죽는다는 속설이 있는 것으로 보아 아주 관련이 없지는 않나 봅니다.

행인은 씨앗이기 때문에 갈아서 사용해야 유효 성분이 잘 추출되어 효능을 발휘할 수 있습니다. 그런데 행인에는 아미그달린이라는 배당체가 들어 있어서 항암 작용을 하고 천식을 치료하기도 하는데 이것이 우리 몸 속에 들어오면 시안화합물, 즉 청산가리와 유사한 작용을 할 수 있기 때문에 다량 복용하는 것은 문제가 될 수 있으며 하루에 최대 15개 이하로 복용하시는 것이 좋습니다.

TIP • 『동의보감』에서 살구씨는 좁쌀(속미)을 꺼린다고 하여 행인과 좁쌀을 같이 복용하지 않도록 권하고 있습니다.

　옛날 중국의 오나라에 동봉(董奉)이라는 소년이 있었다. 그는 홀어머니를 모시고 힘들게 살았다. 어머니는 형편이 아주 어려웠지만 해마다 꾸준히 살구나무를 심었다. 살구가 달리면 살구를 팔아서 돈을 벌기도 했고, 형편이 어려운 사람들을 보면 살구를 그냥 주기도 했다.

　어느 해 봄에 살구꽃이 만발하여 모든 사람들이 아름다운 살구꽃을 보면서 행복해했다. 동봉도 살구꽃을 보자 어머니께 가져다 드리고 싶은 마음에 꽃이 달린 살구 가지를 꺾었고, 집에까지 한 달음에 달려갔다.

　그런데 꺾어온 살구꽃을 보자 어머니는 불같이 화를 내면서 동봉을 나무랐다. "이 살구나무는 사람을 구하는 나무이다. 굶주린 사람들이 살구를 먹고 허기를 달래는 것이다. 꽃이 달린 나뭇가지를 꺾어오는 것은 그 사람들을 배고프게 하는 것이다. 나무가 꽃을 피우고 열매를 맺게 하려면 수많은 시간과 정성이 필요한데, 어떻게 함부로 한단 말이냐!"

　동봉은 어머니의 가르침을 잊지 않고 열심히 공부하여 마침내 훌륭한 의사가 되어 의술을 베풀 때마다, 어려운 처지였음에도 다른 사람을 도왔던 어머니의 숭고한 마음을 깊이 간직하였기에 동봉의 소문은 전국으로 퍼졌고, 아픈 사람들이 몰려들었다.

　수많은 사람들이 왔다. 그 중에는 형편이 가난한 사람들이 많았는데 치료비를 내지 못하면, 동봉은 웃으면서 치료비 대신에 자신의 집 뒷산에 살구나무 한 그루를 심어 달라고 하였다. 세월이 많이 흐르자, 동봉의 뒷산은 커다란 살구나무 숲이 되었고, 해마다 동봉은 살구를 따서 약으로도 사용하고 팔아서 약값으로 사용하기도 하였다. 동봉의 숲에 살구나무를 심지 않고 살구만 따 가는 사람들도 간혹 있었는데, 그럴 때는 호랑이가 나타나 혼쭐을 내주었다고 한다.

　동봉의 뒷산은 동봉의 의술만큼이나 유명해져서 '행림춘만(杏林春滿)'이라는 말이 생겨났는데, 살구나무 숲에 봄의 기운이 가득하다는 말이다. 지금도 행림(杏林)이라고 하면 살구나무 숲을 말하지만, 다른 한편으로는 참다운 인술을 베푸는 의원을 가리킨다.

41. 어패류의 독을 풀어주는
자소엽

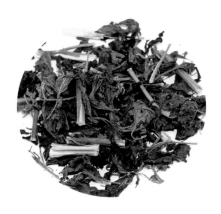

자소엽(紫蘇葉)은 꿀풀과 소엽[76]의 잎을 건조한 것입니다. 차즈기라고
도 하는데 마치 깻잎같이 생겼습니다. 맛이 약간 맵고 성질이 따뜻하며 폐
와 비장에 작용하는 약재입니다.

『동의보감』에서는 "소엽은 성질이 따뜻하고 맛이 매우며 독이 없다. 명
치 밑이 부어오르고 그득한 것과 곽란, 각기 등을 치료하는데 대소변이 잘
나오게 한다. 일체 냉기를 없애고 풍한 때 표사(表邪)를 헤친다. 또한 가슴
에 있는 담과 기운을 내려가게 한다. ○밭에서 심는다. 잎의 뒷면이 자줏
빛이고 주름이 있으며 냄새가 몹시 향기로운 것을 약으로 쓴다. 자줏빛이

---

76) Perilla frutescens Britton var. acuta Kudo

나지 않고 향기롭지 못한 것은 들차조기(野蘇)인데 약으로 쓰지 못한다. 잎의 뒷면과 앞면이 다 자줏빛인 것은 더 좋다. 여름에는 줄기와 잎을 따고 가을에는 씨를 받는다. ○잎은 생것으로 먹을 수 있다. 여러 가지 생선이나 고기와 같이 국을 끓여 먹으면 좋다."고 기록하고 있습니다.

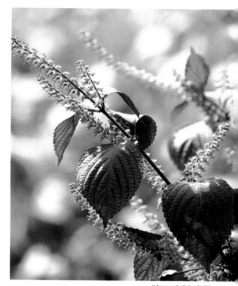

차즈기 잎과 꽃

자소엽은 해표약(解表藥)[77]의 일종으로 외부에서 나쁜 기운이 들어와 피부에 맺혀 있을 때 땀을 내게 하여 그것을 해결하는 역할을 합니다. 주로 생강과 같이 사용하여 오한발열과 땀이 안 나는 증세를 풀어줍니다.

또 기침이 나거나 가슴이 답답할 때도 생강, 감초 등과 배합하여 사용합니다. 소엽은 그뿐만 아니라 가슴과 소화기의 맺힌 것을 풀어주는 효능이 있는데, 기가 막힌 증세에 소엽과 곽향 같은 약을 같이 사용하면 막힌 것을 뚫어주는 효능이 있습니다. 임신한 여자에게 사용하면 입덧을 줄여주고 태동불안을 가라앉히는 효능이 있습니다.

마지막으로, 다음 전설에 나온 것처럼 어패류의 식중독 등으로 구토하거나 설사, 복통이 심한 경우를 치료하는 효과가 있습니다. 그래서 물고기를 잡아서 국을 끓이거나 할 때, 자소엽을 넣으면 독 성분을 없애주기 때문에 탈이 나지 않습니다.

---

77) 매운 맛으로 발산하여 피부에 들어온 나쁜 기운을 풀어주는 약으로 주로 감기약이 해표약에 해당합니다.

9월 9일 중양절에 한 부자 형제가 술집에서 누가 게를 많이 먹는지 시합을 하였다. 게들은 살이 통통하게 올라서 크기가 크고 알이 꽉 찼다. 또 기름기도 풍부하였기에 먹으면 먹을수록 맛있었다. 그들은 다 먹은 게 껍질들을 식탁 옆에 산처럼 쌓아두었다.

화타가 제자를 데리고 길을 가다 이 술집에 들렀다. 그리고 두 형제가 미친 듯이 게를 먹어대는 것을 보고 걱정되는 마음에 조언하길 "게는 성질이 차갑습니다. 많이 먹으면 탈이 납니다. 젊은이들, 이제 그만 시합을 멈추도록 해요."

젊은이들은 그의 말을 듣고 기분이 나빴다. "우리가 우리 돈 주고 먹는 건데 무슨 상관이시오." 화타는 게를 많이 먹으면 반드시 배탈이 날 것이고, 심하면 생명이 위험할 수 있다고 경고하였다.

"에이, 갈 길이나 가세요. 어디서 겁을 주려고 하십니까!" 이 철없는 청년들은 화타의 말을 한 귀로 흘려 보내곤 다시 계속 게를 먹고 술을 마셨다. 화타는 이 청년들이 너무 걱정된 나머지 몰래 주인장을 불러다 게를 주지 말라고 타일렀다. 하지만 돈을 벌 욕심에 주인 역시 화타의 말을 무시하고 계속 게를 삶아 주었다.

밤 늦게까지 무모한 시합을 벌이던 그때 두 형제가 갑자기 극심한 복통으로 식은 땀을 흘리며 식탁 아래로 내려와 데굴데굴 굴렀다. 술집 주인은 깜짝 놀라 물었다. "왜들 그러세요?"

두 형제는 눈물을 흘리며 외쳤다. "배가 너무 아픕니다. 제발 의사를 불러주세요." 술집 주인은 "지금은 한밤중입니다. 어디 가서 의사를 부르겠습니까?" 하고 거절하였다. "제발 부탁합니다. 의사가 오지 않으면 우리가 죽게 생겼어요."

이때 화타가 다가와 말하였다. "내가 바로 의사요." 두 형제가 놀라서 말하길 "아, 아까 저희를 말리셨던 분이군요. 염치없지만 배가 아파 죽을 것 같으니 제발 우릴 살려주세요. 돈은 얼마든지 드리겠습니다."

화타는 웃으며 말했다. "난 돈은 필요 없소. 대신 이 약속 하나만 지켜주시오." 두 형제는 식은땀을 흘리면서 굽실댔다. "예예, 말씀만 하세요. 그 어떤 약속도 지키겠습니다."

"앞으로 어른이 조언하면 경청하겠다고 약속하세요." 다급한 두 형제는 반드시 그러겠다고 약속을 하였다. 화타는 약속을 받아낸 후 자신의 제자와 들판으로 가 어떤 풀의 줄기와 잎을 가지고 와 끓인 후 그들에게 먹였다. 얼마 후 그들의 배앓이는 나았고 그것을 지켜본 술집 주인이 화타에게 그것이 무슨 약초인지 물어 보았다.

"이 풀은 아직 이름이 없다오." 화타는 이 약초를 먹고 환자들이 금새 편안해지는 모습(舒)을 떠올려 '자서(紫舒)'라 이름 지었다.

이 일이 있고 난 후 제자가 물었다. "스승님, 자초의 잎이 게의 독을 푸는 데 쓴다는 것은 어느 책에 있습니까?" 화타는 그런 것은 책에 없지만 그냥 알게 되었다고 말하였다.

사실 그 해 여름, 화타가 강남의 강가에서 약을 채집하고 있던 중, 수달이 큰 물고기 한 마리를 삼키는 걸 보았다. 그 뒤 시간이 꽤나 흘렀는데, 수달이 마치 배가 아픈 듯 고통스러워하는 것이 아닌가. 그러자 수달이 땅 위로 기어가더니 보랏빛의 약초를 따 먹고 잠시 쉬더니, 이윽고 아무 일도 없었다는 듯 사라지는 걸 보았다. 그래서 화타는 자초의 따뜻한 성질이 차가운 성질인 어류의 독을 풀 수 있다고 기억한 것이다.

후에 화타는 이 약초의 줄기와 잎으로 여러 가지의 환을 만들었다. 그리고 이 약초를 연구하였는데, 감기 기운을 발산하고 보익하는 효능이 있으며 폐를 좋게 하고 기침을 멎게 하며 가래를 삭히는 효능을 밝혀내었고, 이 약초를 사용하여 많은 병을 고치게 되었다.

원래, 화타가 이 약을 '자서'라고 이름 붙였는데 어찌 된 일인지 사람들이 점차 '자소(紫蘇)'라고 불렀다. 이건 아마도 발음이 비슷하여 잘못 전해진 것으로 생각된다.

42. 다섯 가지 맛이 나는
오미자

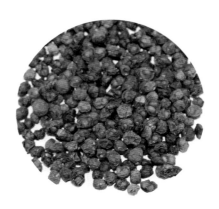

오미자(五味子)는 오미자과의 오미자나무[78]의 잘 익은 열매입니다. 오미자는 다섯 가지 맛이 난다고 하여 다섯 오(五) 맛 미(味)자를 써서 오미자(五味子)라고 불렀는데 신맛이 강하고 성질은 약간 따뜻합니다. 주로 폐와 신장에 작용합니다.

『동의보감』에는 "오미자의 성질은 따뜻하고 맛이 시며 독이 없다. 허로(虛勞)로 몹시 여윈 것을 보하며 눈을 밝게 하고 신[水臟]을 덥히며 양기를 세게 한다. 남자의 정을 돕고 음경을 커지게 한다. 소갈증을 멈추고 번열을 없애며 술독을 풀고 기침이 나면서 숨이 찬 것을 치료한다. ○껍질과 살은

---

78) Schisandra chinensis Baillon

달고 시며 씨는 맵고 쓰면서 모두 짠 맛이 있다. 그래서 5가지 맛이 다 나기 때문에 오미자라고 한다. 약으로는 생것을 볕에 말려 쓰고 씨를 버리지 않는다. ○손진인(孫眞人)이 "여름철에 오미자를 늘 먹어 5장의 기운을 보해야 한다."고 한 것은 위로는 폐를 보하고 아래로는 신을 보

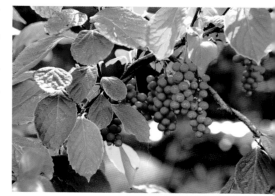

오미자나무 열매

하기 때문이다. 수태음, 족소음경에 들어간다."라고 기록하고 있습니다.

폐와 신장이 모두 약하여 기침이 오래되고 천식이 있을 경우에 오미자를 사용하면 위로는 폐의 기운을 수렴하고 아래로는 신장의 근원적인 것을 보하기 때문에 기침과 천식에 있어서 빠질 수 없는 약재가 됩니다. 또 진액이 부족하여 갈증이 심하거나 몸이 허약하여 땀이 많이 날 때 사용하면 진액을 생성하면서 땀을 수렴하는 역할을 합니다. 이러한 처방 중에 가장 유명한 처방은 생맥산(生脈散)이라는 약입니다. 인삼과 맥문동, 오미자로 구성된 생맥산은 여름철 갈증을 없애고 맥(脈)을 살아나게[生] 한다고 하여 생맥산(生脈散)이라고 부르는데, 오미자가 주된 역할을 합니다.

오미자는 소갈병, 즉 당뇨병에도 효과가 좋고 신장 기능이 떨어져 몽정을 하거나 소변이 자주 마려울 때 토사자와 같이 사용하면 좋습니다. 또 신장이 약해지면 새벽녘에 설사를 하는데 이것을 오경설사(五更泄瀉)라고 부릅니다. 이런 오경설사에도 오미자를 사용하면 좋아집니다. 중국의 오미자보다 우리나라의 오미자가 더 효과가 좋습니다. 그냥 복용해도 좋고 오미자청으로 만들어서 복용해도 좋습니다.

　　옛날 백두산에 이름 없는 마을에 고왜(㑽娃)라고 하는 청년이 어릴 때 부모님을 여의고 혼자서 살았다. 그는 조생원 집에서 잡일을 도와주고 소를 치며 살고 있었다. 이 조생원은 고왜를 사람 대접조차 해주지 않고, 냄새 나는 돼지가 먹는 밥과 개밥을 먹였다. 또 옷을 주지 않아서 옷이 다 떨어져 구멍이 주먹보다도 더 커졌다. 이렇게 배고픔과 추위에 시달리며 조금이라도 잘못하면 흠씬 두들겨 맞는 일상이 반복되었다.

　　몇 년 후 고왜는 병에 걸렸고, 나뭇가지처럼 말라 비틀어졌다. 하지만 조생원은 그런 고왜를 돌보아주지 않고 계속 병든 고왜를 부려먹었다. 고왜의 몸이 갈수록 힘들어져서, 매일 늦은 밤 부모님을 그리워하며 눈물을 흘리며 관세음보살에게 자신을 보호해 달라고 기도하는 수밖에 없었다.

　　어느 날, 조생원은 고왜의 병이 깊어져 낫지 않으리라는 것을 깨닫고 힘도 없는 고왜를 집에서 내쫓아 버렸다. 고왜는 힘이 없어 가쁜 숨을 쉬며 풀밭에서 잠이 들었는데, 마침 까치가 저 멀리서 씨앗 몇 알을 물어다가 그의 주위에 뿌렸다.

　　고왜가 깨어나 보니 그의 주위에 작은 나무들이 자라 줄기에 빨간 열매들이 청아한 향을 뿜어내며 줄줄이 나뭇가지에 달려 있었다. 고왜는 배가 고파 급히 열매를 한 줄 따서 입에 넣었다. 맛이 달기도 하였고, 시기도 하였고, 약간 맵기도 하였고, 쓰기도 하였고, 짭짤하기도 하여 특이하게 다섯 가지 맛이 전부 느껴지는 것이 맛이 있었다. 그는 정신없이 열매를 따서 먹다 갑자기 몸에 통증이 없어지고 마음이 편안해지는 것을 느꼈다. 그 열매를 먹고 병이 나은 것이다. 이때부터 고왜는 깊은 산림에서 밭을 갈고 농사를 지으며 결혼도 하고, 아이를 낳고 행복하게 살았다.

　　매년 그는 그 날을 잊지 못하고 그 나무 앞으로 와 제사를 지냈다. 그 나무의 과실은 땅으로 떨어져 다시 씨앗을 틔웠고, 또 덩굴이 자랐다. 이렇게 몇 년 후, '오미지과(伍味之果)'는 산 아래에 가득하였다. 가난한 사람들은 어떤 병에 걸리건 오미과를 먹고 나았다. 이 과실이 '다섯 가지 맛'이 있었기 때문에 후에 사람들은 '오미자(五味子)'라고 불렀다.

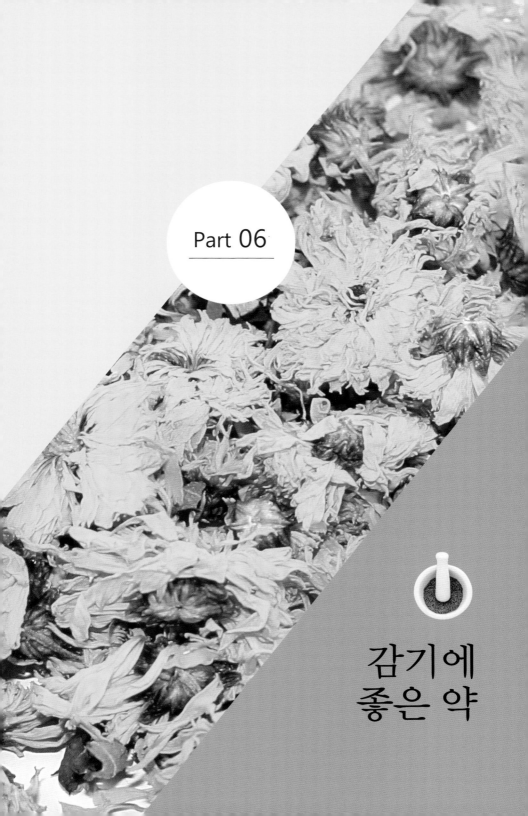

Part 06

감기에
좋은 약

43. 기운을 끌어올려 주는
승마

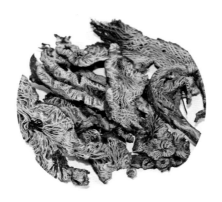

 승마(升麻)는 미나리아재비과 승마[79]의 뿌리줄기를 말합니다. 옛날 어떤 돌팔이 의사가 돈없는 환자에게 제대로 약처방을 하지 않고 논에 아무렇게나 자라고 있는 마(麻)를 많이 달여 먹으면 병이 나을 것이라고 하였는데, 조금 달여서 먹었을 때는 효과가 없었지만 일승(一升), 즉 한 되 정도 달여서 먹었더니 효과가 있어서 그 뒤로 승마(升麻)라고 불렀다는 약재입니다. 위대한 본초 서적인 『본초강목(本草綱目)』에는 잎사귀가 마(痲)와 비슷하고 약의 기운은 상승(升)하므로 승마(升麻)라 이름 지었다고 전해집니다.

 승마는 옛날부터 약으로 써왔지만 현대에 와서 더욱 유명해졌는데, 왜

---

79) Cimicifuga heracleifolia Komarov.

그런가 하면, 현재 식물성 여성 호르몬제 중에서 가장 유명한 약재 중의 하나가 되었기 때문입니다.

1956년에 독일의 한 회사가 승마 추출물을 개발하면서부터 미국, 유럽, 우리나라까지 현재도 여성 갱년기 장애에 승마 추출물을 사용합니다. 승마는 에스트로겐과 비슷한 작용을 나타나는데, 양방 호르몬제의 부작용인 유방암과 자궁암 유발을 낮추어주면서 중추 신경계, 심혈관계, 뼈에 좋은 효과가 있습니다.

여성 호르몬이 감소하면서 발생하는 갱년기증후군은 갑자기 얼굴이 달아오르고 땀이 나며, 온 몸의 장부가 다 쇠약해지는 등의 상당히 고통스러운 병입니다. 양약의 부작용을 우려하여 현재 식물성 여성호르몬이 각광을 받고 있는 추세인데, 그 해결책으로 한약이 주목받고 있는 것은 어찌

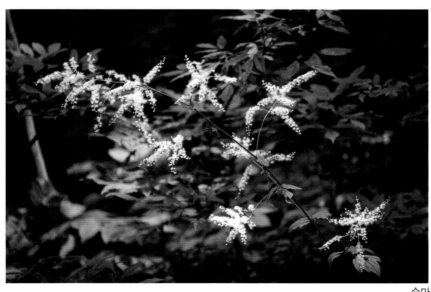

승마

보면 당연한 일이 아닐 수 없습니다.

승마는 피부의 나쁜 사기(邪氣)를 풀어주는 해표약(解表藥)이면서 해독약(解毒藥)입니다. 한의학 서적을 보다 보면 해표(解表)라는 말이 자주 나오는데 말 그대로 체표면을 풀어준다는 뜻입니다. 한방에서는 풍한(風寒)이나 풍열(風熱) 등의 외부의 나쁜 기운들이 피부에 맺혀서 병이 되는 경우에 땀을 내는 발한법(發汗法)을 사용하여 나쁜 기운을 풀어버리는데, 대표적인 약재가 뒤에 등장하는 마황(麻黃)입니다. 승마도 해표약의 일종으로 외부에서 들어온 뜨거운 열사(熱邪)를 풀어주어 화독(火毒)을 해독하고, 특히 인후가 붓거나 아픈 증세, 두통을 잘 다스리며, 투진(透疹)이라고 하여 피부의 부스럼을 생기게 하는 창독(瘡毒)을 제거하는 데 탁월한 효과가 있습니다. 또한 승마는 기운을 위로 끌어올리는 작용을 하여 각종 장부가 아래로 처지는 증세들, 예를 들어서 위하수, 자궁하수, 탈항 등에 응용하는 약재입니다.

이러한 효능이 우수하기 때문에 기를 보하는 대표적인 한약 처방인 보중익기탕(補中益氣湯)에도 승마가 들어가며, 열병이나 두드러기에 해기투진(解肌透疹)하는 유명한 처방인 '승마갈근탕'에도 승마가 들어갑니다.

현대과학으로도 승마는 항균, 항염 작용, 혈압강하 작용, 해열 작용, 진통 작용, 중추신경계 진정 작용 등이 연구되었습니다.

　　옛날, 조가네 집안에서 아버지는 밖에서 장사를 하고 어머니는 집안일을 하였으며, 딸 청매(靑梅)는 다른 사람 집에서 허드렛일을 하며 살았다. 고생스러운 나날이었지만 그래도 행복하게 살았다. 하지만 불행히도 청매가 자궁에 병이 생겼는데, 자궁이 아래로 빠지는 자궁하수였다. 청매는 병으로 인해 몇 날 며칠을 침대에서 일어나지도, 음식을 삼키지도 못하였다. 창백해진 딸을 보며 부모는 황급히 의사를 불러 약을 몇 제 먹였지만 별 다른 호전은 보이지 않은 채 청매는 서서히 죽어갔다.

　　어느 날, 청매는 눈을 뜨고 아버지께 말하였다. "아버지, 걱정하지 마세요. 집 문 앞에 이런 방을 붙이세요. 우리 집 딸을 치료해 주는 사람에게 딸을 주겠다고요." 청매 아버지는 식겁하여 말하길 "딸아, 결혼은 천륜지대사인데 그렇게 가볍게 생각하는 것이 아니다." 청매는 "집이 가난하여 혼수를 해갈 돈도 없잖아요. 저는 이미 이렇게 마음먹었으니 그냥 제 청을 들어주세요."

　　청매 아버지는 뜻이 확고한 딸을 보고, 또 찢어질 듯 가난한 집안 사정을 생각하여 어쩔 수 없이 동의하였다. 그리고 집 앞에 공고를 붙였다.

　　그날 저녁, 청매는 꿈속에서 신선이 "청매야, 네가 부모를 도우려는 효심이 하늘을 감동시켰다. 옥황상제가 날 파견해 이 말을 전하라고 하신다. '죽마(竹馬)가 다가오면 곧 배필을 만날 것이다.' 반드시 기억해라." 청매는 꿈에서 깨어나 곰곰이 생각해 보았지만 그 말을 이해할 수 없었다.

　　이웃 동네에 어릴 때 부모를 잃고 약초를 캐서 살아가는 한 청년이 있었다. 그도 어느 날 밤 꿈에 신선을 만났다. "'죽마가 다가오면 곧 배필을 만난다' 라는 말을 기억하거라. 얼른 산에 가 선약(仙藥)을 캐어 좋은 인연을 만나거라."

　　이튿날, 그는 청매의 집에서 딸을 고친 사람에게 딸을 준다는 소문을 들었다. 그제야 꿈을 이해한 그는 자궁하수를 치료하는 '죽마(竹馬)'를 캐러 갔다. 한참을 찾아 그는 풀 아래에 있는 짙은 갈색의 죽마를 발견하고 급히 캐내어 청매의 집으로 갔다. 청매는 '죽마'를 달여 먹고는 점점 회복하였다. 청매와 청년은 부부가 되어 서로 사랑하며 행복하게 살았다. 이후, 사람들이 '죽마'의 신묘한 약효를 알고 대대손손 약으로 사용하였다. 그리고 세월이 흘러흘러 '죽마'가 '승마(升麻)'로 전해져 내려오게 되었다.

44. 풍열을 제거하는
우방자

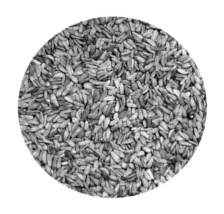

　우방근(牛蒡根)은 국화과 우엉[80]의 뿌리를 말합니다. 사실 한약으로 우엉을 쓰는 것보다 우엉의 씨앗인 우방자(牛蒡子)를 쓰는 빈도가 훨씬 높습니다. 우엉 뿌리는 맛이 쓰고 주로 풍열을 제거하고 종기를 풀어주는 효능이 있습니다. 그래서 얼굴이 붓거나 인후가 붓거나 치통이 있거나 할 때 사용합니다. 피부에 종창(腫瘡)이 생기거나 성처가 생기면 소금을 약간 뿌려서 환부에 붙여서 치료합니다. 『동의보감』에서는 우방근에 대해서 "상한이나 중풍으로 얼굴이 부은 것과 소갈(消渴)과 중열(中熱)을 낮게 한다." 고 기록하고 있습니다.

---

80) Arctium lappa Linne

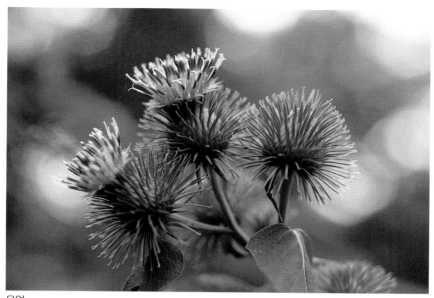

우엉

　우방자 역시 풍열로 인한 인후 통증에 사용하는데 열을 내리는 해열진
통 효과가 있습니다. 또 풍열로 인한 두드러기나 알러지, 발진, 부스럼 등
에 사용합니다.『동의보감』에서는 "성질은 평(平)하고 맛은 매우며 독이 없
다. 눈을 밝게 하고 풍에 상한 것을 낫게 한다. ○풍독종(風毒腫)을 낫게 하
고 목구멍과 가슴을 순조롭게 하며 폐를 눅여 주고 기를 헤치며 풍열(風熱)
로 두드러기와 창양(瘡瘍)이 생긴 것을 낫게 한다. ○곳곳에서 자라는데 씨
의 겉껍질에 가시가 많아서 쥐가 지나가다가 걸리면 벗어나지 못하기 때
문에 서점자(鼠粘子)라고도 한다."고 기록하고 있습니다.

옛날에 늙은 방씨(旁氏) 농부가 가족 다섯 명과 늙은 황소를 한 마리 기르면서 두 마지기 땅에 농사를 지으며 살았다. 집에는 병든 노모가 있었는데, 당뇨가 있어 갈증이 많고(多渴), 소변이 많고(多尿), 식사를 많이 하는(多食) 삼다 증상을 보이는 데다 점점 시력을 잃어 갔다.

어느 날, 늙은 농부가 농사를 짓다 나무 아래에서 깜빡 잠이 들었다. 일어나 보니 늙은 황소가 곁에서 풀을 뜯고 있었다. 그는 얼른 소를 끌고 땅을 갈러 갔는데 소가 아까보다 쟁기를 가볍게 끄는 것 같은 느낌을 받았다.

다음 날, 방씨 농부가 또 잠시 쉬고 있었는데, 늙은 소가 또 그 옆에서 풀을 뜯고 있는 것이 아닌가. 다시 땅을 가는데 황소의 힘이 확실히 세어진 걸 느낀 농부는 이상하다는 생각을 하였다. '대체 소가 무슨 풀을 먹은 거지?'

그 풀을 자세히 살펴보니 잎이 크고 두꺼운 게 꼭 귀같이 생긴 모양이었다. '소가 이걸 먹고 힘이 세어졌으니 한번 뽑아 보자!' 이런 생각에 풀을 캐어 보았다. 그러자 놀랍게도 길이가 삼 척(90cm)이나 되는 뿌리가 끌려나왔다. 뿌리는 마치 산약처럼 생겼는데, 뿌리를 반으로 자르니 하얀 속살이 나왔다. 한 입 베어 물어 보니 끈끈한 점액에 약간의 흙 비린내가 느껴졌다.

농부는 자신도 모르게 한 뿌리를 다 먹어 버렸다. 이걸 먹은 후 왠지 정신이 또렷해진 느낌이 들어, 농부는 또 한 뿌리를 캐어 집으로 들고 갔다. 먹을 것이 부족했던 가족들은 이 뿌리를 깨끗이 씻어 썰어서 무와 함께 삶아 탕처럼 끓여 일주일 내내 먹었다.

이렇게 일주일을 먹으니, 시력을 잃어 가던 어머니의 눈이 점점 밝아졌다. 그리고 당뇨병 증상 역시 사라졌으며, 힘을 내 집안일도 조금 할 수 있게 되었다. 다른 가족들도 더 기운이 좋아졌고, 막내아들 역시 얼굴이 홍조를 띄게 되고, 창백했던 입술은 윤기가 흐르는 모습으로 활기를 되찾았다.

온 가족이 둘러앉아 이 풀의 이름을 짓기 시작했다. 농부가 말하길 "원래 늙은 소가 이 풀을 먹는 걸 보고 이 뿌리를 발견한 것이다. 내 성이 방(旁)이니 그냥 '우방(牛旁)'이라고 이름을 짓자." 그러자 막내 아들이 말했다. "소가 이 풀을 먹고 힘을 냈으니 '대력근(大力根)'이라 불러야 해요." 이리하여 사람들은 이 약초를 '우방(牛蒡)' 혹은 '대력근(大力根)'이라 불렀다.

45. 두통에는
백지

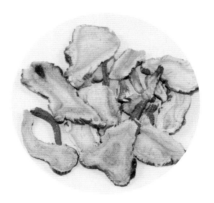

백지(白芷)는 산형과 구릿대[81] 혹은 항백지[82]의 뿌리입니다. 구릿대라고 하는 것은 여름이 되면 식물 전체가 구릿빛으로 바뀌기 때문에 그렇게 부릅니다. 백지라는 이름은 뿌리가 희고 향기롭다고 하여 흰 백(白), 향기풀 지(芷)자를 써서 백지라고 이름한 것입니다.

『동의보감』에서는 "백지는 성질이 따뜻하고 맛은 매우며 독이 없다. 풍사(風邪)로 머리가 아프고 눈앞이 아찔하며 눈물이 나오는 것을 멎게 한다. 부인의 적백대하[赤白漏下], 월경을 하지 못하는 것, 음부가 부은 것에 쓰며 오래된 어혈을 헤치고 피를 생겨나게 하며 임신하혈로 유산되려는 것을 안정

---

81) Angelica dahurica Bentham et Hooker f
82) Angelica dahurica Bentham et Hooker f. var. formosana Shan et Yuan

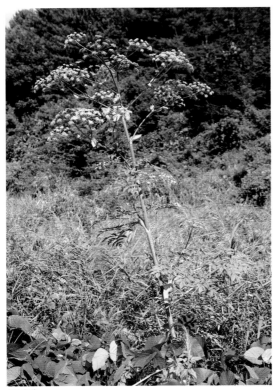
구릿대

시킨다. 유옹(乳癰), 등창(發背), 나력(瘰癧), 장풍(腸風), 치루(痔瘻), 창이(瘡痍), 옴(疥)과 버짐[癬]을 낫게 한다. 통증을 멎게 하고 새살이 나게 하며 고름을 빨아내거나 삭혀 버리고, 얼굴에 바르는 기름을 만들어 쓰면 얼굴빛을 부드럽게 하며 얼굴에 기미와 주근깨, 흉터를 없앤다."고 기록되어 있습니다.

백지는 풍(風)을 없애고, 습(濕)을 말리는 효과가 뛰어나며, 각 구멍을 통하게 하고 통증을 멎게 하며 농을 배출하는 효능이 있습니다. 그래서 심한 감기나 각종 두통·코막힘·콧물 등에 사용하며, 종기를 치료합니다. 현대과학으로도 백지는 항염, 해열, 진통, 항균, 항암 작용이 있다고 연구되었습니다.

백지는 특이하게 벌레가 잘 생기는 약재로, 약을 사용할 때 벌레가 먹은 충해(蟲害)를 입은 백지인지 잘 확인해야 합니다.

전설

　옛날 옛적에 소주라는 곳에 이수재(李秀才)라는 사람이 살았다. 그는 찢어지게 가난했지만 항상 책에 파묻혀 지냈다. 오죽하면 먹고 자는 걸 잊을 정도였다. 그런 생활을 오래한 어느 날, 그는 두통과 현훈이 생겼다. 어느 날 밤, 머리가 어지러웠던 이수재는 기분 전환 겸 집 뒤에서 산책을 하며 시를 외우고 있었는데 갑자기 큰 소리가 들렸다.

　이수재가 소리가 난 쪽으로 몸을 돌리니 거기에 큰 독수리가 흰 토끼를 사냥하고 있는 것이 아닌가. 흰 토끼는 온 몸이 상처투성이였고, 곧 독수리에게 잡히게 생겼다. 피 흘리는 토끼를 보다 못한 이수재는 긴 대나무 막대기를 들어 독수리를 내쫓고 토끼를 구해주었다. 그리고 다친 토끼를 집으로 데려가 치료해 주었다.

　그런데 흰 토끼가 갑자기 흰 옷을 입은 소녀로 변신했다. 그리고 은혜를 갚기 위해 한 가지 이야기를 해주었다. 이수재가 힘든 일을 겪을 때 집 뒷산을 향해 '흰 토끼 선녀님'을 세 번 외치면 그녀가 힘든 일을 해결해 주겠노라고 하였다. 단, 이 약속을 어기면 안 된다고 경고하였다.

　선녀가 떠나고 며칠 뒤, 이수재의 두통이 다시 발작하였다. 이번에는 도저히 참기가 힘들었다. 그 때, 그는 선녀가 생각났고 얼른 뒷산을 향해 '흰 토끼 선녀님' 세 번을 외쳤다. 하지만 선녀는 나타나지 않자 그는 다시 몇 번 '흰 토끼 선녀님'을 외쳤다. 그녀는 결국 나타나지 않았고 그는 한숨을 쉬며 집으로 돌아오는 수밖에 없었다.

　다음 날, 어떤 늙은 의사가 문 앞에서 그를 불렀다. 그리곤 주머니에서 환을 세 개 건네주며 하루에 한 알씩 3일을 연달아 먹으라고 하였다. 이수재가 "이게 무슨 약입니까? 그리고 당신은 누구십니까?"라고 묻자, 의사는 "백지를 먹거라." 라고 말하곤 옷깃을 여미더니 사라져 버렸다. 그날 밤, 이수재는 꿈속에서 선녀와의 약속을 어긋나게 외쳤기에 그녀와 결혼할 수 있는 기회를 놓쳤다는 사실을 알게 되었다. 그는 후회하였지만 선녀의 은혜에 보답하기 위해 백지를 찾아 먹고 병을 고쳤다. 그리고 더 열심히 공부하여 마침내 장원급제 할 수 있었다.

46. 풍을 제거할 때는
방풍

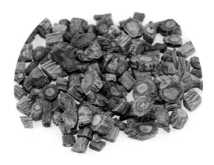

　방풍은 산형과 식물인 방풍(防風)[83]의 뿌리입니다. 풍(風)을 막는(防) 약효로 인해 방풍(防風)으로 불리는데, 우리나라에서 주로 유통되는 방풍나물이나 해방풍, 갯방풍 등은 정품 방풍이 아니라 주의하셔야 합니다. 방풍은 맛이 달면서 맵고 성질이 따뜻하여 풍증(風症)을 없애는 약입니다.

　『동의보감』에는 "방풍의 성질은 따뜻하며 맛이 달고 매우며 독이 없다. 36가지 풍증을 치료하며 5장을 좋게 하고 맥풍(脈風)을 몰아내며 어지럼증, 통풍(痛風), 눈에 피지고 눈물이 나는 것, 온몸의 뼈마디가 아프고 저린 것 등을 치료한다. 식은땀을 멈추고 정신을 안정시킨다. ○족양명, 족태음

---

83) Saposhnikovia divaricata Schischkin

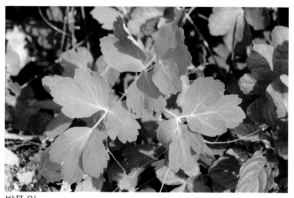
방풍 잎

경에 들어가는 약이며 족태양의 본경약이다. 풍을 치료하는데 두루 쓴다. 몸 윗도리에 있는 풍사에는 노두를 버리고 쓰며 몸 아랫도리에 있는 풍사(風邪)에는 잔뿌리를 버리고 쓴다. ○상초의 풍사를 없애는 데 아주 좋은 약이다."라고 기록하고 있습니다.

예로부터 한방에서는 몸의 기운이 적어지거나 피가 부족해지면[血虛] 풍이 오기 쉬운 상태가 된다고 하였습니다. 풍은 외부에서 오는 외풍(外風)과 내부에서 생기는 내풍(內風)으로 나눌 수 있는데, 이 풍이라는 것은 한자 그대로 바람을 뜻하기 때문에 외풍과 내풍 모두 성질이 사납고 병의 확산이 빠르며, 종종 심각한 상태가 되게 합니다. 머리 쪽으로 풍이 오면 뇌졸중이나 구안와사가 되고, 관절에 풍이 오면 관절염이 되게 됩니다. 방풍은 그 중에서도 외부로부터 풍이 와서 오한(惡寒), 발열(發熱), 인후통(咽喉痛), 목현(目眩)[84]한 것을 치료하고, 특히 관절의 풍증을 해결하여 관절염을 치료하는 한약의 주성분이 되기도 합니다.

(식품으로 쓰이는 방풍은 해방풍으로, 폐를 좋게 하는 작용과 진액을 생성하는 작용이 있습니다.)

---

84) 눈 앞이 아찔함

　　전설 속 우임금이 큰 홍수를 치수하여 태평성대를 누리던 때였다. 제후들이 모여 치수의 공을 따져 상을 주고, 이후 어떻게 나라를 다스릴지를 논의하기로 하였다. 각 지방의 제후가 회계(會稽) 지역으로 속속히 모였다. 그런데 우임금의 아버지를 돕고, 우 임금을 도와 절강(浙江) 지역을 치수하던 방풍(防風)이 오지 않는 것이었다.

　　우임금은 방풍이 오만해져 제 시간에 오지 않는다고 생각하였다. 그리고 하루가 지나 방풍이 도착하자 우 임금은 불같이 화를 내며 방풍을 죽이라고 명령하였다.

　　하지만 방풍의 죽음은 억울한 것이었다. 사실 절강에서 회계로 오려면 소계(笤溪)와 철당강(鐵塘江)을 건너야 하는데, 그 때 마침 소계에 물이 크게 불어 늦었던 것이다.

　　방풍이 무고하게 죽임을 당하였는데, 그 때 그의 잘린 목에서는 흰 피가 솟아났다고 한다. 우임금은 이상하게 여겨 사람을 시켜 방풍의 뱃가죽을 열게 하였는데, 놀랍게도 뱃속에는 풀이 가득 들어 있었다고 한다. 이때서야 방풍의 억울함을 알고 우임금은 후회를 하였다.

　　방풍이 죽으면서 쏟은 하얀 피는 산과 들에 떨어졌는데, 여기서 깃털 우산 모양의 작은 풀이 자라났다.

　　후에 이 지역 사람들은 홍수를 막기 위해 둑을 쌓다 풍한(감기)에 걸려 머리가 어지럽고 온 몸에 몸살이 자주 났는데, 환자 중 한 명의 꿈에 신선이 나타나 이 풀이 풍한병을 고쳐준다는 말을 해주었다.

　　마을 사람들이 반신반의 하며 이 풀을 먹으니 과연 병이 나았다. 마을 사람들이 말하길 "이 풀은 방풍(防風)이 억울한 죽임을 당하며 난 것이니 '방풍(防風)'이라 부르자!"고 하였고, 그래서 지금까지 방풍이라 불리고 있다.

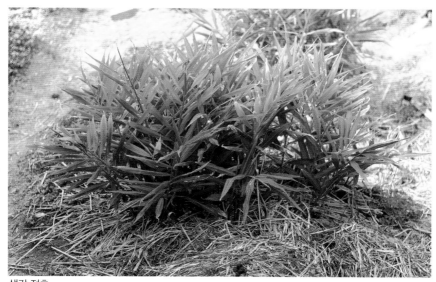
생강 전초

습니다. 중국에서도 수천 년 전부터 생강을 재배하였고, 우리나라도 고려시대에 생강 재배에 관한 기록이 남아 있다고 합니다. 우리나라에서는 전북 완주군 봉동읍에서 나는 봉동생강을 제일로 치는데, 여기에도 재미있는 설화가 전해져 내려옵니다. 고려시대에 신만석이라는 사람이 중국 봉성현(鳳城縣)에서 생강을 얻어왔는데, 전남 나주와 황해도 봉산군에 심었다가 모두 토양이 맞지 않아 실패하였습니다. 마지막으로 시도를 한 번 더 했는데, 중국 봉성현에서 가져온 생강이었기에 지명에 봉(鳳)자가 들어간 봉상(鳳翔)에 심어서 재배에 성공했습니다. 이 봉상이 지금의 봉동이라는 곳입니다. 봉동 생강은 다른 지역 생강과 달리 육질이 크고 향이 짙어서 지금도 약으로 많이 사용됩니다.

생강은 성질이 따뜻하고 맛이 맵습니다. 우선 생강은 피부를 풀고 한기를 발산하는 해표풍한(解表風寒) 작용이 우수하여, 차갑고 나쁜 기운인 한사(寒邪)가 피부를 막고 있는 풍한감기에 사용합니다.

두 번째로는 소화기를 따뜻하게 하고 구토를 멈추는 온중지구(溫中止嘔)의 작용이 아주 뛰어나 차가운 것을 먹거나 위가 냉하여 구토하는 위한구토(胃寒嘔吐)를 잘 치료합니다. 또한 폐가 냉하여 생긴 기침가래를 잘 치료하는데 이것을 화담지해(化痰止咳)라고 표현합니다.

마지막으로 생강은 해독(解毒)하는 효능이 좋은데, 각종 약의 부작용이 있을 때는 생강즙을 마시면 해독이 되고, 특히 독성이 있는 한약재를 법제할 때 반드시 생강즙을 사용해야 하는 경우가 많습니다. 또 생선이나 게 등의 어패류를 먹고 탈이 났을 때도 생강즙을 먹으면 낫는 경우가 많습니다.

생강은 그냥 쓰기도 하고 약간 건조하여 건강(乾薑)으로 만들어 사용하기도 하며, 이것을 다시 볶아서 포건강(炮乾薑)을 만들어서 사용할 수 있습니다. 땀을 내어 풍한을 없애줄 때는 생강을 사용하지만 몸이 많이 냉한 사람들에게도 건강을 사용합니다. 그 이유는 같은 양을 사용했을 때 수분이 적어졌기에 보다 농축된 효과를 내기 때문입니다. 포건강은 건강을 볶고 구운 것이라 매운 맛이 약해져서 한기(寒氣)와 허열(虛熱)을 없애고 속을 따뜻하게 해주는 용도로만 사용됩니다.

당나라의 장안 향적사(香積寺)에 행단(行端)이라는 스님이 살았다. 그는 어느 날 밤에 남오대산에 올라가 나무를 하고 절로 돌아와 돌연 벙어리가 되었는데 사람들은 끝내 이유를 알지 못하였다. 요괴의 저주에 걸려 그런 것이란 소문이 파다하였고, 한편으로는 절의 진상을 떠들고 다닐까 봐 누군가가 벙어리로 만들어 버렸다는 소문이 무성하였다. 이 소문이 퍼지니, 다른 스님들이 겁을 먹어 산에서 나무를 하지 못하였다.

향직사의 주지 스님도 행단 스님의 증상에 놀라 절의 모든 중을 이끌고 81일 동안 법회를 열어 마귀를 쫓아내고자 하였다. 하지만 행단은 여전히 말을 하지 못하였다. 이 때, 의술을 조금 알던 덕시라는 스님이 주지 스님에게 제안하기를, 행단을 데리고 장안성의 의술이 대단하기로 소문난 유도(劉韜)를 찾아가자고 하였다.

덕시는 행단을 데리고 장안의 유도에게 가 병을 얻은 연고를 설명하였다. 유도가 망진[89]과 맥진을 한 후 말하였다. "스님들께서는 먼저들 가시지요. 내일 날이 밝으면 제가 직접 절로 가 보겠습니다."

다음 날 아침, 유도가 산으로 올라와 절 뒤에 무성한 대나무 숲과 향직사를 살펴본 후 주머니에서 생강 한 덩어리를 꺼내 주며 말했다. "나무관세음보살, 이걸 달여 3~5일 동안 먹으면 병이 나을 것입니다."

주지 스님은 이 하찮은 생강이 벙어리가 된 행단을 치료할 수 있을까 의심을 하여 유도에게, 며칠 더 묵으며 치료 과정을 봐 달라고 청하였다. 그리고 이틀이 지나 향단이 생강탕을 세 첩을 복용하였는데, 가슴이 뚫리는 것 같고 목구멍이 열리면서 드디어 말문이 트였다. 절의 스님들은 모두 놀라움을 감출 수 없었다. 주지 스님이 유도에게 이유를 물었다.

"이건 절 음식에 섞여 들어간 반하(半夏) 때문에 그런 것입니다. 그래서 이 생강으로 해독한 것입니다. 전혀 요괴의 짓이 아니지요."

절의 스님들은 이 말을 듣고 안심하여 다시 산으로 나무를 하러 갈 수 있었다.

---

89) 망진(望診) - 환자의 용모와 안색 등을 눈으로 보고 진단하는 방법

49. 천연 해열제
시호

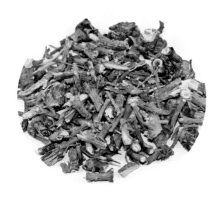

　시호(柴胡)는 산형과 시호[90]의 뿌리입니다. 시호는 상당히 복잡합니다. 재배가 된 것을 식시호, 야생의 시호를 원시호 또는 산시호라고 부르며, 국산 시호는 토시호, 일본에서 수입된 것을 일시호라고 부릅니다. 종자를 일본에서 가져온 것을 삼도시호라고 하며, 우리나라 농진청에서 만든 장수시호라는 것도 있습니다. 북시호, 남시호, 은시호, 등대시호, 섬시호 및 기타 등등의 시호가 돌아다니는데, 개인적으로는 삼도시호 혹은 장수시호를 추천합니다. 다음 이야기에도 등장하듯이 호(胡)씨 성을 가진 진사의 아들이 심한 오한에 시달리다가 같은 병을 앓던 머슴이 알려주어 땔감으

90) Bupleurum falcatum Linne

로 쓰이던 물가의 풀을 뜯어
먹고 나았다는 것에서 유래했
다고 합니다.

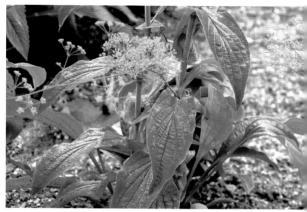

『동의보감』에는 "시호의
성질은 약간 차고 맛은 약간
쓰며 독이 없다. 주로 상한에
추웠다 열이 났다 하는 것, 유
행성 열병 때 안팎의 열이 풀
리지 않을 때에 쓰며 열과 관

시호 전초

련된 허로(虛勞)로 뼈마디가 달며[熱] 아픈 것과 허로로 추웠다 열이 났다 하는
것을 치료한다. 살에 열이 있는 것과 이른 새벽에 나는 조열(潮熱)을 없앤다. 간
화(肝火)를 잘 내리고 추웠다 열이 났다 하는 학질과 가슴과 옆구리가 그득하면
서 아픈 것을 낫게 한다."고 기록되어 있습니다.

한방에서는 일반적으로 사기(邪氣)라고 부르는 나쁜 기운이 외부로부터 들
어와 처음에는 체표면에 머물러 있다가 점차 안으로 침입하여 장부로 들어오
는데, 시호는 사기가 체표면과 장부 사이에 머물러 있을 때 효과가 좋은 약입니
다. 또 간의 기운이 스트레스로 인해서 뭉쳐 있고 막혀서 가슴이나 옆구리, 유
방 등에 통증이 있을 때 뚫어주고 소통시켜 주는 좋은 약입니다. 마지막으로 양
기를 위로 끌어올리는 승양(升陽)의 효과가 있어 자궁하수나 탈항(脫肛) 등에 사
용하는데, 보통 승마와 같이 사용됩니다.

시호는 굉장히 많이 연구된 약재 중의 하나인데, 현대과학으로 연구된 시호
의 효능은 해열 · 진정 · 진통 · 진해거담 · 항균 · 항염 · 면역증강 등이 있고, 더
불어 고지혈을 낮추는 효과가 있다고 보고되었습니다. 하지만 과량 복용하면
간 독성을 유발할 수 있으니 조심해야 합니다.

177

호진사의 집에는 '이만(二慢)'이라는 머슴이 살았다.

어느 가을, 이만이 유행하던 온병(溫病)에 걸렸는데 추웠다 더웠다 하며 오한과 발열이 심해 식은땀을 뚝뚝 흘렸다. 호진사가 이만의 병이 심하여 살아나지 못할 뿐만 아니라, 집안의 다른 사람에게 옮길까 봐 두려워 말하였다. "이만아, 이제 널 해방시켜 주겠다. 넌 떠나도 좋다."

이만이 울먹였다. "주인님, 저는 이 집을 떠나면 갈 곳이 없으며, 친구도 없습니다. 지금 병까지 걸렸는데 저보고 어디로 가란 말씀이십니까?"

호진사는 차가운 얼굴로 이만의 애원을 단칼에 잘라버렸다. "그건 내 알 바가 아니다. 넌 내 일을 해주고, 난 너에게 밥을 주면 된다. 그런데 넌 지금 일을 하지 못하니 내가 널 거둘 이유가 없는 것이야."

이만이 가쁜 숨을 몰아쉬며 말했다. "제가 여기서 몇 년 동안 일을 했는데 돈을 거의 받지 못했습니다. 주인님, 너무 하십니다. 그렇다면 다른 사람 앞에서 누구의 말이 옳은지 가립시다."

호진사가 이 말을 들으니 다른 머슴들이 듣고 일어날 것만 같아 얼른 말했다. "그래, 이만아, 우선은 밖에서 며칠 묵을 곳을 찾아 있다가 병이 낫거든 돌아오거라. 이건 월급이다. 자, 가거라."

이만은 하는 수 없이 집을 나섰다. 집을 나서자마자, 그는 추위와 더위가 반복됨을 느꼈고, 두 다리가 시리고 아파서 한 걸음 떼는 것조차 힘이 들었다. 그는 겨우 정신을 차려 연못 옆으로 가서 누워버렸다. 그 연못은 가뭄에 거의 다 말라가고 있었는데, 사방엔 잡초가 무성하였다. 그렇게 이만은 하루 종일 잠을 잤다.

시간이 흘러, 이만이 갈증과 허기가 져서 잠이 오지 않았지만 그는 기운이 하나도 없어 일어날 수 없었다. 그는 손에 잡히는 풀뿌리를 먹기로 하였다. 그렇게 일주일 내내, 이만은 움직이지 않은 채 풀뿌리만 먹었다.

일주일 후, 주위에 있던 풀뿌리를 다 먹어치운 이만은 몸을 일으켰다. 그리고 갑자기 몸에 힘이 들어감을 느끼곤 곧바로 주인 집으로 돌아갔다. 호진사는 이만을 보고 눈살을 찌푸리며 이야기했다.

"너 어찌 또 돌아온 것이냐?"

"주인님께서 제 병이 나으면 돌아오라고 하지 않으셨습니까?"

"너의 병은 다 나았느냐?"

"그렇습니다, 이제 일을 하러 가겠습니다."

이만은 말을 마치자 괭이를 들고 밭으로 나갔다. 호진사도 더 이상 말을 하지 않았다. 이후로, 이만의 병은 다시 도지지 않았다.

며칠이 지나, 이번에는 호진사의 아들이 온병(溫病)에 걸려 추웠다 더웠다를 반복하는 것이 이만의 증상과 똑같았다. 호진사는 아들이 하나밖에 없었기 때문에 그는 수많은 의사를 요청하였다. 하지만 아무런 효과가 없었다. 이 때 호진사는 이만을 떠올렸고 그를 급히 불러왔다.

"며칠 전, 네가 걸렸던 병에 무슨 약을 먹었느냐?"

"주인님, 저는 약을 먹지 않았습니다. 그냥 집을 떠난 후, 연못가에 누워서 거기에 자라는 풀뿌리를 먹었을 뿐입니다."

"그렇다면, 나를 그 곳으로 데려가 풀뿌리를 보여다오."

이만은 연못가로 가 그가 먹었던 풀뿌리를 뽑아 호진사에게 건네주었다. 호진사는 급히 집으로 돌아가 풀을 깨끗이 씻어 달여 아들에게 먹였다. 이렇게 며칠이 지나니 아들도 이 풀을 먹고 나았다.

호진사는 매우 기뻐하며 이 약초에 이름을 짓기로 하였다. 그 풀은 원래 불쏘시개(柴;시)로 쓰이고, 자신이 호(胡)씨이니 '시호(柴胡)'라고 이름 지었다.

50. 눈을 밝게 하는
국화

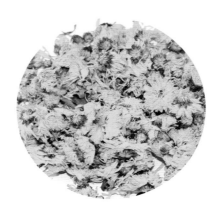

　국화(菊花)는 국화과 국화[91]의 꽃입니다. 국화는 감국(甘菊)이라고도 부르는데, 맛이 달고 쓰고 성질은 차갑습니다. 국화는 폐와 간에 작용하는 약물입니다. 주로 풍열(風熱)을 제거하는 효능이 있습니다.

　『동의보감』에서는 "성질은 평(平)하고 맛이 달며 독이 없다. 장위(腸胃)를 편안하게 하고 5맥을 좋게 하며 팔다리를 잘 놀리게 하고 풍으로 어지러운 것과 두통에 쓴다. 또 눈의 정혈을 돕고 눈물이 나는 것을 멈추며 머리와 눈을 시원하게 하고 풍습비(風濕痹)를 치료한다. ○들국화는 의국(薏菊)이라고도 하는데 단국화는 달고 의국은 쓰다. 단국화는 오래 살게 하고

---

91) Chrysanthemum morifolium Ramatuelle

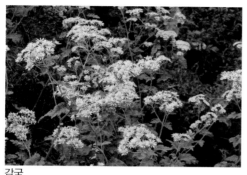
감국

들국화는 기운을 사(瀉)하게 한
다. 꽃은 작으면서 몹시 향기롭
다. 줄기가 푸른 것이 들국화이
다."라고 기록하고 있습니다.

풍열은 바이러스와 같이 외
부에서 들어오는 나쁜 사기(邪
氣) 중의 하나입니다.[92] 이러한
풍열로 인한 발열, 오한과 눈의 통증과 충혈을 치료하는 효능이 있습니다.

또 스트레스로 간화(肝火)가 치받쳐 오르는 것을 치료하기 때문에 스트
레스로 인한 눈의 충혈, 귀울림과 고혈압으로 인한 두통을 치료합니다. 더
불어 해독하는 효능이 있어서 열독(熱毒)으로 인해서 빨갛게 피부가 부어
오르는 데에 사용하면 진정시키는 효과가 있습니다.

국화는 색깔에 따라서 효능에 약간씩 차이가 있습니다. 흰색 국화인 백
국(白菊)은 눈을 밝게 하는 효능은 아주 뛰어나지만, 열을 꺼주는 효능은
비교적 약합니다. 그에 비해서 노란색 국화인 황국(黃菊)은 열을 꺼주는 효
력이 강한 편입니다.

야생에서 채취한 야국(野菊)은 열을 꺼주고 독기를 해독하는 청열해독
(淸熱解毒) 작용이 강합니다.

눈을 좋게 하기 때문에 구기자와 같이 사용하는 경우가 많습니다. 이
식물의 특성상 카드뮴을 잘 흡착하기 때문에, 너무 장기간 복용하면 안 되
는 약재입니다.

---

92) 한방에서 외부에서 들어오는 나쁜 기운을 외사(外邪)라고 부르며, 주로 풍(風)·한(寒)·서(暑)·습(濕)
·조(燥)·화(火)의 여섯 가지를 육음(六淫)이라고 부르기도 합니다.

아주 먼 옛날, 대운하 근처에 아우(阿牛)라는 농민이 살았다. 아우는 일곱 살 때 아버지를 여의고 베를 짜는 어머니와 아주 가난하게 살았다. 아우의 어머니는 기구한 팔자 때문에 자주 눈물을 흘렸는데 그러다 두 눈이 짓물러 버리는 경우가 많았다.

아우가 열세 살 되던 해, 어머니에게 "어머니, 눈도 안 좋으시니 이제 옷감 만드는 일을 그만두세요. 전 이제 다컸으니 제가 어머니를 모시겠습니다."

그리고 그는 장재주의 집에서 머슴일을 시작했다. 2년 후, 어머니의 눈은 갈수록 나빠져 실명해 버리고 말았다.

아우는 '어머니의 눈이 먼 것은 나 때문이다. 반드시 좋은 의사를 찾아 어머니의 눈을 고쳐 드리겠다.'라고 생각했다. 그래서 그는 머슴일을 하면서도 새벽과 밤에 나물을 뜯어 돈을 벌어 어머니에게 지극 정성으로 약을 사다 드렸다. 하지만 어머니의 눈은 좋아질 기미가 보이지 않았다.

어느 날 밤, 아우는 꿈을 꾸었는데 꿈에선 아름다운 아가씨가 그를 도와 나물을 심으며 말하였다.

"운하를 따라 서쪽으로 수십 리를 가면 거기 큰 꽃밭을 볼 수 있어요. 그 무리에 흰색 국화가 한 송이 있는데 그걸로 어머니의 눈병을 고칠 수 있을 거예요. 이 꽃은 9월 9일 중양절(重陽節)[93]에 핀답니다."

중양절이 되자 아우는 식량을 챙겨서 흰 국화를 찾기 시작했다. 그는 꿈속의 아가씨가 말한 곳까지 힘들게 걸어가서 거기서 아주 오랫동안 국화를 찾았지만, 노란 꽃만 보일 뿐 흰 국화는 없었다. 오후 무렵까지 찾다가, 겨우 풀 속에 피어 있는 조그마한 한 송이 흰 국화를 찾았다. 이 국화는 정말 특별하게 생겼는데, 한 줄기에 가지가 아홉 개였고, 꽃은 딱 한 송이만 피어 있었고 나머지 여덟 줄기는 꽃봉오리만 있었다.

아우는 이 국화를 뿌리째 뽑아 돌아와 자기 집 옆에 심었다. 그리고 매 정성껏 물을 주고 돌보았다. 얼마 지나지 않아 나머지 여덟 개 꽃봉오리가 모두 꽃을 피웠다. 그제야 그는 매일 국화를 한 송이씩 물에 달여 어머니께 드렸다. 일곱 송이째 국화를 먹은 날, 어머니의 시력이 드디어 회복되었다.

---

93) 중양절(重陽節)은 한국, 중국, 베트남, 일본 등 동아시아 지역에서 매년 음력 9월 9일에 지내는 세시 명절로, 시를 짓고 국화전을 먹고 놀았다.

옛날, 약초를 캐던 한 노인에게는 자식이 없었고 단지 제자 한 명이 있었다. 그 제자는 경망하고 나쁜 사람이어서 겨우 조금 배운 지식으로 스승을 무시하기 시작했다. 그리고 어떤 때는 약을 판 돈을 사부에게 주지 않았고 몰래 딴 주머니를 차기도 하였다.

스승은 마음의 상처를 받아 제자에게 말하였다. "이제 가르칠 게 없으니 다른 곳으로 떠나거라." 그러자 제자가 기다렸다는 듯이 퉁명스럽게 알겠다고 답했다.

사부가 마음이 놓이지 않아 말하였다.

"그나저나, 여기 한 약초가 있으니 함부로 사람에게 먹여선 안 된다."

"그게 어떤 약초이죠?"

"무엽초(無葉草)라는 것이다. 이 풀은 뿌리와 줄기의 사용법이 다르다. 땀을 낼 때는 줄기를 쓰고 땀을 멎게 할 때는 뿌리를 쓴다. 만약 헷갈려 잘못 쓰면 사람이 죽을 것이다. 기억했느냐?"

"네 기억했어요."

스승은 불안한 마음에 제자에게 외워 보라고 하였다. 제자는 당시엔 줄줄 외웠지만 곧 깨끗이 잊어버렸다.

그 후로 스승과 제자는 헤어져 각자 약을 팔았다. 스승이 곁에 없자 제자는 날이 갈수록 대담해져 약을 함부로 썼다. 며칠 지나지 않아 그는 무엽초를 잘못 써서 사람을 죽이고 말았다. 죽은 자의 가족들이 그를 끌고 현의 관아로 갔다.

현령은 "너는 누구에게 배웠느냐?"고 물었다.

제자는 사부의 이름을 댔고, 관아의 포졸들이 사부를 잡아왔다.

"대체 제자를 어찌 가르친 게냐? 이 자가 사람을 죽였다."

"저는 죄가 없습니다."

"어찌 네가 죄가 없다고 하느냐?"

"저는 저놈에게, 무엽초를 잘못 쓰면 사람이 죽을 수 있으니 주의하라고 수없이 가르쳐 주었습니다. 외우게도 시켰습니다."

현령이 이 말을 듣고 제자에게 "너는 아직 기억하느냐? 한번 외워 보아라."라고 시켰다. 그러자 제자는 내용을 반대로 외웠고, 결국 모든 것이 제자의 잘못이었다는 결론이 났다. 현령은 제자에게 곤장 40대와 3년 형을 선고하였고 사부는 무죄로 석방되었다.

제자가 옥중에 3년 동안 있으면서 점차 착해졌다. 그는 후에 다시 사부를 찾아가 자신의 잘못을 뉘우치고 좋은 사람으로 변하였다. 이때부터 이 제자는 '무엽초'를 아주 신중히 사용하였는데, 이 무엽초 때문에 큰 화를 입어 곤란하였기 때문에 이 풀을 '마번초(麻煩草)'라고도 불렀다.

후에 이 풀의 색깔이 황색이어서 이름이 '마황(麻黃)'으로 바뀌었다.

52. 목이 뻣뻣할 때는
갈근

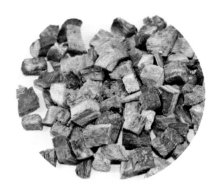

갈근(葛根)은 콩과 식물인 칡[98]의 뿌리입니다. 칡은 우리나라 산에 지천으로 널려 있기 때문에 우리와 친숙한 약재입니다. 즙이 많기 때문에 달여서 먹기도 하지만 짜서 즙으로 먹기도 합니다.

『동의보감』에는 "성질은 평(平)하고 맛은 달며 독이 없다. 풍한(風寒)으로 머리가 아픈 것을 낫게 하며 땀이 나게 하여 표(表)를 풀어 주고 땀구멍을 열어 주며 술독을 푼다. 번갈(煩渴)을 멈추며 음식 맛을 나게 하고 소화를 잘 되게 하며 가슴에 열을 없애고 소장을 잘 통하게 하며 쇠붙이에 다친 것을 낫게 한다. ○산에서 자라는데 곳곳에 다 있다. 음력 5월 초에 뿌리를

---

98) Pueraria lobata Ohwi

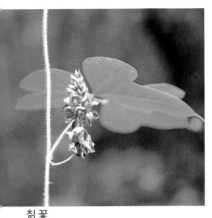

칡꽃

캐어서 햇볕에 말린다. 땅 속으로 깊이 들어간 것이 좋다. ○족양명경에 인경하는 약이다. 족양명경에 들어가서 진액이 생기게 하고 갈증을 멎게 한다. 허해서 나는 갈증은 칡뿌리(갈근)가 아니면 멈출 수 없다. 술로 생긴 병이나 갈증이 있는 데 쓰면 아주 좋다. 또한 온학(溫瘧)과 소갈(消渴)도 치료한다."고 기록하고 있습니다.

갈근은 비위(脾胃)에 작용하는 약물로서 감기 등으로 인해 뒷목이 많이 뭉치거나 뻣뻣할 때 근육을 풀어주는 효능이 있습니다[解肌;해기]. 이것은 갈근의 진액이 상부로 올라와 근육을 풀어주기 때문입니다.

또, 갈근은 진액이 많아서 복용하면 갈증을 멎게 하는 효능이 있는데[生津止渴;생진지갈], 그렇기 때문에 소갈병(당뇨병)에 좋은 약재가 됩니다. 진액이 많은 성질 덕분에 열성 발진이 생겼을 때도 응용할 수 있습니다[透疹;투진]. 살짝 볶아서 사용하면 설사를 멎게 하는 지사 작용을 하게 됩니다[止瀉;지사].

『신농본초경(神農本草經)』에는 갈근을 사용하면 소갈증, 고열, 구토, 여러 가지 마비 증상을 치료한다고 하였고, 『의학계원(醫學啓源)』에는 비위(脾胃)의 허열(虛熱)을 없애주고 갈증을 치료한다고 하였습니다.

칡의 꽃인 갈화(葛花)는 술독, 즉 주독(酒毒)을 푸는 좋은 약으로 알려져 있고, 칡의 잎은 금창약(金瘡藥)[99]의 주재료가 되고 지혈하는 효능이 있습니다.

다만 산에서 칡을 직접 캐서 복용할 때, 모양을 혼동하여 상륙 같은 독초를 캐서 복용하고 중독되는 경우가 생각보다 많으니 조심해야 합니다.

---

99) 칼이나 창에 찔려서 상처가 난 것을 치료하는 약

전설

아주 깊은 산 속에 한 노인이 약초를 캐며 살고 있었다. 어느 날, 그가 산 아래에서 사람과 말의 비명 소리를 듣고 무슨 일인가 하여 목을 쭉 빼고 산골짜기 너머를 바라보았다. 얼마 지나지 않아 15살쯤 되는 남자 아이가 달려오더니 노인 앞에 철퍼덕 소리가 날 정도로 무릎을 꿇고 머리를 조아리는 것이 아닌가. 노인이 깜짝 놀라 무슨 일이냐고 물었다.

아이가 연신 머리를 바닥에다 박으며 말하였다. "어르신, 살려주세요. 어떤 사람이 저를 죽이려 합니다." 놀란 노인이 "너는 누구냐?"고 묻자 아이는 "저는 산 밖 갈원외(葛員外)의 아들입니다."라고 하였다.

다시 노인이 "누가 너를 죽이려 하느냐?"고 묻자 아이는 울먹이며 말했다.

"조정의 간신 무리가 저의 아버지를 반역죄로 모함하였습니다. 황제가 그걸 진짜라 믿고 저희 집안 사람들을 가두고는 모두 목을 베었습니다. 마지막에 아버지께서 '갈씨 집안의 독자인 너라도 살아야 한다. 얼른 도망가거라. 나중에 커서 복수를 해다오.'라고 하셨습니다. 그래서 저는 어쩔 수 없이 도망쳐 나왔습니다. 지금 군사들이 저를 쫓고 있으니 제발 저를 살려주세요."

노인은 아이의 아버지인 갈원외가 나라의 보기 드문 충신이라는 것을 알고 있었다. 그때 사람과 말의 소리가 점점 커지고, 무서운 기세로 다가오자 노인은 갈등하기 시작했다. 고민 끝에 노인은 아이에게 자기를 따라오라고 하였다.

아이는 노인을 따라 산 속 깊숙이 있는 비밀 동굴에 숨었다. 황제의 군대가 3일 내내 온 산을 헤집었지만 결국 아이의 그림자도 찾지 못하고 돌아갔다.

군대가 떠나자 노인이 아이를 동굴에서 데리고 나왔다.

"어디 갈 곳이 있느냐?"

아이가 울먹이며 말하였다.

"저희 가족이 전부 잡혀서 구족이 멸하는 벌을 받았습니다. 저는 갈 곳이 없습니다. 할아버지, 저를 받아주세요. 제가 평생 모시고 살겠습니다. 그리고 이후엔 할아버지의 제사도 대대로 지내겠습니다."

할아버지는 오갈 곳이 없는 아이가 불쌍하게 생각되었다.

"좋다, 같이 지내자. 그러나 나는 일개 약초꾼일 뿐이다. 매일 산을 올라야 한다. 예전처럼 도련님 대접은 꿈도 꾸지 말거라."

아이는 눈물을 글썽이면서 말하였다.

"안심하세요, 목숨만 부지할 수 있다면 저는 괜찮습니다."

이때부터, 갈원외의 독자는 노인을 따라 매일 약초를 캤다. 노인은 약초에 정통하였는데 특히 한 가지 풀을 주로 캤다. 이 풀은 열이 나거나 목이 마르고, 설사하는 증상에 효과가 좋았다.

몇 년이 지나고 노인이 죽었다. 갈원외의 아들은 노인의 기술을 습득하여 전문적으로 그 약초만을 캐어 많은 사람들을 고쳤다. 하지만 그 약초는 이름이 없었다. 후에 사람들이 이 약초에 이름을 묻자 그는 자신의 신세를 생각하여 말하였다.

"이건 갈근(葛根)이라고 합니다."

즉, 갈(葛)씨 집안에 남은 오직 하나의 뿌리(根)라는 뜻이다.

53. 중이염에는
만형자

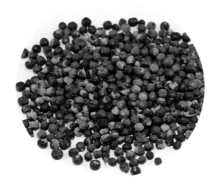

만형자(蔓荊子)는 마편초과 만형자나무[100]의 잘 익은 열매입니다. 현대에 들어서서 이명 · 난청이 증가하고 있습니다. 이명과 난청은 같이 생기기도 하는데, 크게 원인을 나누어 보자면 먼저 귀에 문제가 있는 경우가 있고, 스트레스로 인해서 생기는 것과 큰 소음에 장시간 노출되는 경우, 원기가 부족하거나 나이가 들어 노쇠하여 발생하는 경우가 있으며 원인 불명으로 생기는 경우도 있습니다. 청력이 떨어지면 일상생활에 불편한 점이 많고, 또 청력은 잘 회복되지 않는 경우가 많아서 주의를 요합니다.

일체의 귀 질환에 우선적으로 고려하는 약재가 바로 만형자입니다. 급성

---

100) Vitex trifolia Linne

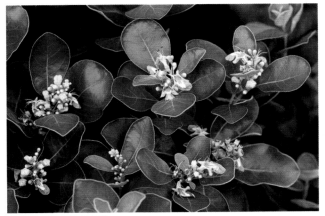

순비기나무(만형자나무)

중이염 혹은 만성 중이염에 사용하는 유명한 처방인 '만형자산(蔓荊子散)'은 만형자가 주재료이며, 이명증에도 효과가 좋습니다.

또한 만형자는 풍열(風熱)을 제거하면서 머리와 눈을 밝게 하는 효능이 좋아서 풍열(風熱), 즉 바이러스성 감기와 각종 두통에 사용하고, 치통이나 눈의 충혈, 다루(多淚), 눈이 어두운 증상에 사용합니다. 특히 관자놀이 부근을 태양혈(太陽穴)이라고 부르는데, 그 부근이 아픈 편두통에 만형자가 효과가 좋습니다.

『동의보감』에는 "성질은 약간 차며 맛이 쓰고 맵고 독이 없다. 풍으로 머리가 아프며 골속이 울리는 것, 눈물이 나는 것을 낫게 하며 눈을 밝게 하고 이빨을 든든히 하며 9규를 잘 통하게 하고 수염과 머리털을 잘 자라게 한다. 습비(濕痺)로 살이 오그라드는 것을 낫게 하며 촌백충과 회충을 없앤다."고 기록되어 있습니다.

현대과학으로 증명된 만형자의 효능은 혈압 강하 효과, 진통 효과, 항염증 효과, 항균 효과 등이 있습니다.

강서성(江西省) 포양호(鄱陽湖)의 동해안에 다보향(多寶鄕)이라는 마을이 있었다. 여기엔 모래산이 있었는데, 매년 가을이면 이 산의 만형자나무에 만형자가 가득 열리곤 하였다. 이것은 귀중한 약재로, 그 지역 사람들의 주요 수입원인 보물이었다. 그래서 많은 보물이 있는 마을이라는 '다보향'이란 이름도 여기서 얻은 것이다. 이 만형자나무에 관해서 아름다운 전설이 전해 내려온다.

아주 먼 옛날, 이 다보향에 한 남매가 살았다. 누나는 하고(霞姑), 동생은 운외(云嵬)였다. 그들의 부모는 일찍이 세상을 떠났기에 이 남매는 서로를 의지하며 물고기를 잡아 연명하였다.

어느 날, 운외가 산에서 나무를 하러 들어가서는 밤늦도록 돌아오지 않았다. 하고는 마음이 조급해져서 산길을 따라 동생을 찾으러 갔다. 산을 반쯤 올랐을 때, 그녀는 땔감이 길가에 흩어져 있는 것을 발견했다. 주위를 둘러보니, 바위 틈 사이로 짚신 한 짝이 걸려 있는 게 아닌가. 이 짚신은 동생 운외의 것이었다. 하고는 동생이 잘못되었다 생각하고 그 자리에 주저앉아 큰 소리로 통곡하였다.

오랜 시간이 흘러, 그녀 앞에 흰 수염의 백발 노인이 찾아왔다. 그녀는 자초지종을 설명하였다. 그러자 노인이 알려주길 이 돌 틈 사이에 동굴이 있는데, 동굴 안에 도깨비가 살고 있다고 하였다. 도깨비가 마법을 익히려면 남자 아이 백 명을 잡아먹어야만 하는데 운외가 백 번째 아이였다는 것이다 그런데 만약 도깨비가 마법을 익힌다면 마을에 큰 불행이 찾아올 것이라고 하였다.

하고는 이 말을 듣고는 무릎을 꿇고 절을 한 뒤 어떻게 하면 좋을지 도움을 요청하였다. 노인은 선뜻 손에 들고 있던 지팡이를 건네주었다. 그리고 품 속에서 푸른 비단 천을 주며서 말하길 "이 지팡이로 돌 틈을 두드려 열고, 도깨비를 만나면 동굴 밖으로 유인해서 이 천을 씌우도록 하거라."

하고는 물건을 받고 노인에게 다시 인사를 하고는 돌 틈으로 들어갔다. 그리고 지팡이로 돌 문을 두드리니 신기하게도 돌 문이 열리고 입구가 보였다. 그녀가 컴컴한 동굴로 들어서자 지팡이에서 불빛이 나와 길을 밝혀 주었다. 좁은 길을 한참 걸어가니 갑자기 길이 넓어지며 푸른색 괴물이 돌 위에 앉아 눈을 감고 주문을 외우는 모습을 발견하였다. 그리고 그 옆에는 큰 솥이 있었는데 아래에는 불길이 활활 타오르고 있었고, 솥의 수증기가 주변에 자욱하였다. 그리고 운외는 묶여서 이미 죽은 듯 보였다.

하고는 큰 소리로 외쳤다. "이 도깨비야, 도망갈 생각일랑 하지 말아라!" 그리곤 지팡이로 도깨비를 내리쳤다. 그러자 지팡이가 긴 채찍으로 변해 도깨비를 단단히 묶어버렸다. 그녀는 그대로 도깨비를 밖으로 끌고 나갔다. 끌고 가면서 흘끗 보니 도깨비가 차갑게 웃고 있는 것이 아닌가. 도깨비는 갑자기 하고를 향해 피를 뿜었다.

하고가 민첩하게 피를 피하여 동굴 밖으로 도깨비를 끌어내 푸른 천을 씌웠더니 갑자기 하늘에서 천둥번개가 치고 황사가 불어왔다. 조그만 비단 천은 큰 그물로 변해 도깨비를 꽁꽁 묶었다. 도깨비가 납작해져서 미동도 없이 가만히 있자 거센 황사가 도깨비 옆에 쌓이기 시작했다. 그리고는 곧 황사가 쌓여 거대한 모래산으로 변하였고, 도깨비를 싸고 있던 그물은 푸른 만형자나무로 변해버렸다.

하고는 몸을 돌려 동굴로 돌아가 운외의 가슴을 쳐 보았다. 하지만 동생은 숨을 쉬지 않았다. 그녀가 주저앉아 엉엉 울고 있는데, 그 때 그녀의 손에 들고 있던 지팡이에서 빛나는 구슬 한 알이 나와서 동생의 가슴팍에 떨어졌다.

그러자 운외가 눈을 뜨고 깨어났다. 동생이 깨어나는 그 순간, 지팡이도 황금색 용으로 변해 동굴 밖으로 날아갔다. 하고는 이 모든 것이 신선의 도움이란 것을 깨닫고, 운외와 함께 절을 하였다.

이후에, 사람들은 이 만형자의 과실을 물에 우려서 먹으면 눈을 밝게 하고 종기를 치료하는 효능이 있다는 것을 알았다. 그리하여, 포양호의 모래산에서 나는 만형자를 아직까지도 으뜸으로 친다.

55. 열을 식혀주는
지골피

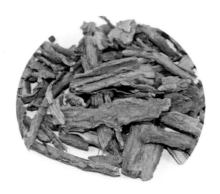

　지골피(地骨皮)는 가지과 구기자나무[102]의 뿌리껍질입니다. 앞서 간신 (肝腎)을 보하고, 눈을 밝게하는 구기자에 대해서 알아보았는데, 구기자만 큼이나 많이 사용하는 약재인 지골피는 구기자나무의 뿌리껍질입니다.

　지골피는 맛이 달고 성질이 차가워서 열을 꺼주고 피를 식혀주는 청열 양혈(淸熱凉血)하는 효능을 지닌 대표적인 약재 중의 하나입니다. 몸에 나 쁜 열이 있으면 그것이 피를 뜨겁게 하여 이곳저곳을 돌아다니게 되고, 심 하면 출혈증이 나타나는데, 지골피는 달구어진 피를 적절하게 식혀서 토 혈(吐血), 객혈(喀血), 코피, 피오줌(血淋) 등을 다스립니다. 또 폐의 열로 인

---

102) Lycium chinense Miller

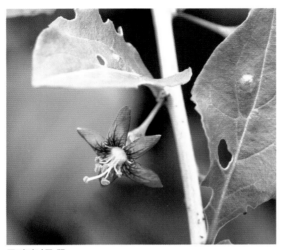
구기자나무 꽃

한 해수천식(咳嗽喘息)을 치료하며 혈압을 낮추고, 소갈증이나 악성 부스럼, 종기에도 응용이 가능합니다.

『동의보감』에는 "족소음경과 수소양경에 들어가서 땀이 나는 골증열[骨蒸]을 낫게 한다. 피부의 열을 잘 풀리게[解] 한다."라고 기록하고 있는데, 골증열(骨蒸熱)이라고 하는 것은 뼈의 부근에서 나는 열로 과로하거나 원기가 떨어진 상태에서 나타나고, 특히 갱년기 때 자주 볼 수 있는 증상입니다. 이러한 열증은 차가운 약으로 식혀줘야 하기 때문에 갱년기 증후군의 약을 처방할 때 지골피가 자주 쓰이게 됩니다.

현대과학으로 밝혀진 지골피의 효능은 혈압 강하·혈당 강하·고지혈증 치료·지방간 예방 효과 등이며, 이 외에도 해열·항균 작용이 연구되었습니다.

전설에 의하면 서태후가 어느 날 갑자기 가슴이 답답해지더니 사물이 흐릿하게 보였다. 어의(御醫)들이 진찰한 후 의견이 갈렸다. 한 쪽은 서태후가 늙어 화기(火氣)가 심해졌으니 마땅히 차가운 약성을 가진 약재를 써야 한다고 하였고, 다른 쪽은 태후의 맥이 가늘게 뛰고 온 몸에 오한이 나니 뜨거운 성질을 가진 약재를 써야 한다고 하였다. 또 다른 쪽은 태후의 맥이 심하게 약하여 보약을 써야 하며 쉽게 고치기 힘들다고 하였다.

의견이 분분하던 때에 마침 군대를 이끌고 조정으로 돌아온 한 장군이 자신의 모친도 예전에 유사한 안질환에 걸려 구기자나무의 뿌리껍질을 달여 마시고 눈병이 나아서 눈이 밝아졌다고 알려주었다. 어의들이 이말을 듣고 장군에게 절을 하고 태후에게 진상하니, 과연 지골피의 효과가 강력하여 서태후의 눈병이 나아서 눈이 밝아졌으며 가슴이 답답한 증세도 사라졌다.

후에, 장군이 태후를 뵙고 선물을 상납하였는데 그 안에는 구기자나무 뿌리껍질도 있었다. 태후가 이것이 무엇인지 물었다. 장군은 순간 마을 사람들이 이걸 '구기근(枸杞根)'이라고 부르는데, '구(枸)'자가 '개 구(狗)'자와 발음이 비슷하니, 만에 하나 마음이 갈대 같은 서태후가 기분이 상한다면 자신에게 불벼락이 떨어질지도 모른다는 생각이 들어 그는 약 이름을 슬쩍 바꾸어 말했다.

"이건 신선들이 먹는 약으로 '지골피(地骨皮)'라고 합니다." 태후가 듣고 지골피를 먹으면 신선처럼 오래 살 수 있을 것 같아 매우 기뻐하였다. 장군은 절강 가희현 위당(魏塘)이라는 마을에 살았는데, 이에 서태후는 이 약재를 '위당지골피'라고 이름 지었다. 순식간에 경성의 모든 약재상에는 '위당지골피'를 판다는 간판이 올라왔고, 경성의 유명한 명약이 되었다.

56. 어혈을 제거하는
목단피

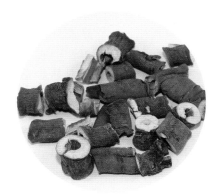

　목단피(牧丹皮)는 작약과 목단[103]의 뿌리껍질입니다. 『동의보감』에는 "성질은 약간 차며 맛은 쓰고 매우며 독이 없다. 뜬뜬한 징가(癥瘕)와 어혈(瘀血)을 없애고 여자의 월경이 없는 것과 피가 몰린 것, 요통을 낫게 하며 유산시키고 태반을 나오게 하며 몸푼 뒤의 모든 혈병(血病), 기병(氣病), 옹창(癰瘡)을 낫게 한다. 고름을 빨아내고 타박상의 어혈을 삭게 한다. ○족소음과 수궐음경에 들어간다. 땀이 나지 않는 골증(骨蒸)을 낫게 하고 음(陰) 속의 화(火)를 사한다. 술에 버무려 쪄서 쓴다. 흰 것은 보하고 붉은 것은 잘 나가게 한다."고 기록하고 있습니다.

---

103) Paeonia suffruticosa Andrews

목단피는 지골피와 마찬가지로 청열양혈(淸熱凉血)하는 약이면서 동시에 피의 순환을 좋게 하고 어혈을 없애는 활혈화어(活血化瘀)하는 약입니다. 따라서 열독으로 인하여 몸에 붉은 반점이 생기는 열독발반(熱毒發癍) 증상과 피가 훈증되어 발생하는 토혈(吐血), 코피를 포함한 각종 출혈증을 다스립니다. 특히 자음강화(滋陰降火)라고 하여 음(陰)을 보충하면서 화기(火氣)를 내려주는 효능이 있어서 야

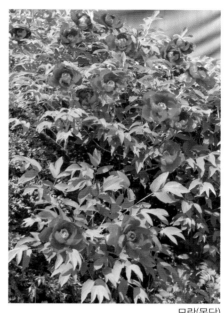

모란(목단)

간에 열이 나는 증상과 지골피에서 설명한 골증열(骨蒸熱)을 다스리고 활혈(活血)하는 효능이 있어서 폐경(閉經)이 된 여성에게 사용합니다. 또 어혈로 인해서 생리통이 심한 통경(痛經)에 사용합니다. 타박이나 외상으로 인하여 통증이 있는 것도 물론 치료할 수 있고, 열독이 심한 종기나 부스럼에도 사용이 가능합니다.

목단피는 단독으로 사용되는 경우도 있지만, 음기(陰氣)를 보충하는 가장 유명한 처방인 '육미지황탕(六味地黃湯)'의 한 축을 담당하고 있습니다.

현대과학으로 연구된 바에 따르면 목단피에는 혈압 강하 효과, 해열 효과, 항염증 효과, 항균 효과, 면역증강 효과, 항응고 효과 등이 있다고 보고되었습니다.

천 년도 훨씬 전, 소주 호구산(虎丘山) 아래 베틀로 천을 잘 짜기로 소문난 '유춘 (劉春)'이라는 사람이 살았다. 어떤 새, 어떤 꽃이든지 그녀는 한 번만 보면 똑같이 천에다 옮겨 놓았다. 그녀가 베틀로 만든 꽃과 새는 마치 살아 있는 것 같아서 보는 사람마다 탄성을 자아냈다.

어느 해, 부태(府台) 노인의 딸이 시집을 가게 되었다. 노인은 유춘에게 비단을 먼저 짜고 그 뒤에 목단꽃 모양으로 장식을 하고, 마지막에 금으로 처리하게 하였다. 하지만 유춘은 살면서, 꽃 중의 왕인 목단을 본 적이 없었기에 어찌 비단을 짜야 할지 몰랐다.

보름이 흐르고, 유춘은 걱정으로 얼굴이 누렇게 변하면서 점점 수척해졌다. 그러던 어느 날 밤, 그녀는 갑자기 선혈을 토하며 베틀 위로 쓰러지고 말았다. 이 때, 아름다운 선녀가 내려와 병을 꺼내 약을 그녀의 입에 흘려 넣으니 유춘이 즉시 깨어났다. 선녀가 말했다. "나는 목단 선녀다. 꽃을 피우지 말라는 무측천(武則天)을 반대하다가 낙양에서 도망쳐 나왔다."

말을 끝내고 그녀가 창밖의 정원을 가리키자, 그 즉시 목단화가 피기 시작했다. 유춘은 기뻐하며 밖을 보면서 피기 시작한 목단화를 관찰하고는, 쏜살같은 속도로 베를 짜기 시작했다. 송이송이 고운 자태의 목단 꽃이 새겨진 비단을 짜냈더니, 주변에서 살랑살랑 나비가 날아들었다.

부태 노인의 하인이 와서 얼른 비단을 가져갔지만 막 그의 집에 들어서자 어찌된 영문인지 비단의 목단 꽃이 전부 시들어 꽃잎이 떨어진 후였다.

부대 노인은 화를 내며 당장 유춘을 잡아오라 명령하였지만, 이미 그녀는 목단 선녀와 사라진 후였다. 그녀는 떠나기 전, 마을 사람들에게 그 약병을 남겼다. 약병 안에는 약이 반쯤 들어 있었는데, 후에 사람들은 그것이 진정한 목단피라는 것을 알게 되었다.

TIP • 『동의보감』에는 "모란(목단)이 들어 있는 약을 먹을 때에는 생고수 (生胡荽)를 먹지 말아야 한다.", "모란뿌리껍질(목단피)은 마늘을 꺼린다."고 기록되어 있습니다.

57. 갈증을 멎게 하는
노근

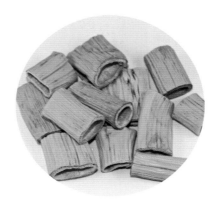

노근(蘆根)은 벼과 갈대[104]의 뿌리입니다. 갈대는 물가 어디서나 자라기 때문에 쉽게 구할 수 있는 약재입니다. 가을에 갈대를 보고 있으면 운치가 있는데, 뿌리가 약으로 쓰인다니 신기합니다.

『동의보감』에는 "노근의 성질은 차고 맛은 달며 독이 없다. 소갈과 외감열(客熱:객열)을 낮게 하고 음식 맛이 나게 하며 목이 메는 것, 딸꾹질하는 것을 멎게 한다. 임신부의 심열과 이질, 갈증을 낮게 한다. ○물속에서 자라는데 잎은 참대[竹花]와 비슷하고 꽃은 희다. 큰 갈대는 잔 갈대보다 좀 큰데 큰 갈대나 잔 갈대나 같이 쓴다. ○약에 쓸 때에는 역수로(逆水蘆)가 좋은데

---

104) Phragmites communis Trinius

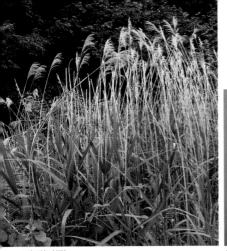
갈대(여름)

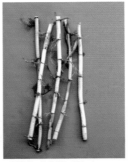
채취한 갈대 뿌리줄기

이것은 뿌리가 물이 흐르는 방향과 반대로 난 것이다. 또한 물 밑에 들어 있는 달고 매운 것을 쓰고 뿌리가 드러나 물에 뜬 것은 쓰지 못한다."고 기록하고 있습니다.

　노근은 열을 꺼주고 진액을 생성해 주는 약입니다. 열병을 앓으면 몸이 불같이 달아오르기도 하지만 가슴이 답답한 번증(煩證), 목이 마른 갈증(渴證)이 생기기 쉬운데, 노근을 적절하게 사용하면 열병과 번갈 모두 치료할 수 있습니다. 고열이 나면 우리 몸에서 열을 없애기 위해서 땀을 내게 되는데, 고열의 온열병에서는 진액의 손상이 흔히 생기게 됩니다. 그래서 갈증이 심하게 날 때 예전에는 신선한 갈대 뿌리즙과 배즙, 연근즙, 맥문동즙 등을 짜서 먹이곤 했습니다.[105] 대체로 신선한 노근일수록 효과가 더 좋습니다.

　또 구토를 다스리고, 소변을 시원하게 나가게 하는 이뇨 작용이 있기 때문에 위의 열로 인한 구토·딸꾹질을 치료하고, 소변이 잘 나오지 않거나 요도에 통증이 있는 증세를 다스립니다.

　마지막으로 노근은 폐에 작용을 하여, 폐의 열로 인한 기침과 폐의 염증이 심해서 농을 토하는 증세를 다스립니다.

---

105) 온병조변(溫病條辨) 오즙음(伍汁飮): 鮮蘆根汁, 荸薺汁, 麥門冬汁, 梨汁, 藕汁

옛날 옛적, 어느 고을에 약재상을 하면서 사는 사람이 있었다. 그 지역 백리 주위에 그 약재상이 하나밖에 없었기 때문에, 약재상은 그 지역에서 돈을 많이 벌었다. 마을 사람들은 어떤 병이건 그의 약을 먹어야 했고, 그가 원하는 대로 돈을 지불해야 했다.

어느 가난한 이의 아이가 열이 심하게 났다. 몹시 가난하던 그는 약재상에게 가서 무슨 약을 먹어야 하는지 물었다. 약재상은 열을 없애려면 '영양각(영양의 뿔)'을 먹어야 하며, 영양각 5푼(2g)에 은화 10냥을 달라고 하였다.

가난한 사람이 "제발 깎아주세요. 가난한 살림에 이렇게 비싼 약을 살 수가 없습니다."라고 간곡히 부탁하였지만 약재상은 매몰차게 "그렇담 먹지 마시오. 난 팔지 않겠소."라고 단칼에 잘라버렸다.

가난한 사람는 어쩔 수 없이 집에 돌아와 아이를 안고 울었다. 그 때 마침 냄새나는 거지가 지나가다 그 내역을 듣고 말하였다.

"영양각만 해열하는 효과가 있는 법은 아니지요."

"더 싼 약이 있단 말이오?" 다급하게 가난뱅이가 물었다.

"난 돈 한 푼 필요 없는 약을 알고 있습니다."

"어떤 약이오?"

"연못가로 와서 갈대를 파다 그 뿌리를 달여 먹이십시오. 뿌리의 효과가 아주 좋답니다."라고 하곤 거지는 어디론가 사라져버렸다.

가난뱅이는 즉시 갈대 뿌리를 캐다가 아이에게 달여 먹였다. 과연 아이의 열이 내리는 것이 아닌가. 가난뱅이는 매우 기뻐하며 거지와 좋은 친구가 되었다. 이때부터 마을 사람들은 열이 날 때마다 다시는 약재상을 찾아가지 않았는데, 노근이 돈이 안 드는 훌륭한 해열제 역할을 해주었기 때문이다.

58. 천연 항생제
연교

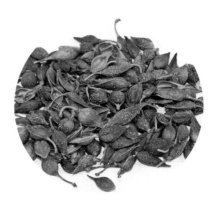

연교(連翹)는 물푸레나무과 의성개나리[106] 혹은 연교[107]의 열매인데, 열매가 막 익기 시작할 때 채취하여 말린 푸른빛이 도는 연교를 청교(淸翹)라고 부르고, 완전히 익었을 때 채취하여 말린 것을 노교(老翹)라고 부릅니다. 열매가 연봉우리(蓮)를 닮아서 '연교(連翹)'라고 불리는 약재입니다.

연교는 천연 항생제로 불릴 만큼 효능이 좋습니다. 맛이 쓰고 성질이 약간 차가워서 열을 끄고 해독하는 청열해독(淸熱解毒)하는 대표적인 약재입니다. 더불어 밖에서 들어온 바이러스 등의 풍열(風熱)을 잘 제거하고, 맺힌 기운을 풀어주며 부은 것을 가라앉히는 효능이 뛰어납니다. 효능이 항

---

106) Forsythia viridissima Lindley
107) Forsythia suspensa Vahl

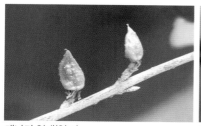
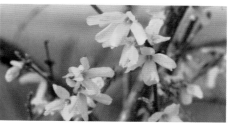

개나리 열매(연교)   개나리

생제와 비슷하지요. 특히 부스럼이나 종기를 잘 치료하기 때문에 창가(瘡家)[108]의 성약(聖藥)이라는 별명이 있습니다.

주로 치료하는 병들도 온열(溫熱)이라고 부르는 뜨거운 사기(邪氣)가 들어온 열병과 감기이고, 피부에 열기가 몰려서 붉은 반점이 생기거나 피부가 붉게 변하는 단독(丹毒), 반진(斑疹) 등도 치료합니다. 또 창가의 성약이라는 별명답게 옹창(癰瘡)이라 부르는 종기나 부스럼을 잘 치료하고, 갑상선이나 편도가 붓고 아픈 영류(癭瘤)와 림프절이 붓고 통증이 생긴 나력(瘰癧)을 다스립니다. 마지막으로 연교는 심화(心火)를 맑게 하고 소변이 잘 나오지 않는 것도 다스려 줍니다.

『동의보감』에서는 "성질은 평(平)하고 맛은 쓰며 독이 없다. 나력, 옹종, 악창, 영류와 열이 뭉친 것, 고독을 낮게 하며 고름을 빨아내고 창절(瘡癤)을 낮게 하며 통증을 멎게 한다. 5림과 오줌이 막힌 것을 낮게 하고 심에 열이 있는 것을 없앤다. ○수족소양경과 양명경의 약이며 소음경으로 들어간다. 속을 버리고 쓴다. 누창[瘻]과 옹종 때 없어서는 안 되는 약이다."라고 기록하고 있습니다.

---

108) 한의학에서 집 가(家)가 붙은 단어는 그 병을 고질로 앓고 있거나 그것을 많이 하는 사람을 뜻합니다. 예를 들어서 창가(瘡家)는 창질(瘡疾)을 자주 앓는 사람을 말하고, 주가(酒家)는 술을 많이 마시는 사람을 말합니다.

연교는 쓰임새가 대단히 많은데, 특히 풍열로 인한 감기를 치료하는 은교산(銀翹散), 연교패독산(連翹敗毒散)의 주성분입니다. 아마도 연교가 효능도 뛰어나지만, 개나리가 지천에 피어 있기 때문에 약재를 구하기 쉬워서 더욱 널리 쓰인 것이 아닌가 싶습니다.

현대과학으로도 연교의 항균(抗菌), 해독(解毒), 항염(抗炎)의 뛰어난 효능이 입증되었고, 간 보호 작용, 강심 작용, 해열·진통 작용이 있다고 보고되었습니다. 이러한 작용들이 있기 때문에 보통의 목감기, 코감기, 비염, 중이염, 인후염, 후두염 등의 염증성 질환에 항생제 대신 사용할 수 있는 좋은 생약입니다.

　　연교에는 감동적인 이야기가 얽혀 있다. 아주 먼 옛날, 마천령 산마을에 이씨(李氏) 노인이 살았다. 슬하에 1남 1녀를 두었는데 아들은 '대우(大牛)'고, 딸은 '연교(蓮巧)'였다.

　　세월이 흘러 얼마 후 이씨 노인이 세상을 뜨자, 대우와 연교는 서로 의지하며 살았다.

　　어느 날, 연교가 오빠에게 밥을 가져다 주러 산 위로 올라가는데, 산비탈에서 큰 구렁이가 아이를 감고 있는 것이 아닌가. 그녀는 쏜살같이 다가가서는 큰 돌을 집어 쉬지 않고 구렁이에게 던졌다. 아이를 삼키려던 구렁이는 화가 나서 아이를 풀고, 연교를 덮쳐버렸다.

　　풀려난 아이가 뒤늦게 동네 사람들을 불러왔지만, 연교는 이미 구렁이에게 감겨 죽어 있었다. 화가 난 사람들은 구렁이를 때려 죽였다.

　　연교의 희생이 있은 후 얼마 지나지 않아, 그녀의 무덤에 작은 나무가 무럭무럭 자라기 시작했다. 사람들은 이게 연교의 환생이라 믿었다. 후에 연교를 기념하기 위해 이 나무를 '연교나무(蓮翹樹)'라 불렀다.

지모

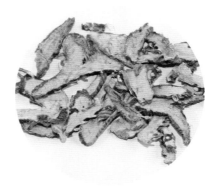

지모(知母)는 백합과 지모[109]의 뿌리줄기입니다. 오래된 뿌리 옆에 새롭게 자라는 뿌리의 모양이 마치 개미[蚳] 모양과 같아서 지모(蚳母)라고 했으나 후에 지모(知母)로 바뀌었다고 합니다. 지모는 가장 오래된 본초서인 『신농본초경(神農本草經)』에 등장할 정도로 쓰임이 오래된 약재인데, 청열사화약(淸熱瀉火藥)이라고 하여 열을 끄고 나쁜 화를 없애주는 대표적인 약재입니다.

『동의보감』에는 "성질은 차고 맛은 쓰며 독이 없다. 골증노열(骨蒸勞熱)과 신기(腎氣)가 허손(虛損)된 데에 주로 쓰며 소갈(消渴)을 멎게 하고 오랜 학질(瘧疾)과 황달(黃疸)을 낫게 한다. 소장을 통하게 하며 담을 삭히고 기

---

109) Anemarrhena asphodeloides Bunge

"당신의 아내는 병에 걸린 것입니다. 우리 집안 대대로 내려오는 비방으로 그 병을 고칠 수 있습니다. 그녀가 올 필요도 없이 이걸 보여준다면 아내의 병이 나을 것입니다."

바보는 기뻐하며 그 비방을 가지고 집으로 돌아와 금은화 아가씨에게 보여주었다. 그녀가 그걸 보자마자 더 심하게 울기 시작했다. 그건 한 장의 그림이었는데 그림 안에는 소똥에 금은화가 꽂힌 그림이었다. 그 옆에 이렇게 쓰여 있었다. '높은 산엔 좋은 물이 있고, 평지엔 좋은 꽃이 있기 마련인데 오직 가여운 금은화만이 바보 집에 있구나.'

그녀는 하염없이 눈물만 흘리다 다음 날 몰래 친정집으로 돌아왔다. 사기꾼은 사실 그의 아버지가 현령이었기 때문에 돈과 권력이 있었다. 그래서 금은화 아가씨가 친정집에 돌아오기를 기다렸다가 그녀가 오자마자 사람을 보내 그녀를 납치해 자신의 집으로 데려오게 하였다.

금은화는 무슨 영문인지 몰랐다가 사기꾼이 야비한 미소를 지으며 그녀를 붙잡는 순간, 모든 것을 깨닫고 화가 나서 그의 뺨에 따귀를 날렸다. 그리고 옆에 있던 돌에 머리를 부딪쳐 그 자리에서 죽어버렸다.

이 소식이 온 마을에 퍼지자 사람들은 모두 슬퍼하였고, 그녀를 경치가 가장 좋은 곳에다 묻어주었다.

얼마 지나지 않아, 그녀의 무덤에 수많은 황금색 꽃과 은백색의 꽃이 피어났다. 그 꽃들은 매우 아름답고 향기가 코를 찔렀다. 사람들은 이것이 금은화 아가씨의 화신이라 믿고 정성스레 보살피며 '금은화(金銀花)'라 이름 지었다.

다음 해, 마을에 눈병이 돌아 수많은 사람들이 앞을 보지 못하였다. 그리고 어느 날 밤, 사람들의 꿈에 금은화 아가씨가 나타났다.

"마을분들~ 금은화는 백병을 고칠 수 있답니다. 금은화는 눈병도 고칠 수 있어요."

61. 생선 비린내가 나는
어성초

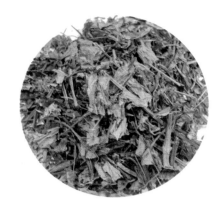

어성초(魚腥草)는 삼백초과 약모밀[111]의 지상부를 건조한 것입니다. 약모밀은 특유의 비린 냄새가 나기 때문에 고기 어(魚), 비린내 성(腥)자를 써서 어성초라고 이름 붙여졌습니다. 어성초는 양나라 시대의 명의였던 도홍경(陶弘景)[112]이 지은 『명의별록(名醫別錄)』에 등장할 정도로 오래 전부터 약으로 사용되어 왔는데, 우리나라 『동의보감』에는 자궁이 빠져나온 질환에 달여 복용하는 단 한 가지 처방만 나옵니다. 그만큼 잘 알려지지 않은 약재였고, 『동의보감』의 설명을 봐도 '이 약은 잘 알려지지 않았다'라고

---

111) Houttuynia cordata Thunberg
112) AD 452년 ~ 536년

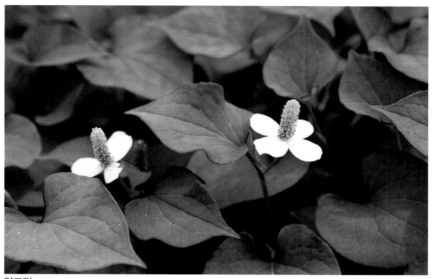
약모밀

되어 있습니다. 현재에는 어성초를 다양한 질환에 응용을 하고 있습니다.

어성초는 맛이 약간 맵고 성질은 차갑습니다. 폐(肺)와 간(肝), 신장(腎臟)에 작용하는 약재로 주로 열을 내리고 해독하는 효능을 가지고 있습니다. 그래서 폐결핵이나 백일해 등으로 피를 토하거나 농을 토하는 경우에 사용하고, 종창이 생기거나 뱀에 물린 것에 달여서 복용하거나 약재를 갈아서 환부에 붙이면 효과가 좋습니다. 또 몸 안의 나쁜 습열(濕熱)이 몰려서 소변이 잘 안 나오거나 신장 기능 저하로 몸이 붓는 증세도 낫게 하고 설사나 이질에도 효과가 좋습니다. 특히 일본에서는 만병 통치약으로 통하고 있지만 몸이 냉한 사람들은 오래 복용하면 안 되는 약재입니다.

오나라와 월나라는 오랜 기간 숙적이었다. 오왕 합려(闔閭)는 월나라를 없애기 위해 대군을 거느리고, 침략을 강행하였다. 그러나 월나라 신하였던 범려(范蠡)의 계책으로 오군은 대패하고, 오왕 합려는 이때의 부상으로 사망하게 된다. 대신 장자인 부차가 오나라 왕으로 즉위했다.

오왕으로 등극한 합려의 아들 부차(夫差)는 부친의 원한을 잊지 않기 위해, 월나라 정벌을 위해 군사력 증강에 매진했다. 긴 세월 동안 장작 위에서 일부러 불편한 잠을 자며 정신을 가다듬고 오자서의 도움을 받아 다시 월나라를 쳐들어갔고, 이번에는 월나라를 멸망 직전까지 몰아붙인다.

월왕 구천(勾踐)은 충신 범려의 진언에 따라 빼어난 미인 서시를 부차에게 바치면서 항복을 청하고, 부차는 오자서의 맹렬한 반대를 무릅쓰고 이것을 수용한다. 서시의 외모가 워낙 절색이라 아버지의 원한을 잊은 것이었다.

한편 구천은 오나라로 가서, 부차의 하인이 되어 열심히 부차를 섬겨 방심을 유도하여 다시 월나라로 돌아온다. 구천은 이때의 억울함을 잊지 않고 방에 쓴 쓸개를 매달고 매일 그것을 맛보면서 복수를 맹세한다. 이것이 와신상담(臥薪嘗膽)이라는 고사이다.

월왕 구천이 오나라 왕 부차에게 모욕을 참고 부차에게 갖은 아부를 하여 겨우 원래 고향인 월나라로 풀려났다. 전설에 의하면, 구천이 고국으로 돌아온 첫해, 월나라에 심한 가뭄이 들어 백성들이 먹을 양식이 없었다. 국민들이 힘든 나날을 잘 보내도록 구천은 직접 산을 누비며 식용할 수 있는 들풀들을 찾아다니다 한 가지 풀을 발견했다. 더군다나 이 풀의 생명력은 아주 강했으며 크고 오래 자랐다. 따라서 월나라는 이 들풀로 가뭄을 견디었는데, 이 풀에서 물고기 비린내가 난다 하여 구천이 '어성초(魚腥草)'라 명명하였다고 한다.

62. 천연 염색제
치자

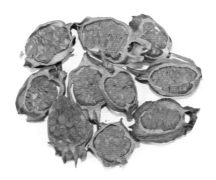

치자(梔子)는 꼭두서니과 치자나무[113]의 잘 익은 열매 혹은 데치거나 찐 열매를 말합니다. 치자는 약으로도 쓰지만 예전부터 염색을 하는 데 사용했습니다. 지금도 치자 물로 염색을 하면 노란색으로 천연 염색을 할 수 있습니다.

『동의보감』에 치자는 "성질은 차며 맛이 쓰고 독이 없다. 가슴과 대소장에 있는 심한 열과 위 안에 있는 열[胃中熱氣], 그리고 속이 답답한 것[煩悶]을 낫게 한다. 열독을 없애고 5림을 낫게 하며 오줌을 잘 나가게 하고 5가지 황달을 낫게 하며 소갈을 멎게 한다. 입 안이 마르고 눈이 충혈되며

---

113) Gardenia jasminoides Ellis

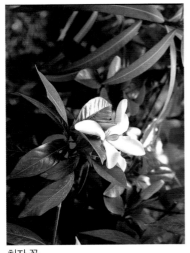
치자 꽃

붓고 아픈 것, 얼굴까지 벌개지는 주사비(酒齇鼻), 문둥병, 창양(瘡瘍)을 낮게 하고 지충의 독을 없앤다. ○수태음경에 들어가며 가슴이 답답하고 안타까워 잠 못 자는 증상을 낮게 하고 폐화(肺火)를 사한다. ○속씨를 쓰면 가슴 속의 열을 없애고 껍질을 쓰면 피부의 열을 없앤다. 보통 때는 생것을 쓰고 허화(虛火)에는 동변(童便)에 축여 새까맣게 되도록 일곱 번 정도 볶아서 쓰고 피를 멈추는 데는 먹같이 검게 닦아서 쓴다. 폐와 위를 시원하게 하려면 술에 우려서 쓴다."라고 기록되어 있습니다.

치자는 열을 끄고 화를 내리는 청열사화(淸熱瀉火)하는 약입니다. 또한 뜨거워진 피를 식히는 양혈(凉血) 작용을 하여, 몸이 허(虛)한데 가슴은 답답하면서 잠이 오지 않는 허번불면(虛煩不眠) 증상에 사용하고, 황달(黃疸), 소갈(消渴), 안구충혈, 토혈(吐血), 코피, 피가 나오는 이질(血痢), 소변이 잘 나오지 않는 임병(淋病), 오줌에 피가 나오는 요혈(尿血), 외상(外傷)에까지 여러 가지 질병에 응용이 가능합니다. 특히 작용이 강하지 않아 부드럽게 청열사화(淸熱瀉火) 하는 데 좋고, 외상으로 통증이 심하고 부종이 심할 때에 치자를 반죽하여 붙이고 자면 부종이 저절로 빠지게 되어 각종 염좌에 많이 사용되고 있습니다.

현대과학으로 밝혀진 치자의 효능은 간 보호 작용, 담즙 분비를 좋게 하는 이담(利膽) 작용, 진정 작용, 혈압 강하 작용, 종기를 가라앉히는 소종(消腫) 작용 등이 있으며 현재 황달이나 간염, 염좌, 고혈압, 당뇨에 넓게 응용되고 있습니다.

　옛날에 한 처녀가 어릴 때 아버지를 여의고 병치레를 많이 하는 어머니와 같이 살고 있었다. 다행히 이 아가씨는 수를 기가 막히게 잘 놓아서 두 모녀는 겨우 입에 풀칠을 할 수 있었다. 어느 날, 아가씨가 집에서 수를 놓고 있는데 갑자기 어떤 사람이 문을 두드리며 말하였다.

　"집에 사람 있요? 저희는 길 가던 사람입니다. 저희 도련님께서 목이 말라서 그런데 물 한 모금 얻어 마실 수 있을까요?" 마음씨 고운 아가씨는 그릇에 물을 받아서 문 틈 사이로 건네주었다.

　'정말 희고 고운 손이군!' 도련님은 눈을 반짝이며 방 안을 훔쳐보았다. 거기엔 가는 허리의 여자 뒷모습이 보였는데 정말 눈이 부셨다. '정말 아름다운 여자야!' 문 밖에서 도련님은 마음 속으로 생각했다.

　도련님은 집에 가서도 그녀의 모습이 머릿속에 떠나지 않았다. 하지만 차마 부모님에게 말씀드릴 순 없어서 혼자 생각할 뿐이었다. 시간이 지나고 그는 결국 몸져눕고 말았다.

　갑자기 아들이 병이 나자 부모는 마음이 타들어갔다. 하나뿐인 아들이 갑자기 몸져누웠기 때문이다. 어쩌면 좋을까 생각하던 어머니가 어찌된 일인지 아들에게 물었다. 어머니는 그 어떤 소원이든 다 들어주겠노라고 하였고, 아들은 실은 그 아가씨를 보고 첫눈에 반해버렸기 때문이라고 말하였다. 어머니는 바로 말을 준비해 아가씨 집으로 직접 갔다.

　한편 아가씨 역시 그 도련님을 살짝 엿본 후 호감을 갖고 있는 터라 도련님의 어머니가 자신의 집으로 와서 도련님과의 결혼을 제안했을 때 기분이 나쁘지 않았다. 하지만 그녀는 그 도련님이 과거 준비를 하고 있다는 이야기를 듣고, 자신과 결혼을 하게 되면 공부를 게을리 하여, 과거 시험 준비에 방해가 될 것 같았다. 그래서 만일 공부를 열심히 하여 급제하면 결혼을 승낙하겠노라고 조건을 걸었다.

　도련님의 어머니는 이 소식을 아들에게 말하였고, 아들은 본래 과거에 뜻이 있었기 때문에 더욱 열심히 공부에 박차를 가하였다.

과거 시험을 보러 떠날 때가 되자 도련님의 부모는 아들에게 하인과 충분한 노잣돈을 쥐어주며 과거 급제를 기원하였다. 그리고 서울로 떠나기 전날 밤, 도련님은 하인의 도움으로 몰래 아가씨를 만날 수 있었는데, 둘은 만나는 순간 사랑에 빠져 둘만의 혼인식을 치렀고, 눈물을 흘리며 이별하였다.

과거를 보러 서울로 가는 길에 도련님은 음식과 물이 맞지 않아 그만 병이 나버렸다. 하인은 노잣돈이 바닥이 난 데다 치료비까지 필요한 상황이라 여관 주인에게 도련님을 부탁하고 얼른 다시 집으로 돌아가 돈을 가져왔다.

하인이 걸음을 재촉하여 겨우 여관에 다시 도착했지만, 이미 도련님은 여관에 있지 않았다. 수소문을 하니 어떤 사람이 말하길, 도련님이 돈이 없어 주인에게 쫓겨나던 중에 그만 발을 헛디뎌 강으로 빠져 익사했다는 것이다. 시체를 찾아서 확인을 해 보니 도련님의 머리는 물에 불어 공처럼 커져 있었다. 하인은 죽은 도련님의 관을 끌고 집으로 돌아왔다. 온 집안은 울음바다가 되었다.

아가씨는 이 소식을 듣자마자 기절해 버렸다. 그리고 물 한 모금도 넘기지 못하고 몸져누웠다. 점차 몸이 쇠약해져 그녀는 한 달도 넘기지 못하고 죽고 말았다.

시간이 흘러 몇 년이 지난 어느 날, 도련님 집으로 많은 사람들이 찾아와 "이 집 도련님 경사가 났어요! 과거에 급제해서 돌아오시는 중입니다!"라고 하는 것이 아닌가. 도련님의 부모는 귀를 의심하였다. 그러나 관복을 입은 아들을 보는 순간 그들의 아들이 죽지 않았다는 사실을 알게 되었다.

아들이 여관에서 쫓겨난 후, 배고픔을 참지 못하여 자신의 옷을 먹을 것과 바꾸었고, 마침 마음씨 좋은 사람을 만났는데 그 사람이 그의 병도 고쳐주고 도성까지 가는 비용도 대주었다. 그렇게 과거에 급제한 그는 금의환향한 것이었다. 물에 빠져 죽은 사람은 사실 도련님의 옷을 사서 입고 다녔던 사람이었다.

후에 도련님은 아가씨를 찾았다. 그리고 그녀가 그를 따라서 죽었단 말을 듣고 그녀의 무덤을 찾았다. 과거에 급제했는데 이미 그녀는 세상을 떠나고 없으니 그의 마음은 무너지는 것 같았다. 그는 슬픔에 3일 밤낮으로 먹지도 마시지도 않고 무덤을 지키다 나흘째 되던 날 그만 아가씨를 따라 저 세상으로 가버렸다.

사람들은 아가씨의 무덤을 파서, 그를 같이 합장했다. 그리고 이튿날이 되자 무덤에서 작은 나무 한 그루가 자랐는데 위에 붉은 빛의 꽃이 피어나고 향기가 코를 찔렀다. 사람들은 아가씨와 도련님의 이름을 한 글자씩 따서 이 식물에 '치자(梔子)'라는 이름을 지어주었다.

63. 소변을 잘 나오게 하는
차

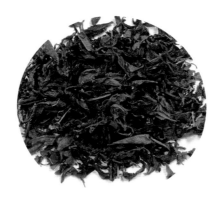

차는 다엽(茶葉), 다명(茶茗)이라고 부르는데, 우리가 아는 녹차입니다. 차는 종류가 수백 가지이며, 우리나라보다 중국이나 일본에서 더욱 많이 소비됩니다.

황도연(黃度淵)이 지은 우리나라 의서인 『방약합편(方藥合編)』의 약성가(藥性歌)에는 차에 대해서 다음과 같이 노래를 만들어서 부르고 있는데 茶茗味苦熱渴息(다명미고열갈식) 上淸頭目下消食(상청두목하소식). 풀이하면 '차는 맛이 쓰다. 열이 나고 목이 마른 증세를 낫게 하고, 위로는 머리와 눈을 맑게 하며 아래로는 음식을 소화시킨다'입니다.

차의 효능은 강심(强心) 작용, 이뇨 작용, 항균 작용, 소염 작용 등입니다. 특히 차의 잎은 장염이나 이질에 효과가 있고 소변이 잘 나오지 않아서 붓는 증세에 효과가 좋습니다. 외용하면 화상을 치료하는 효과가 있습니다. 차나무의 뿌리는 간염이나 심장성 수종증을 치료할 수 있다고 합니다.

현대과학으로 증명된 차의 효능은 항노화, 심혈관계 질병 예방, 암 예방 효과, 항암제 부작용 완화, 항균 작용 등입니다.

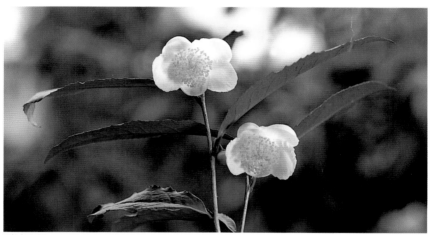

차나무 꽃

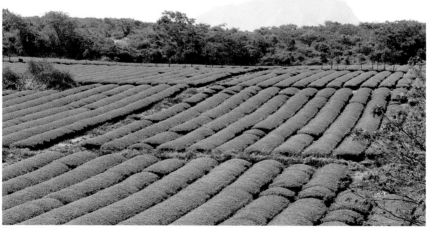

차나무 밭

중국의 전설에는 삼황오제(三皇五帝)가 있다. 삼황(三皇) 중의 하나인 신농씨의 전설이다. 신농씨는 의약(醫藥)을 만들고, 쟁기를 발명했다고 전해진다. 백성들을 위해서 수많은 약초를 맛보았는데, 하루에 70종 이상의 독초를 맛보면서 그 독성을 파악했다. 결국 맹독 성분을 지닌 단장초(斷腸草)를 맛보다가 중독되어 사망했다는 설이 있다.

신농씨의 초상화를 보면 소의 머리를 하고 있거나 머리에 뿔이 솟아나 있는데, 독초를 맛보고 나서 뿔을 만지면 독 기운이 해독되었다는 전설이 있기도 하고, 독 성분 때문에 뿔이 솟았다는 이야기도 전해 내려온다. 특히 신농씨는 수정과 같은 투명한 창자가 있어서 음식물이나 약초가 몸에서 어떻게 소화되고 작용하는지 눈으로 확인이 가능했다고 한다.

어느 날, 신농씨가 72가지 독초를 먹고 중독이 되어 나무 밑에서 의식을 잃게 되었다. 입안이 건조하고 속에서는 불이 나는 것 같았다. 의식을 잃은 지 한참 후에 죽기 직전의 회광반조(回光返照)로 정신이 잠깐 들었는데, 머리 위로 나뭇잎 한 개가 떨어지는 것이 아닌가.

신농씨는 무의식중에 그것을 씹었는데, 입에 침이 괴고 속이 편해지면서 정신이 조금 돌아오는 게 아닌가. 정신을 차리고 주변을 보니 작은 나무에서 녹색 잎이 떨어진 것이었다. 하여, 정신없이 이 잎사귀를 따서 먹었는데, 시간이 얼마 지나지 않아 독 기운이 서서히 해독되는 것을 느꼈다. 나중에 수정 같이 맑은 창자를 통해서 보니 이 잎사귀는 창자를 지나가면서 부패되지 않고 오히려 장 속을 깨끗하게 청소해 주는 것을 알았다. 그뿐만 아니라 그 잎사귀를 먹고 나면 입에서 청아한 향이 났다. 그 사건 이후에 독초를 먹고 나면 해독하기 위해서 그 잎을 먹을 뿐만 아니라 평소에도 우려내어 즐기게 되었다. 그것이 현재의 차(茶) 잎이다.

64. 갑상선에는
하고초

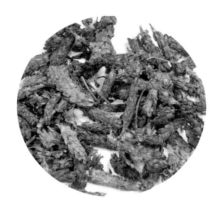

하고초(夏枯草)는 꿀풀과 꿀풀[114] 혹은 하고초[115]의 꽃대입니다. 여름에 시드는 풀이므로 여름 하(夏)와 마를 고(枯)자를 써서 하고초(夏枯草)라고 부릅니다. 식물명인 꿀풀은 벌이 꿀을 따기 위하여 많이 몰려들어 붙여졌다고 합니다.

『동의보감』에는 "성질은 차고 맛은 쓰며 맵고 독이 없다. 추웠다 열이 났다 하는 나력, 서루(鼠瘻)와 머리에 헌데가 난 것을 낫게 하며 징가와 영류를 삭히고 기가 몰린 것[結]을 헤치고 눈이 아픈 것[目疼]을 낫게 한다.

---

114) Prunella vulgaris Linne var. lilacina Nakai
115) Prunella vulgaris Linne

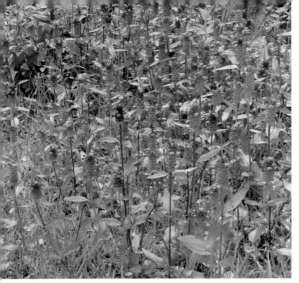
꿀풀

○이 풀은 본래 순수 양의 기운[純陽之氣]을 받은 것이므로 음기(陰氣)를 만나면 말라든다. 궐음(厥陰)의 혈맥(血脈)을 보하는 효과가 있다. 그렇기 때문에 눈이 아픈 것을 신기하게 고치는데 이것은 양으로 음병(陰病)을 낫게 하는 이치이다."라고 기록되어 있습니다.

하고초는 열을 끄고 화기를 내려주는 청열사화(淸熱瀉火) 작용을 하며, 특히 간(肝)의 화기(火氣)를 잘 내려주기 때문에 눈을 밝게 하는 명목(明目) 작용을 합니다. 따라서 눈이 충혈되고 붓는 것과 두통, 어지러움 등에 사용합니다. 또 맺힌 것을 풀고, 부은 것을 가라앉히는 효능이 좋습니다. 하고초의 맺힌 것을 풀어주는 효능을 산결소종(散結消腫)한다고 표현하는데, 그 효능이 우수하기 때문에 현재로 따지면 갑상선염이나 갑상선종, 림프종, 림프염에 해당하는 나력이나 영류를 치료하는 데 사용합니다. 하고초가 특효를 보이는 질환이 몇 가지가 있는데, 그 중의 하나가 바로 유선염입니다. 출산 후에 젖몸살을 하는 경우가 있는데, 통증이 굉장히 심해서 많은 임산부들이 괴로워합니다. 그럴 때 하고초 하나만 달여서 복용하면 감쪽같이 좋아지는 경우가 있습니다. 하고초를 달인 물을 적셔서 붙이면 더욱 좋습니다.

현대과학에서는 하고초에 각종 균에 대한 항균 작용과 고혈압을 낮추는 강압 작용 등이 있다고 연구되었습니다.

어느 생원의 어머니가 나력[116]에 걸려 목이 부어올라 농까지 흘러내렸다. 사람들이 입을 모아 이 병은 낫기 힘들다고 하였고, 생원은 마음이 조급하였다. 어느 날, 돌아다니며 치료를 하는 떠돌이 의사가 왔는데 그가 생원에게 말하길 "산 위에 한 약재가 있는데 이런 병에 아주 좋습니다."라고 하였다.

생원은 의사에게 도와달라고 하였고, 의사는 곧 산으로 올라가 보랏빛 꽃이 핀 들풀을 캐서 돌아왔다. 그리고 꽃을 잘라내어 물에 달여 어머니에게 먹이게 하였다.

며칠이 지나고 생원 어머니의 농이 멈추고 상처가 아물었다. 그리고 다시 며칠이 지나고 병이 완전히 나았다. 어머니는 매우 기뻐하며 아들에게 이 의사 선생을 집에 모시고 살며 은혜를 갚자고 하였다. 가족이 없어 정처없이 떠돌던 의사도 매우 기뻐하며 낮에는 약을 캐고 환자를 진료했고, 밤에는 생원의 집에 묵었다. 생원 역시 자주 의사와 대화를 나누며 틈틈이 의술에 관심을 가졌다.

그리고 일 년이 흘러, 의사가 고향으로 돌아가겠노라고 하였다. 그가 가기 전 생원에게 말하였다.

"제가 이 집에서 일 년을 묵었습니다. 얼마나 드리면 되겠습니까?"

"제 어머니의 병을 고쳐 주셨습니다. 그것에 비하면 여기에 머무신 것은 대단한 일도 아닌걸요."

의사가 곰곰이 생각하더니 그렇다면 보답의 의미로 약초 하나를 알려주겠다고 이야기했다. 말이 끝나자마자 의사는 생원을 데리고 산으로 갔다. 거기에는 둥근 잎을 가지고, 보랏빛 꽃이 핀 들풀이 있었는데 그걸 가리키며 의사가 말하였다. "이게 나력을 치료하는 약입니다. 자세히 보십시오. 그리고 이 약은 여름이 지나면 없어집니다." 생원은 그 약초를 유심히 보았고, 잘 기억해 두었다.

두 사람은 그 길로 헤어지고 또 그렇게 두어 달이 흘렀다. 그 해 여름 끝자락에 한 현령의 모친이 나력에 걸려 의사를 찾는다는 방이 걸렸다. 생원은 그 소식

116) 결핵선 임파선염

을 듣고 얼른 현령을 찾아가 말하길 "제가 나력을 고칠 수 있는 약을 압니다."라고 하였다. 현령은 사람을 파견해 생원을 따라 산에 가도록 하였다.

하지만 아무리 찾아도 둥근 잎에 보라색 꽃이 핀 약초를 찾을 수 없었다. 생원은 이상하다 생각했다. '이게 어찌된 일이지?'그는 근처 산을 다 돌아다녔지만 한 포기도 찾을 수 없었다. 결국 그는 관아로 끌려가 사기꾼이라는 판결을 받아 곤장을 50대나 맞았다.

그 다음 해 봄이 오자 의사가 다시 돌아왔다. 생원이 의사에게 원망 가득한 목소리로 말하였다. "당신 때문에 제가 하마터면 죽을 뻔했습니다." 영문을 모르는 의사가 되물었다. "무슨 말입니까?" 생원은 자초지종을 설명해 주었다. 그러자 의사는 다시 생원을 데리고 산을 올랐고 산에는 바로 그 들풀이 자라고 있었다. 의사는 "그 때 제가 말하지 않았습니까. 이 풀은 여름이 지나면 바로 말라 죽습니다. 그렇기 때문에 일찍 와야 합니다."라고 핀잔을 주었다.

생원은 그제야 자신이 현령의 모친을 위해서 약초를 캘 때가 여름이 거의 다 지나갈 무렵이었다는 사실을 깨달았다. 그리고 자신의 실수를 깨닫고는 다시는 잊지 않기 위해 약초의 이름을 '하고초(夏枯草)'라고 지었다.

'진나라 땅에는 모든 풀이 보배다' 이 말은 틀린 게 하나 없다. 아주 먼 옛날부터 위북(渭北)의 교산(喬山)에는 셀 수 없이 많은 약초들이 자랐다. 매년 봄만 되면 교산 도처에 풀이 빽빽하게 나고, 풀과 꽃이 흐드러지게 피었다. 온갖 색의 풀들이 자라 아름다움은 이루 말할 수 없을 정도였다. 그리고 수확의 계절인 가을이 되면 온 땅이 과실로 그득하여 약초 캐는 이의 얼굴에 미소가 끊이지 않았다. 모든 사람이 빈 광주리를 메고 산에 들어갔다. 산에서 돌아갈 때쯤 광주리에는 온갖 약초가 그득하였다.

교산에는 수많은 약초가 있지만 그 중 가장 특별한 건 2가지이다. 바로 '해아삼(孩兒參)'과 '황금(黃芩)'이다. 해아삼은 생긴 모양이 희고 부드러운 게 꼭 통통한 아이의 팔다리와 같다. 황금은 길고 빛나는 노란색을 띄고 날씬하다.

전설에 의하면, 해아삼과 황금은 같이 살았다. 같이 햇빛을 받고 비를 맞으며 같이 놀고 같이 컸다. 황금은 여동생이었고, 해아삼이 언니였다. 그렇게 몇 년이 흘러, 그녀들은 자라 아가씨가 되었다. 특히, 해아삼은 예쁠 뿐만 아니라 심성이 곱고 따뜻했다. 늙고 허약한 환자들이 그녀를 특별히 좋아했는데, 복잡하고 고질적인 질병도 그녀가 치료하면 금세 호전되었다.

황금은 할아버지들이 해아삼 언니만 좋아하고 자신은 냉대한다고 여겨 마음이 불편했다. 그래서 조금씩 해아삼과의 사이가 소원해졌다. 해아삼을 만나도 황금은 딱딱하게 굳은 얼굴을 하고 냉랭하게 대했다. 하지만 해아삼 언니는 예전과 같이 따뜻하게 동생을 대했다. 이런 상황이 되니 황금은 점점 해아삼이 얄미워졌고, 독한 말과 행동으로 언니를 힘들게 하였다.

해아삼은 황금과 대화를 하고 싶었지만, 이미 황금의 마음이 편협해진 터라 일이 잘 풀리지 않았다. 그들의 관계는 갈수록 어색해졌다. 해아삼이 생각하길 '황금이 이렇게나 나를 미워하는데 내가 굳이 여기 남아 있을 이유가 있나? 다른 곳에 가더라도 치료해 달라고 나를 찾는 이가 많겠지. 괜히 여기 남아 황금을 불편하게 하지 말자.' 곧 해아삼은 사람이 적은 영하(寧夏) 지방으로 가기로 결심했다.

해아삼은 자신의 생각을 황금에게 말하며, 절대 다른 사람에게 발설하지 말아달라고 하였다. 발설한다면 다시는 자신을 보지 않겠다고 하였다. 황금은 해아삼이 간다는 말을 듣고 매우 기뻤다. 그래서 고개를 연신 끄덕이며 비밀을 지키겠노라고 하였다.

얼마 지나지 않아 황금은 자신이 예전에 해아삼 때문에 냉대받은 것을 떠올리며, 이 모든 것이 언니 때문이라고 생각하였다. 그리고 만약 다시 언니가 돌아온다면 또 다시 예전처럼 찬밥 신세가 될 것이라는 생각을 하였다. 그래서 황금은 언니가 영하로 간다는 사실을 사람들에게 조금씩 말하고 다녔다. 이 소식은 순식간에 퍼져서 영하의 사람들 귀에까지 들어갔다. 영하 사람들은 매우 기뻤다. 그들은 해아삼이 꼭 필요했기에 영하 사람들은 그녀를 기다리기 시작했다.

해아삼이 영하로 떠난 후 황금은 매우 기뻤다. 하지만 시간이 흐르자, 황금은 조금씩 심심해졌고 외로웠다. 그녀는 해아삼과 행복했던 나날들을 추억하며 후회하기 시작했다. 병을 고치러 온 사람들도 황금이 나쁜 마음으로 해아삼을 쫓아냈다는 사실을 알고 욕하기 시작했다.

황금의 마음은 점점 메말라 갔고, 사람들의 원성을 듣는 것이 점점 오래되니 황금은 바싹 메마르고 맛이 써져 버렸다. 그때 맛이 써져 버렸기에 지금도 황금은 맛이 굉장히 쓴 것이다.

67. 하초의 열을 꺼주는
황백

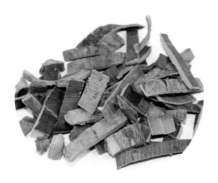

　황백(黃柏)은 운향과 황벽나무[119]의 줄기껍질로 주피를 제거한 것을 말합니다. 황벽나무의 껍질 코르크층을 제거하면 노란색[黃]이므로 황벽(黃蘗)으로 불리다가 지금은 황백(黃柏)으로 불리고 있습니다.

　『동의보감』에서는 "황백은 성질은 차며 맛이 쓰고 독이 없다. 5장과 장위 속에 몰린 열과 황달(黃疸), 장치(腸痔) 등을 주로 없앤다. 설사와 이질(痢疾), 적백대하(赤白帶下), 음식창을 낫게 하고 감충을 죽이며 옴과 버짐, 눈에 열이 있어 피지고 아픈 것, 입 안이 헌것 등을 낫게 하며 골증노열(骨蒸勞熱)을 없앤다. ○족소음과 수궐음의 본경약(本經藥)이며 족태양의 인경약

119) Phellodendron amurense Ruprecht

(引經藥)이다. 또한 방광의 화를 사하고 신의 화도 사한다. 화를 사하고 음을 보하는 효능이 있다. ○약 기운을 아래로 내려가게 하려면 소금을 푼 술에 축여 볶아서 쓰고 화가 성한 때에는 동변에 담갔다가 쪄서 쓴다."고 기록하고 있습니다.

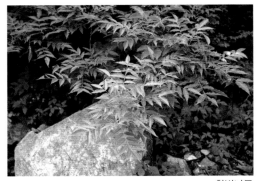
황벽나무

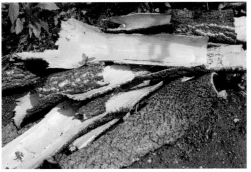
황벽나무 줄기껍질

『동의보감』의 내용을 보면 인경약(引經藥)이라는 개념이 나오는데, 한방에서는 어떤 특정한 장부나 경락으로 약 기운을 보내려고 할 때 각 장부에 해당하는 인경약을 첨가하면 그 쪽으로 약효가 몰려간다고 생각했습니다. 예를 들어서 어떤 약을 간장(肝臟)이나 담(膽)으로 보낼 때는 시호(柴胡)나 청피(青皮)를 넣고, 위(胃)로 보낼 때는 갈근(葛根) · 승마(升麻) · 석고(石膏) 같은 약을 넣어서 사용합니다. 신장의 음기가 더욱 약하다고 진단이 나온다면 기본 처방에 신장으로 약의 기운을 인경(引經)하는 황백(黃柏)을 넣어서 사용하면 더욱 효과가 좋다는 것이지요.

황백은 황련, 황금과 마찬가지로 청열조습약(清熱燥濕藥)이고 사화해독(瀉火解毒)하는 효능이 우수합니다. 특히 신장과 방광이 있는 아랫부분의 습열(濕熱)을 제거하는 효능이 좋습니다. 그래서 몸에 나쁜 습열(濕熱)로 인해서 설사나 이질, 황달(黃疸)이 있거나 남자가 정액이 스스로 나오는 증세, 소변이 탁하게 나오는 증세, 여자의 분비물인 대하(帶下)가 있는 증세 등을 낫게 합니다. 또 뼈에서 열이 나거나 입에 염증이 생기는 증세, 눈이 충혈되고 붓는 증세, 종기나 부스럼, 피부가 짓무르는 증세 등의 여러 질환에 효능이 좋습니다.

황백은 그냥 사용하기도 하는데, 소금물에 한 번 구워서 사용하면 음을 보하고 화열(火熱)을 내리며 신장의 음기를 보충하는 효능이 배가 됩니다. 보통 지모(知母)와 짝을 이루어 사용되는데, 음을 보충하고 화기를 내리는 자음강화(滋陰降火)의 용도로 사용됩니다.

황백의 주성분은 베르베린(berberine)인데, 베르베린은 황련에도 들어 있는 성분으로 강력한 항염·항균 작용을 합니다. 황백에 대해 연구된 것을 살펴보면 항균·항진균 작용을 비롯하여 기침을 멎게 하는 진해 작용, 혈압을 낮추는 강압 작용, 간염을 예방하는 효과, 면역력 증강 작용, 항궤양 작용 등이 보고되었습니다.

　옛날, 장안에 부유한 왕선부(王善夫)라는 상인이 있었다. 그는 돈을 많이 벌어서 모자란 것이 없었지만 딱 하나 소변이 잘 나오지 않아서 배가 부르고 심지어 배가 돌같이 딱딱해졌다.

　소변이 나오지 않고 배가 부른 것이 극한에 이르자 다리와 발까지 부어올라 살이 터져서 노란 물이 나왔고, 두 눈도 튀어나왔다. 왕선부는 먹지 못하고 자지도 못했으니 그 고통은 이루 말할 수 없었다.

　그는 당대의 유명한 명의였던 이동원(李東垣)에게 치료를 부탁하였고, 이동원은 진단을 하고 원인을 찾는 도중에 황제내경(黃帝內經) 소문(素問)의 한 구절이 떠올랐다.

　'양이 없으면 음이 생(生)하지 않고, 음이 없으면 양이 화(化)하지 않는다(無陽則陰無以生, 無陰則陽無以化)' 즉, 방광은 소변을 내보내는 주도지관(州都之官)으로 소변을 저장하였다가 기화 작용을 통해 배출하는데, 이 병은 소변이 막혔으니 분명 음(陰)이 없어 양기(陽氣)로 화하지 못해서 생겼다고 생각했다.

　이동원은 왕선부에게 "당신은 산해진미를 너무 먹어서 신수(腎水)가 손상되었습니다. 결국 신수가 없어서 방광을 마르게 한 것입니다. 그래서 소변이 나오지 않고, 화가 도로 역상(逆上)하여 구역질이 나는 것입니다."라고 말한 후, 쓰고 차가운 성질의 약인 황백과 지모 한 냥씩을 술로 법제하여, 육계 한 돈과 해서 조그마한 크기로 환을 빚어 200알씩 따뜻한 물과 먹도록 하였다. 얼마 후, 음경이 칼로 지지는 듯 아파오더니 오줌이 홍수처럼 폭발하였다. 그리고 부종이 완전히 사라졌다.

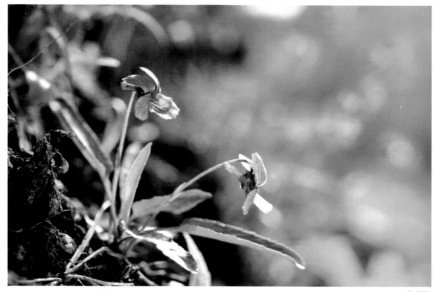

제비꽃

입니다. 우리 몸이 외부의 세균이라든지 바이러스가 들어오면 조직이 빨
갛게 부어오르고 아픈 증세가 생기는데 심하면 농이 생기는 화농성 감염
이 되기도 합니다. 이러한 화농성 감염에 열을 내려주면서 해독하는 작용
을 하기 때문에 달여서 복용하거나 외용하게 되면 통증도 없어지고 부은
것도 내리는 효과를 내게 됩니다. 또 뱀에 물린 상처에도 외용하면 효과적
입니다. 마지막으로 습열로 인한 황달과 이질을 치료하는 효과가 있습니다.

성질이 차갑기 때문에 오래 복용하는 것은 권하지 않고, 몸이 냉한 사
람들은 복용을 삼가야 합니다.

전설

자화지정은 보랏빛 꽃이 피는 것으로 유명하다. 전설에 의하면 아주 먼 옛날 가난한 두 형제가 우연히 이 약의 효능을 발견했는데, 특히 열을 내리고 해독하는 효능이 뛰어났다.

옛날 옛적, 밥을 빌어먹는 두 거지가 우연히 만났는데, 하루 종일 수다를 떨다 보니 마음이 잘 맞아 의형제를 맺었다. 어느 날, 동생의 손가락에 염증이 생겨 빨갛게 부풀어 오르는 것이 아파 잠을 이루지 못할 정도였다. 형은 동생을 데리고 근처 외과약을 파는 '제생당(濟生堂)'이란 약재상으로 갔다. 하지만 둘은 빌어먹는 거지였기에 약을 구할 수 없었다.

형제는 다른 약재상들을 찾아갔으나 외과약을 살 수 없었다. 결국 저녁 무렵이 되어서까지 발품을 팔다가 지친 그들은 산 언덕에 앉아서 쉬는데, 그만 동생이 울음을 터뜨렸다. "형! 손가락에서 불이 나는 것같이 아파!"

형은 동생이 아픈데 아무것도 해줄 수 없는 처지가 안타깝고 미안하여 동생을 달래주었다. 온 하늘이 저녁 노을로 변해갈 때, 형의 눈앞에 갑자기 보라색 꽃이 핀 풀이 나타났다. 이 꽃은 노을빛처럼 선명하고 아름다웠다. 형은 무엇에 홀린 듯이 이 꽃을 몇 송이 꺾어다 입에 씹어 보았다. 쓰고 시원한 맛이 온 입을 감쌌다. 형은 기지를 발휘하여 꽃을 씹어서 그걸 동생의 손가락에 붙였다. 그리고 이렇게 위로하였다. "이 꽃잎이 상처를 서늘하게 만들어 줄 거야."

그런데 생각지도 못하게 얼마 지나지 않아 동생이 기뻐하며 말하길 정말 손가락이 많이 나아졌다는 것이었다. 그리고 조금 더 지나니 통증이 완전히 사라졌다. 형은 이 말을 듣고 뛸 듯이 기뻐하며 큰 소리로 외쳤다. "아이고, 역시 하늘이 우릴 버리지 않으셨어. 이건 염증을 치료하는 훌륭한 약임이 틀림없어!"

그래서 이 풀을 더 꺾어다 집에 와서 반은 상처에 붙이고, 반은 달여 마셨다. 두 달 후, 동생의 상처는 씻은 듯이 나았다.

두 형제는 동냥 그릇을 내던지고 이 풀을 가지고 가난한 이들의 외과 질환을 전문으로 치료하는 의사로 평생을 살았다. 그들은 이 풀의 이름을 '자화지정(紫花地丁)'이라고 지었다.

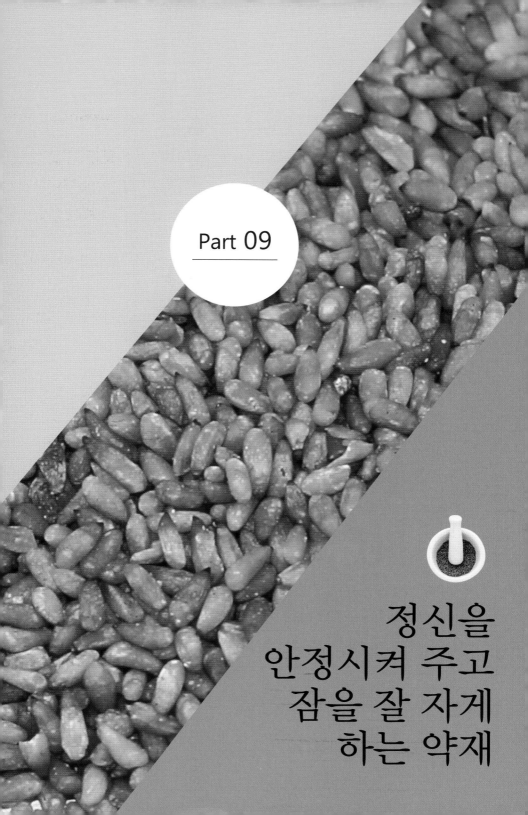

Part 09

정신을
안정시켜 주고
잠을 잘 자게
하는 약재

70. 잠을 잘 자게 하는
백자인

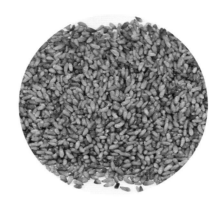

백자인(柏子仁)은 측백나무과 측백나무[122]의 씨인데, 씨껍질을 제거한 것입니다. 측백나무는 잎이 한쪽으로 납작하게 자란다고 하여 측백(側柏)나무라고 이름을 붙인 것이고, 그 씨앗이기 때문에 아들 자(子) 어질 인(仁)을 붙여서 백자인이라고 부른 것입니다. 여기서 어질 인(仁)은 과실(果實) 씨의 흰 알맹이, 속살을 뜻합니다. 율무를 한자로 쓰면 의이인(薏苡仁)이고, 복숭아의 씨앗인 도인(桃仁), 살구나무의 씨앗인 행인(杏仁) 등이 모두 인(仁)자를 씁니다. 아들 자와 어질 인의 차이는 그냥 씨앗인 경우는 아들 자(子)를 사용하고, 씨앗의 겉껍질을 벗겨서 사용하는 경우는 어질 인(仁)자를

---

122) Thuja orientalis Linne

쏩니다. 단단한 껍질에 둘러싸여 있는 복숭아의 씨앗을 생각하면 쉽게 이해될 것입니다. 이러한 씨앗 종류의 한약재들은 달일 때 추출이 잘 안 되기 때문에 항상 갈아서 사용해야 합니다.

백자인의 경우 『동의보감』에는 "성질은 평(平)하고 맛은 달며 독이 없다. 놀라서 가슴이 두근거리거나 불안해하는 증상을 낫게 하며, 오장을 편안하게 하며 기운을 돋운다. 풍증·피부를 윤택하게 하고, 피로하여 숨을 겨우 쉬는 증상, 음경을 일어서게 하며 오래 살게 한다."고 기록하고 있습니다.

잠이 안 오는 불면증이 있으면 항상 피곤하고 신경이 곤두서게 되어 원기가 점차 떨어지게 되는데, 한방에서는 예전부터 불면증에 많은 약재들을 사용해 왔습니다. 불면증에 사용하는 가장 유명한 약은 산조인(酸棗仁)이라고 하는 멧대추씨입니다. 산조인은 그냥 쓰는 것과 볶아서 쓰는 것에 차이가 있는데, 잠이 많이 쏟아지는 증상에는 생것으로 그냥 사용하고, 잠을 못 자서 잠을 자게 할 때는 볶아서 사용합니다.

불면증에 산조인만큼 많이 사용되는 약재가 바로 백자인입니다. 백자인은 정신을 안정시키고 심장의 기운을 길러주는 양심안신(養心安神) 작용을 하면서 특이하게 땀을 수렴시키는 염한(斂汗)작용을 합니다. 그래서 심장이 두근거리는 심계정충(心悸怔忡) 증상과 불면증, 건망증 등을 다스리고, 땀을 수렴하는데 특히 잘 때 나는 땀인 도한(盜汗)을 잘 치료합니다. 또 씨앗이기 때문에 기름 성분이 있어서 변비를 치료하는 윤장통변(潤腸通便)의 효능을 냅니다.

뇌의 기저핵을 손상시킨 쥐에 백자인 추출물을 먹였더니 학습 능력이 개선되었다는 연구 결과가 있는데, 백자인의 건망증 치료 효과와 정신을 안정시키는 옛 고서의 이야기와 일치하는 결과라고 할 수 있습니다.

　　한무제가 집권하던 시기에 종남산에 길이 하나 나 있었는데 이 길은 무역하는 사람과 말이 꼭 지나야 하는 길이었다.

　　어느 날, 이 길에 전설 속의 장발인 검은 요괴가 나타나 산을 누비며 다니는데, 원숭이보다 민첩하고 영양보다 빠르다는 소문이 퍼졌다. 그래서 사람들이 겁을 먹고 상단들도 무리를 지어 겨우겨우 산을 건넜다. 이 소문은 점점 퍼져 현령의 귀까지 들어가게 되었는데, 현령은 이것이 사람이 요괴의 탈을 쓰고 속이는 것이라 믿고 사냥꾼에게 명령해 이 요괴를 포획하라 하였다.

　　그런데 놀랍게도 이 요괴를 포획하고 보니 털이 난 중년의 여성으로, 알고 보니 그녀는 원래 진시황의 궁녀였다. 그런데 진시황이 죽자, 죽음을 피해 종남산으로 도망쳐 들어왔다. 허기와 추위와 싸우던 어느 날, 한 백발의 노인이 그녀에게 배가 고프면 백자인을 먹고, 목마르면 백자인즙을 먹으라고 알려주었다는 것이다.

　　처음엔 쓰고 떫어 삼키기 힘들었지만, 계속 먹다 보니 달고 향긋한 것이 입에 침이 괴게 되어 지금까지 배고픔과 목마름을 모르고 살았으며, 몸도 가볍고 건강하며 더위도 추위도 타지 않게 되었다는 것이었다.

　　이 때 그녀는 이미 200년 넘게 살았으나 전혀 늙어 보이지 않았다. 이 여자가 백자인을 먹고 장수했다는 소문이 퍼지자, 사람들은 모두 너나할것없이 백자인을 먹고 장수하고자 하였다.

71. 땀을 수렴시키는
용골

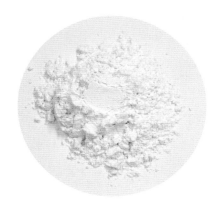

용골(龍骨)은 큰 포유동물의 화석화된 뼈를 말하는 것으로, 주로 탄산칼슘으로 구성되어 있습니다. 용골은 그야말로 용의 뼈라는 뜻으로 화석화된 뼈를 사용합니다. 용골은 귀한 약으로 많이 사용되는데, 청나라 말기의 학자인 왕의영(王懿榮)이라는 사람이 1899년에 학질을 치료하기 위해서 용골을 많이 사들였습니다. 그런데 약재로 사용하려던 용골에 문자가 새겨진 것을 발견하고, 나중에 이것이 갑골문자(甲骨文字)임이 밝혀졌습니다. 갑골문자는 중국 고대 국가인 상(商)나라나 은(殷)나라에서 점을 칠 때 사용했던 문자입니다. 약재가 전설 속의 국가를 발견하는 단초가 되었다니 한의사로서 참 재미있는 에피소드가 아닐 수 없습니다.

『동의보감』에서 용골을 "성질은 평(平)하고 맛이 달며 독이 없다. 정신이 좋아지게 하고 혼백을 안정시키며 5장을 편안하게 하며 사기(邪氣)를 몰아내고 심신(心神)을 진정시키며 설사, 이질, 몽설(夢泄)을 낫게 하고 일체 피 흘리는 것[失血]을 멎게 하며 땀이 나지 않게 하고 오줌이 많이 나가는 것을 줄어 들게 한다. ○허여면서 비단 무늬 같고 혀에 대면 착 달라 붙는 것이 좋다. ○용골은 삽제(澁劑)이다. 삽제는 빠져 나가는 것을 없애고 기를 든든하게 한다[固氣].”고 기록하고 있습니다.

　용골은『동의보감』의 설명대로 대표적인 삽제(澁劑)입니다. 삽제라는 것은 거두어들인다는 뜻으로 소변이나 정액, 피, 땀 등의 모든 체액이 흘러 나가는 것을 수렴시키는 작용을 하는 것입니다. 용골을 혀에 가져다가 대면 거머리가 몸에 달라붙듯이 척하고 달라붙는데,『동의보감』의 기록대로 지금도 식약처에서 용골을 감별할 때 혀에 대어 달라붙는 것을 확인합니다.[123] 용골의 효능 역시 수삽(收澁)하는 것에 집중되어 있어서 정신이 나간 것을 수렴하여 진정하게 하는 진정 작용, 땀과 정액을 수렴시키는 염한 삽정(斂汗澁精) 작용을 합니다. 그래서 신경쇠약(神經衰弱)이나 가슴이 두근거리는 심계(心悸)·불면 등에 사용하고, 정액이 저절로 나가는 유정(遺精), 땀이 저절로 나는 자한(自汗)증, 잘 때 땀이 나는 도한(盜汗)증, 소변이 저절로 나가는 유뇨증(遺尿症), 여성의 분비물이 많이 나오는 대하증(帶下症), 자궁의 출혈이 있는 붕루(崩漏) 등에 사용합니다.

　또 용골은 새살을 돋게 하며, 벌어진 상처를 수렴시키는 생기렴창(生肌斂瘡) 작용을 합니다. 그래서 상처가 곪아서 아물지 않는 증상에 용골을 갈아서 붙이면 상처가 아물게 됩니다.

---

123) 대한민국 약전 – 용골 ‘이 약은 냄새와 맛은 없고 혀에 대면 강하게 흡착된다.’

청나라 말, 하남 근처에 '소둔(小屯)'이라는 작은 마을에 '이성(李成)'이라는 농민이 살았다. 그는 사람들에게 머리를 깎아주곤 하였는데, 그 쪽 지방이 원래 건조하여 이성 몸에는 수많은 부스럼이 생겼다. 부스럼 때문에 온몸이 간지럽고 아파서 매일 고통에 시달렸다. 불행히도 그는 찢어지게 가난하여 의사를 찾아갈 돈이 없었다.

그러던 어느 날, 그는 사람들이 버리고 간 이상한 흰 색 조각을 집어들었다. 힘을 주니 가루가 되어 부서졌다. 그는 그 흰 가루를 상처난 자리에 발라 보았는데, 정말 신묘하게도 몸의 부스럼이 사라져 버렸다.

이성은 기뻐하며 마을 사람들이 버린 흰 조각을 열심히 모았고, 마을에서 몇 리 떨어진 도시로 가서 약재상을 찾아갔다. 그는 약재상에게 이것이 귀한 약재이고, 주로 피부병과 외상을 치료하는 좋은 약재라고 설명하였다. 약재상은 처음에는 믿지 않았지만, 본초책을 뒤져 보고는 이 약이 용골이라는 것을 깨달았고 비싼 값으로 약재를 모두 샀다.

TIP • 『동의보감』에는 용골은 물고기를 꺼린다고 하여 용골을 복용할 때는 어류를 먹지 말도록 권하고 있습니다.

72. 우울증을 치료하는
합환피

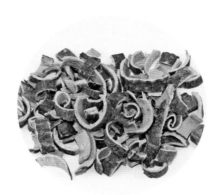

합환피(合歡皮)는 콩과 식물인 자귀나무[124]의 줄기껍질입니다. 자귀나무는 밤이 되면 잎이 접혀져 있다가 낮이 되면 펴지는데, 스스로 부끄러워 잎을 접는다고 하여 자괴(自愧)나무라 한다고 합니다. 밤에 잎이 붙는 것을 보고, 사랑하는 부부가 서로 붙는 것과 같다고 하여 합환(合歡)이라고 부르기도 하고, 부부간의 정이 깊어진다고 하여 유정수(有情樹)라고 하기도 합니다.

『동의보감』에서는 "성질은 평(平)하며 맛은 달고 독이 없다. 5장을 편안하게 하고 정신과 의지를 안정시키며 근심을 없애고 마음을 즐겁게 한다. ○나무는 오동나무와 비슷한데 가지가 아주 부드럽고 약하다. 잎은 주엽

---

124) Albizzia julibrissin Durazzini

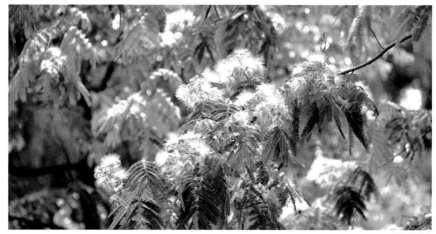
자귀나무

나무나 홰나무 비슷한데 아주 잘고 빽빽이 나는데 서로 맞붙었다. 그 잎이 저녁이면 맞붙기 때문에 합혼(合昏)이라고도 한다. 음력 5월에 누르고 흰빛의 꽃이 핀다. 화판은 색실과 비슷하다. 가을에 콩 꼬투리 같은 열매가 열리는데 씨는 아주 얇고 작다. 아무 때나 껍질과 또는 잎을 채취하여 쓴다. 또한 야합피(夜合皮)라고도 한다. ○폐옹(肺癰)으로 고름을 뱉는 증을 낫게 하며 충을 죽이고 힘줄과 뼈를 이으며 옹종을 삭힌다. ○『양생론(養生論)』에서 합환이 분을 삭힌다고 한 것이 바로 이것이다. 뜰에 이 나무를 심으면 사람이 성내지 않게 된다고 하였다."라고 기록하고 있습니다.

합환피는 정신을 안정시키고, 울체된 것을 푸는 안신해울(安神解鬱)의 효능이 있어서 우울증이나 불면증에 사용하면 심신이 안정되는 효과가 있습니다. 또 피의 순환을 좋게 하고, 종기를 삭히는 활혈소옹(活血消癰)의 효능이 있어서 몸에 있는 부스럼이나 종기를 다스리며, 타박으로 인한 손상에도 사용할 수 있습니다.

아주 먼 옛날, 태산(泰山) 아래 동네에 하(荷)씨 부자가 살았다. 하부자는 늦은 나이에 딸을 하나 얻었다. 딸은 똑똑하고 아름다웠으며, 하부자 내외는 딸을 보물처럼 여겼다.

딸이 18세가 되던 해 청명(淸明)[125]의 절기가 되자, 남산에 가서 향을 피웠다. 그런데 집에 돌아오는 도중, 이상한 병에 걸려 정신이 나가고, 밥과 물을 삼키지 못하여 날이 갈수록 수척해져 갔다. 많은 의사를 불러다 약을 먹였지만 효과가 없었다. 병에 걸린 딸을 보다 못한 하부자는 방을 붙였다. 누구든 딸의 병을 낫게 해준다면 천금으로 보답하겠노라고 하였다.

이 소식은 서장(西藏)에 사는 가난한 생원의 귀에도 들어갔다. 생원은 잘생긴 외모에 밤낮으로 사서삼경을 읽고, 의학에도 능통하였다. 부족한 것은 단 하나, 집안이 찢어지게 가난하여 과거를 보러갈 여비조차도 없었다. 그래서 그는 그녀의 병을 고쳐 천금을 얻어 과거를 볼 생각이었다.

그런데 실상 그 아가씨의 병은 상사병이었다. 그녀가 청명절 날 향을 피우고 집으로 돌아가던 중, 서장에서 온 바로 그 생원을 우연히 한번 본 그의 모습을 잊지 못하고 마음 속으로만 끙끙 앓다가 병이 된 것이었다. 물론, 생원은 아가씨의 병이 자기 때문이라는 것은 꿈에도 생각하지 못하였다.

생원은 아가씨의 맥을 짚고, 얼굴과 설태를 본 후 말하길 "이 아가씨는 마음이 하고픈 걸 하지 못해 근심이 차올라서 병에 걸렸습니다. 이런 병을 정지상(情志傷)이라고 합니다."

그리고는 남산에 '유정수(有情樹)'라 불리는 나무는 특이하게 깃털 모양의 잎이 대칭으로 자라는데 이 나무는 낮에 피고 밤에 지며, 꽃은 마치 실과 같고 향기가 코를 찌른다고 하였다. 이 약이 울증을 풀고 정신을 안정시켜 주니 달여 먹으면 아가씨의 병이 나을 것이라고 하였다. 하부자는 얼른 사람을 보내 약을 달여 먹었고, 아가씨의 병은 과연 좋아졌다.

아가씨의 병은 고치던 도중, 생원도 아가씨에게 점차 사랑의 감정을 느꼈다. 얼마 후 그는 장원 급제하였고, 마을로 돌아와 아가씨에게 청혼하여 이 둘은 부부가 되었다. 후에 사람들은 이 나무를 '합환피(合歡皮)'라 불렀고, 꽃을 '합환화(合歡花)'라 불렀다.

---

[125] 봄의 절기 중의 하나. 입춘-우수-경칩-춘분-청명-곡우

73. 총명하게 해주는
석창포

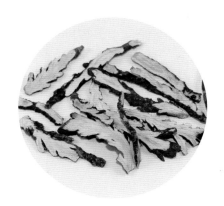

석창포(石菖蒲)는 천남성과 석창포[126]의 뿌리줄기를 건조한 것입니다. 맛이 맵고 성질이 약간 따뜻합니다. 단오절에 머리를 감는 창포[127]와는 약간 다릅니다.

『동의보감』에는 "성질은 따뜻하고 맛이 매우며 독이 없다. 심규(心竅)를 열어 주고 5장을 보하며 9규를 잘 통하게 하고 귀와 눈을 밝게 하며 목청을 좋게 하고 풍습으로 전혀 감각이 둔해진 것을 치료하며 뱃속의 벌레를 죽인다. 이와 벼룩 등을 없애며 건망증을 치료하고 지혜를 나게 하며 명치 밑이 아픈 것을 낫게 한다."고 기록하고 있습니다.

---

126) Acorus gramineus Solander
127) Acorus calmus var, angustatus

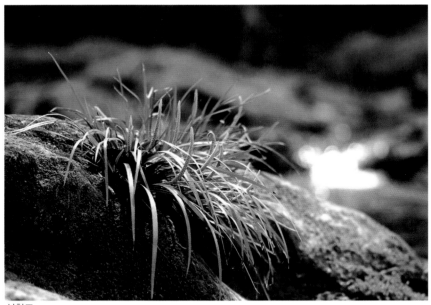
석창포

석창포는 우리 몸의 노폐물인 담음(痰飮)을 없애어 정신을 안정시켜 주는 역할을 합니다. 그래서 건망증이나, 공포감, 간질, 치매 등에 응용하는 약재이고 주로 복신(茯神) 같은 약재와 같이 사용합니다. 흔히 말하는 총명탕에 단골로 들어가는 약재이기도 합니다. 또 소화 기능을 돕는 효능이 있고, 목소리를 나오게 하는 효능이 있습니다.

예전에 중풍이 갑자기 오면 석창포를 급히 달여서 먹으면 깨어난다는 이야기가 있을 정도로 막힌 곳을 뚫어주는 효능이 강한데, 약간의 독성이 있기 때문에 한의사와 상의를 하고 복용하는 것이 좋습니다.

아주 먼 옛날, 가난한 생원이 단염(端艶)이라는 여자를 아내로 맞이하였다. 그들은 금슬이 매우 좋았다. 단염은 예의가 바르고 글도 알았다.

오월이 되어 단오가 되자 마을 사람들은 가가호호 대나무 잎 밥과 웅황주를 마셨다. 이 날에는 가난한 집 부녀자들도 분을 바르고 머리를 빗었다. 그리고는 곱게 옷을 차려입고 뱃놀이를 보러 갔다. 하지만 단염의 집은 너무 가난하여 나들이를 갈 수조차 없었다. 그녀는 우울해하며 연못 옆의 푸른 창포를 꺾어 시냇물에 깨끗이 씻어 문 밖에 걸어놓는 수밖에 없었다. 그리고 그 옆에 시를 한 수 썼다.

"나는 찢어지게 가난한 남편에게 시집와 오늘도 탄식을 하며 단오절을 보낸다. 이렇게 재밌는 명절은 하염없이 흘러가 버리고 나는 창포를 씻는다."

유생이 집으로 돌아와 아내의 시를 읽고 부끄러운 마음이 들었고, 아내에게 미안해졌다. 그래서 다시 집을 나와 들판으로 나갔다. 마침 거기에 주인 없는 소 한 마리가 풀을 뜯고 있는 것이 아닌가. 그는 그 소를 훔쳐 팔아 돈을 마련해 아내를 기쁘게 해 줘야겠다는 생각을 하였다. 그런 생각으로 소를 몰래 끌고 갔다. 그런데 사실 소 주인은 근처 나무 그늘에 누워서 쉬고 있었는데, 이 모든 광경을 지켜보았고, 즉시 관아로 가 유생을 신고하였다.

졸지에 도둑이 된 유생은 포졸들에게 포박당하여 심문을 받았다. 어쩔 수 없이 그는 도둑질을 하게 된 경위를 설명할 수밖에 없었는데 그 와중에 문 앞에 걸린 창포와 아내의 시를 이야기하였다. 현령은 특히 아내의 시를 듣고 매우 놀랐는데, 그게 일반 백성 아녀자의 시라고 믿기지 않았기 때문이다. 그래서 단염을 불렀다.

단염은 영문도 모르고 앞으로 끌려왔고 자신의 남편이 소를 훔쳤다는 말을 듣고는 얼른 무릎을 꿇었다. 그러자 현령이 "유생으로 소를 훔치다니 정말 수치스러운 짓이다. 유생이라고 죄를 묻지 않고 넘어간다면, 백성들의 분노는 어찌하겠느냐?" 하고 호통을 쳤다.

그러자 아내가 구슬 같은 눈물을 뚝뚝 흘리며 "모범이 되어야 할 유생이 죄를 지었으니 벌을 내려주시옵소서." 하고 이야기했다.

　어진 현령은 이렇게 말하였다. "너의 말에 일리가 있다. 하지만 나는 남편 옥 바라지를 해야 하는 네가 가엾구나. 남편이 옥에 들어가면 당장 오늘부터 어찌 견딜 것이냐? 듣자 하니 네가 시를 아주 잘 짓는다고 하던데 내가 여기서 관아를 세 바퀴를 돌 테니 그 시간 동안 시를 한 수 지어 보거라. 그 시가 좋으면 네 남편 과 함께 돌아가게 해주마."

　단염은 현령이 세 바퀴를 도는 동안 눈물을 흘리며 시를 썼다. "강물이 동쪽으 로 흐르고 오늘 나는 부끄러움에 그 강물로 얼굴을 씻고 싶구나. 나는 직녀가 아 니라 분통하네. 견우 남편님은 어디쯤 계시려나."

　현령은 그녀의 재치와 솜씨에 감탄하며 "오늘 남편이 옥에 간다면 만나고 싶 어도 만날 수 없는 지경이 될 테니, 지금 너희 부부의 처지가 견우와 직녀와 같다 는 말이구나."라고 이야기를 했다.

　그리고 즉시 유생을 풀어주고 또 오십 냥을 챙겨주어 살림에 보탬이 되게 하 였다. 부부는 기뻐하며 현령에게 절을 올리고 함께 집으로 돌아왔다.

　그 후로 사람들이 단오절마다 집 문 앞에 창포를 걸어놓고 머리를 감았는데, 귀신과 나쁜 기운을 쫓기 위함이었다.

TIP　•　『동의보감』에는 반하와 석창포가 들어 있는 약을 먹을 때에는 강엿, 양고기, 듬북을 먹지 말아야 한다고 기록하고 있습니다.

하였습니다.

그 효능 차이에 대해서도 "흰 속이 그대로 있는 것은 위(胃)를 보하고 속을 편안하게 한다. 흰 속을 버린 것은 담을 삭히고 체기를 푼다."고 하여 기운을 통하게 하고 가래나 담(痰)을 삭히는 용도로 사용했습니다.

그런데 "껍질은 약으로 쓰지만 귤의 속살은 사람에게 그리 좋지 않다."고 하여 귤의 과육은 비록 소갈증에 사용하지만 껍질을 더욱 좋은 것으로 평가하고 있습니다.

진피는 육진약(六陳藥)[131]이라고 하여 오래되면 오래될수록 좋은 6가지 약의 대표적인 약재입니다. 이와 반대로 팔신약(八新藥)[132]이라고 하여 신선할수록 좋은 8가지 약재도 있습니다. 신선할수록 좋은 약은 대체로 향기가 짙거나 쉽게 상하는 꽃 종류입니다. 진피는 오래될수록 좋다고 하여, 오래된 진피가 상품(上品)으로 따로 묵진피라고 이름을 붙여서 유통되는데, 이런 묵진피 중에는 오래 묵히다가 곰팡이가 슬어 있는 것이 간혹 있으니 잘 보아야 합니다. 나쁜 곰팡이를 먹게 되면 곰팡이 독소인 아플라톡신 때문에 간암이 생길 수 있기 때문입니다.

---

131) 낭독(狼毒), 지실(枳實), 귤피(橘皮), 반하(半夏), 마황(麻黃), 오수유(嗚茱萸)
132) 소엽(蘇葉), 박하(薄荷), 국화(菊花), 도화(桃花), 적소두(赤小豆), 택란(澤蘭), 괴화(槐花), 관동화(款冬花)

　옛날에 막강중(莫强中)이 강서성에서 현령을 할 때의 일이다. 어느 날 갑자기 배탈이 났는데, 음식을 먹으면 즉시 가슴이 답답해지고 매우 고통스러웠다. 온갖 약을 먹었지만 호전되지 않았다. 그러다 강서성 근처로 시찰을 나갔다가 우연히 귤홍탕[133]을 복용하게 되었는데 밥맛이 좋아지는 것을 느꼈다. 그래서 밤낮으로 귤홍탕을 복용하게 되었다.

　하루는 막강중이 앉아 정사(政事)를 보며 서류에 도장을 찍고 있는데, 갑자기 배에서 무언가가 툭하고 떨어지는 것을 느꼈다. 그는 놀라 땀을 비 오듯이 흘리며 얼른 집으로 가서 누웠는데, 시간이 지나니까 복통이 더욱 심해졌다. 조금 뒤 그는 화장실에서 딱딱한 검은색 알 같은 것을 누었는데, 냄새는 나지 않았다. 이때부터 막강중의 가슴은 점점 편안해졌다.

　실은 그는 평소에 찬 음식을 자주 먹어서 냉적(冷積)이 생겼던 것이고, 배설한 것은 그 냉적이었던 것이다. 그는 어떤 약 때문에 냉적이 나온 것인지 여러 사람에게 물어 보았다. 그러자 의학에 정통했던 조카가 말하길 "숙부님의 병은 십여 년 동안 누적이 된 것입니다. 그 동안 백여 종의 약을 먹었지만 그 중 가장 효과 있었던 것은 진피입니다. 이건 옛 의서에도 기록된 것이지요."라고 하였다.

---

133) 귤 껍데기에서 하얀 부분을 제거하고 붉은 부분만을 달인 탕제

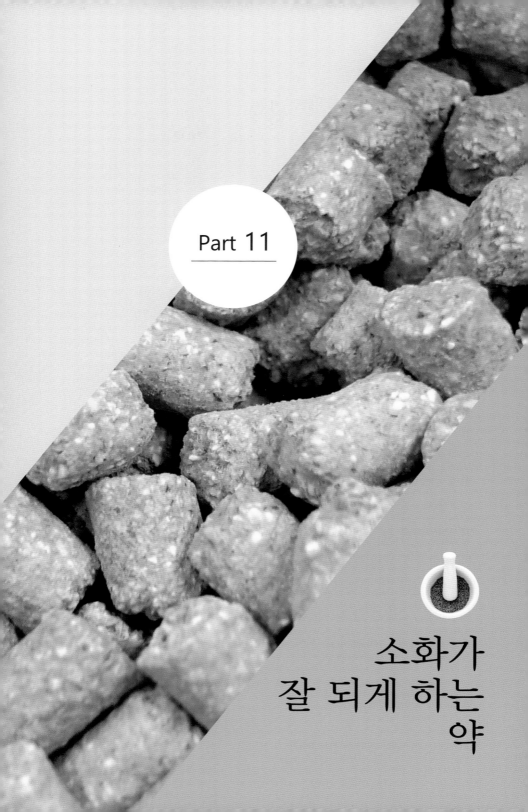

Part 11

소화가
잘 되게 하는
약

76. 고기 먹고 체했을 때는
산사

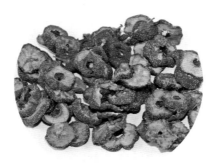

산사(山査)는 장미과 산사나무[134]의 열매를 말합니다. 주로 비위(脾胃)와 간에 작용하는 약재입니다.

『동의보감』에는 "산사는 식적(食積)을 삭히고 오랜 체기를 풀어 주며 기가 몰린 것을 잘 돌아가게 하고 적괴(積塊), 담괴(痰塊), 혈괴(血塊)를 삭히고 비(脾)를 든든하게 하며 가슴을 시원하게 하고 이질을 치료하며 종창을 빨리 곪게 한다."고 기록하고 있습니다.

산사는 소화가 안 될 때 사용하는 약재 중의 하나인데 비위 기능을 좋게 하여 소화를 촉진하고, 특히 육류를 먹고 체했을 때 사용하면 효과가

---

134) Crataegus pinnatifida Bunge

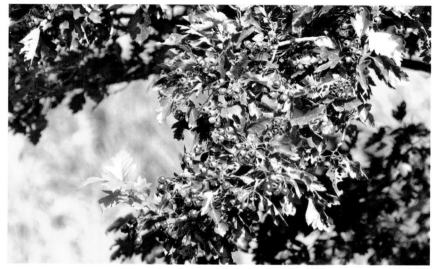
산사나무

좋습니다. 고기는 동물성 단백질이기 때문에, 잘 씹어서 먹지 않으면 체하기 쉽습니다. 그래서 육식을 할 때, 마늘·양파의 매운 맛으로 위장을 자극하여 소화 기능을 돕기도 합니다. 한의원에서 진료하다 보면 사람들이 체하는 음식 세 가지를 꼽으라고 하면 단연 육류가 1등이고 2등은 밀가루 음식(라면, 튀김), 3등은 상하기 쉬운 김밥 종류입니다. 그 중에서 산사는 육류의 체함을 내리는 데 장점이 있습니다.

또 어혈을 제거하는 효능이 있어서 산후에 어혈로 인한 복통과 오로(惡露)가 지속적으로 나오는 증세를 치료합니다. 그리고 산사는 고지혈증을 치료하는 것이 입증되어, 콜레스테롤이 높은 분들이 복용하면 더욱 도움이 되는 약재입니다.

어떤 사람이 산 속에서 밭을 갈며 살았는데 그에게는 두 아이가 있었다. 첫째는 전처가 남긴 아이였고, 둘째는 후처에게서 얻은 자식이었다. 후처는 첫째 아이가 자신이 낳은 아이가 아니었기에 눈엣가시 같았고, 자신의 아들에게 집안의 모든 재산을 물려주고 싶었기 때문에 첫째를 없애버릴 기회만 노렸다. 하지만 칼로 죽일 수도, 강으로 밀어버릴 수도 없는 노릇이었다. 그러다 마침내 좋은 방법이 생각났다. 바로 이 아이를 병에 걸리게 하여 죽게 만드는 것이었다.

마침, 남편이 마을 밖으로 곡식을 팔러 나가게 되었다. 남편이 나가자마자 부인은 첫째에게 "집안일이 많으니 첫째 네가 좀 도와다오. 넌 산으로 가 우리 집안 밭을 지켜라. 내가 도시락을 싸주마."라고 하였다.

이 때부터 첫째는 비가 오건 바람이 불건 산으로 갔다. 나쁜 새엄마는 매일 밥 때가 되면 설익은 밥을 지어 보냈다. 첫째는 아직 나이가 어렸는데, 추운 날 매일 밖에서 밥을 먹는데다가 밥이 설익어서 밥을 잘 소화시키지 못했다. 이렇게 시간이 흘러 병이 누적되어 결국 첫째는 위장병에 걸려 배가 항상 아프고 빵빵하게 부풀었다. 또 날이 갈수록 수척해졌다.

첫째가 "어머니, 요즘 제가 무언가를 먹기만 하면 배가 심하게 아픕니다."라고 하였더니 새엄마는 불같이 화를 내며 첫째를 욕하였다. "네 이놈, 얼마나 일을 한다고 편식을 하느냐! 먹기 싫으면 먹지 마라!"

첫째는 더 이상 한 마디도 못하고 산에 앉아서 울기만 하였다. 산에는 많은 야생 산사(山査)나무가 자랐는데, 첫째는 더 이상 새엄마가 싸준 도시락을 먹지 못하고, 이 산사나무에 열린 산사를 따서 먹었다. 그런데 이 야생 산사를 먹을수록 허기가 사라지고 갈증도 없어지는 것이 아닌가. 그래서 첫째는 매일 산사를 먹었다. 그러자 곧 배가 부풀어 오르는 증상도 점차 사라지고 위장도 아프지 않았다. 심지어는 무엇을 먹어도 소화시킬 수 있었다.

첫째가 날로 튼튼해지자 새엄마가 이상히 여기며 "얘는 어찌된 게 죽기는커녕 점점 살이 찌는 거지? 설마 신이 이 아이를 보호해 주고 있기라도 한 건가?"라고 중얼거렸다.

하고 유산되게 하며 귀태(鬼胎)를 나오게 한다.”

신곡은 뛰어난 소화제로 비위를 튼튼히 하고, 음식물로 체한 것과 체한 것이 오래되어 적(積)이 된 것을 다스립니다. 그래서 소화불량이나 복부가 팽만한 것, 식욕부진에 사용하며, 구토나 설사·이질 등에도 사용하는 약재입니다.

소화가 안 될 때 한방에서 가장 많이 사용하는 3가지 약재를 꼽으라고 하면, 산사(山査)·신곡(神麯)·맥아(麥芽) 삼형제를 꼽습니다. 세 가지 모두 함께 사용하는 경우도 있고, 따로따로 사용하는 경우도 있는데 비교를 하자면 산사는 육식을 먹고 체한 것과 어혈을 다스리는 효과가 있고, 신곡은 상한 음식을 먹거나 해서 설사가 나는 경우에 사용하며, 맥아는 면이나 밥을 먹고 체한 것을 내리는 효능이 있습니다.

옛날 호남성 장사시에 진역신(陳力新)이라는 의사가 살았다. 그는 열심히 의술을 갈고 닦았는데 어느 우연한 기회에 신곡(神麴)의 명가가 되었다.

진의사는 집에서 닭을 많이 길러 매일 계란을 수확했다. 하지만 어느 날 계란을 세어 보니 옛날만큼 달걀이 없는 걸 알게 되었다. 그는 그의 아내가 남편 몰래 달걀을 다른 사람에게 파는 것이 아닐까 의심하여 아내와 크게 싸웠다. 의심을 풀기 위해 그는 매일 닭장 앞에서 몰래 감시를 하였다. 그랬는데 알고 보니, 암탉이 알을 낳자마자 큰 뱀 한 마리가 어디선가 나타나 달걀을 꿀꺽 삼켜버리곤 나무 위로 기어 올라가는 것이 아닌가.

'모든 게 이 뱀 때문이구나. 너 때문에 우리 가정의 평화가 깨졌으니 내가 복수하겠다.'라고 진의사는 이를 부득부득 갈았다.

다음 날, 진의사는 암탉이 달걀을 낳을 때를 기다려, 닭이 알을 낳자마자 모두 가지고 가버렸다. 그리고 계란과 같은 크기의 거위알을 거기다 가지런히 놓았다. 얼마 후 뱀이 나타났고, 거위알을 물고는 나무 위로 올라갔다. 나무 위에 올라간 뱀은 몇 번이나 알을 깨려고 알을 칭칭 감고 힘을 주었지만 도무지 알이 깨지지 않았다. 얼마나 힘을 주었는지 뱀의 껍질이 벗겨져 속살이 드러날 정도였다.

몇 번이나 시도해도 알이 깨지지 않자 알을 그냥 깨지 않고 꿀꺽 삼켜버렸다. 그러자 뱀의 배는 불러왔고, 토하지도 싸지도 못한 채 뱀은 급히 어디론가 사라졌다. 꼼짝을 못하는 상황에서 뱀이 어디론가 가는 것이 궁금해진 진의사가 뒤따라가 보니 뱀은 초원으로 가더니 어떤 풀을 골라 먹는 것이 아닌가. 그러고 잠시 뒤에는 배가 꺼졌고, 다시 아무 일도 없다는 듯이 어디론가 가버렸다.

이건 정말 신기한 발견이었다. 진의사는 보물을 발견한 마음으로 얼른 그 풀을 뜯어 집으로 돌아와 실험하였다. 그리고 이 풀이 소화불량에 큰 효과가 있는 걸 알아내었다. 그래서 그는 이 풀의 이름을 '화식초(化食草)'라 부르고, 이걸 신곡에 넣어 배합하고 발효시켜 '진역신 신곡'이라는 이름으로 시장에 내다 팔았다. 이 신곡은 효과가 뛰어났기에 그는 신곡의 명가가 될 수 있었다.

79. 기침을 낮게 하는
패모

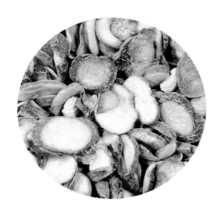

패모(貝母)는 두 가지가 있습니다. 하나는 백합과 중국패모[138]의 비늘줄기인 절패모와 다른 하나는 역시 백합과인 천패모[139]의 비늘줄기인 천패모입니다. 약재 이름에 간혹 토(土)가 붙거나 천(川)이 붙거나 절(浙) 자가 붙는 것이 있습니다. 보통 앞에 토천궁처럼 토(土) 자가 붙으면 국산이라는 말이고, 천패모처럼 천(川) 자가 붙으면 사천성에서 났다는 말입니다. 절패모처럼 절(浙) 자가 붙으면 절강성에서 났다는 말입니다.

천패모와 절패모는 사천성과 절강성에서 나며, 약간의 차이가 있지만 폐를 다스리고 기침을 멎게 하는 효능이 우수한 약재입니다. 패자(敗子)라

---

138) Fritillaria thunbergii Miquel
139) Fritillaria cirrhosa D. Don,

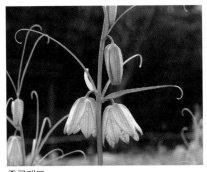
중국패모

는 조개와 상당히 닮아 있어서 패모 (貝母)라고 불리는 이 약재는『동의보감』에서 다음과 같이 설명하고 있습니다. "성질은 평(平)하고 맛은 맵고 쓰며 독이 없다. 담을 삭게 하고 심과 폐를 눅여 준다. 폐위(肺痿)로 기침하고 폐옹(肺癰)으로 피고름을 뱉는 것을 낫게 하며 속이 답답한 것[煩]을 없애고 갈증을 멎게 하며 쇠붙이에 다친 것과 악창을 낫게 한다. 연교와 같이 쓰면 목에 생긴 영류(瘿瘤)를 낫게 한다. ○누르고 흰빛이 나는 여러 조각으로 되어 있으면서 모양이 조개를 모아 놓은 것과 같기 때문에 이름을 패모라고도 한다. ○패모는 가슴에 몰린 기를 헤쳐 버리는 데[散] 특수한 효과가 있다."

패모는 열을 꺼주면서 폐를 촉촉하게 해주는 청열윤폐(淸熱潤肺) 작용을 하며 가래를 없애고 기침을 멎게 하는 화담지해(化痰止咳)의 효능이 있습니다. 그래서 폐열(肺熱)이 있어서 기침을 오래 하거나 가래가 적게 나오는 마른기침, 음기가 약한 음허(陰虛)로 인한 기침 등을 다스립니다. 또 폐결핵 등으로 가래를 뱉을 때 피가 섞여서 나오거나 폐·유방 등에 종양이 생긴 것을 다스리고, 임파선염 같은 나력(瘰癧)을 다스립니다.

약재의 성질이 차갑기 때문에 위장이 냉한 사람과 몸이 원래 냉한 사람에게는 신중하게 사용해야 하고, 부자(附子)나 오두(烏頭)와 같이 사용하지 않습니다.

전설

전설에 의하면, 송반(松潘) 지역에 "폐로병(肺癆病)"에 걸린 가난한 이씨 부인이 있었다. 그녀는 폐로병에 걸린 채 연달아 세 번 임신하였으나 모두 아기가 죽은 채로 나왔다. 남편과 시어머니는 매일 향을 피워놓고 기도하였다. 어느 날, 시어머니는 문 앞을 지나가는 사주팔자를 보는 맹인을 불러다 팔자를 점쳤다. 그녀는 자기 며느리가 연달아 세 번이나 죽은 아기를 낳았다고 말했다.

맹인은 점을 치며 말하길 "당신의 며느리는 호랑이입니다. 술시(戌時)에 태어나 막 동굴을 나선 호랑이는 아주 흉악하지요. 유산한 아기들은 모두 양, 개, 돼지에 속합니다. 이들은 모두 범의 먹잇감이기 때문에 결국 엄마에게 잡아먹힌 셈이지요."

시어머니는 의심이 가득한 목소리로 말하였다. "호랑이도 제 자식은 귀하게 여길 텐데, 하물며 어찌 어미가 자기 자식을 잡아먹는단 말이오?" 맹인이 한숨을 쉬면서 말하였다. "이건 운명입니다. 어쩔 수 없습니다."

"그럼 방법이 있소?" "있기는 하지만 쉽지 않습니다."

"우리 집은 손주만 기다리고 있습니다. 온 방에 향을 피우고 기도를 드리고 있지요. 제발 살아 있는 아들을 낳을 수 있게 도와주세요. 뭐든 다 하겠습니다."

"다음 번 며느리가 아기를 낳으면 엄마가 보지 않은 틈을 타 아이를 안고 동쪽으로 뛰어가세요. 백 리를 뛰다 보면 동해 해변가가 보일 것입니다. 그리고 거기에 섬 하나가 있는데 그 섬으로 들어가면 만사가 형통할 것입니다. 호랑이는 바닷물을 무서워해 바다에 뛰어들지 못해 섬으로 올 수 없어 아기를 잡아먹지 못할 것입니다. 이렇게 하면 아이는 살 수 있습니다."

시어머니는 맹인의 말이 매우 의심스러웠지만, 남편과 아들에게 알려주었다. 그들은 고민 끝에 점쟁이의 말대로 하기로 하였다.

일 년이 지나지 않아 며느리는 다시 아기를 낳았다. 전과 같이 아기를 낳자마자 엄마는 정신을 잃었다. 그러자 남편이 아이를 안고는 동쪽으로 달리기 시작했다. 하지만 십 리쯤 달렸을 때 아이가 죽어가는 것이 아닌가. 가족은 크게 상심하였다. "도대체 어찌해야 아이가 살 수 있단 말인가?"

그 날 마침 점쟁이가 점을 치러 왔다. 시어머니가 그 일을 말하자 그는 "달리기가 늦어서 그래요. 호랑이보다 빨리 달려야 합니다. 그래야 아이를 살릴 수 있어요."라고 말하였다.

다시 일 년이 지나고 며느리가 아기를 낳았다. 그 동안 남편은 미리 말을 준비해 놓고 먹이를 배불리 먹여놓았다. 아기를 낳자마자 그는 강보에 싸서 말 위에 올라타고 달렸다. 말은 쏜살같이 동쪽으로 내달려 백 리 밖으로 갔고, 동해 해안가에 다다르자 남편은 얼른 배에 올라타 섬으로 갔다.

아이의 엄마는 한 시간 남짓 정신을 잃고 다시 깨어났는데, 아기가 보이지 않자 그만 울음을 터뜨렸다.

닷새가 지나고, 남편이 섬에서 돌아와 말하였다. "섬에 들어갔지만 삼 일 만에 아이가 또 죽었습니다." 집안 사람들의 상심이 극에 달했다. 노부부는 아들과 의논하여 며느리를 내쫓고 다른 아내를 들이고자 하였다. 며느리는 이 이야기를 엿듣고 슬퍼하며 울었다.

이때 한 의사가 지나가다 울음 소리를 듣고 "여기 무슨 힘든 일이라도 있으십니까?"라고 물었고, 며느리는 이 모든 일을 상세히 설명하였다.

의사는 아내의 잿빛 얼굴을 보고, 그녀의 병을 짐작하였다. "저에게 당신의 병을 낫게 할 방법이 있습니다."

그 동안 점쟁이 말을 듣고도 출산에 실패한 아들과 시어머니는 의사 말을 믿지 않았다. 의사는 "그 점쟁이의 말은 엉터리입니다. 며느리의 팔자 때문에 그런 것이 아니라 이건 병 때문에 그런 것입니다. 폐장(肺臟)에 사기(邪氣)가 있어 기력이 부족합니다. 그래서 아기를 낳을 때 힘을 너무 많이 주어 아기가 오래 살지 못하는 것입니다. 또한 간장(肝臟)에 혈(血)이 부족하여 출산한 후 정신을 잃은 것입니다. 제가 약을 알려드릴 테니 이 약을 세 달만 먹는다면, 일 년 뒤 살아 있는 아이를 낳을 수 있을 것입니다."

의사의 권고대로, 시어머니는 매일 의사가 가르쳐준 대로 산에 가 약초를 캐어 달여 며느리에게 먹였다. 세 달을 꼬박 먹으니 며느리는 임신을 했고, 열 달이 지나자 포동포동한 아들을 낳았다. 그리고 산모도 기절하지 않았고, 아기도 건강하였다. 온 집안에 웃음꽃이 피었다. 백일이 지나고, 그들은 많은 선물을 사서 의사의 집 문을 두드렸다. 그리고는 약의 이름을 물었다. 하지만 이 약은 이름이 없었다. 그러자 의사는 "당신의 아들 이름이 '보패(寶貝, 보배)'인데다, 엄마(母) 또한 안전하니 이 약의 이름을 '패모(貝母)'라고 합시다."라고 하였다. 그렇게 오늘날까지 패모가 전해져 내려왔다.

81. 당나귀야, 미안해!
아교

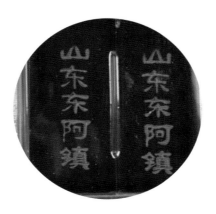

아교(阿膠)는 말이나 당나귀[142]의 가죽을 물로 가열한 다음 추출하여 지방을 제거하고 농축 건조하여 만든 교(膠)입니다. 아교는 한약재이기 이전에 접착제로 쓰였는데 아교풀로 물건을 붙이면 잘 떨어지지 않아 예전부터 활을 만들거나 강한 접착력이 필요할 때 사용하였습니다.

이시진(李時珍)의 『본초강목(本草綱目)』에서는 "여러 가지 재료를 이용하여 아교를 만들 수 있는데, 소나 당나귀 가죽으로 만든 아교가 가장 최상품이며, 이 외에도 돼지, 말, 낙타 가죽 등으로 만들 수 있다"고 하여 당나귀로 만든 아교를 제일로 쳤습니다. 현재 국내에서는 당나귀 사육 숫자가

---

142) Equus asinus Linne

많지 않아 보통 중국에서 수입을 해오고 있습니다.

　『동의보감』에서는 "성질이 평(平)하면서 약간 따뜻하고 맛이 달며 독이 없다. 허로로 여위는 것[虛勞羸瘦], 허리나 배가 아픈 것[腰腹痛], 팔다리가 시글고 아픈 것과 풍증을 치료하는데 허(虛)한 것을 보(補)하고 간기(肝氣)를 돕는다. 그리고 설사, 이질, 기침을 멈추고 여자가 하혈(下血)하는 것을 낫게 하며 안태(安胎)시킨다."고 기록하고 있습니다.

　아교는 끈끈하고 촉촉하기 때문에 음기를 보충하고 피를 길러주는 자음보혈(滋陰補血)의 효능이 있습니다. 그래서 피가 부족하여 생기는 혈허증(血虛證)에 보혈(補血)하는 의미로 사용하였고, 끈끈한 성질을 이용하여 출혈을 다스리는 데 사용하였습니다. 그래서 코피가 나거나 피를 토하거나 대변에 피가 섞여서 나올 때 아교를 사용했습니다. 특히 아교는 자궁에 좋아서 여성의 생리불순에 사용하고, 자궁 출혈을 다스리며, 태동을 좋게 하여 안태(安胎)하는 효력이 있습니다.

당나라, 아성 시장에 부부가 당나귀를 팔며 살고 있었는데 남자는 아명(阿銘), 여자는 아교(阿嬌)라 하였다.

아명과 아교가 결혼을 한 지 5년 만에 아교가 출산을 하였다. 하지만, 출산 때 기가 다 빠지고 피를 많이 흘려서 몸이 극도로 허약해졌다. 아교는 매일을 누워 지냈고, 기와 혈을 보하는 좋은 약을 많이 먹었지만 효과가 하나도 없었다.

아명은 당나귀 고기를 먹으면 몸을 보할 수 있다는 말을 듣고, 얼른 머슴을 시켜 당나귀 한 마리를 잡아 솥에 넣고 삶으라 하였다. 이내 당나귀 고기가 익고, 그 냄새가 솔솔 풍기니 허기진 머슴들이 주인 몰래 고기를 다 건져 먹어 버렸다.

배가 하도 고파서 앞뒤 생각하지 않고 고기를 먹었지만 이제 주인에게 가져갈 고기가 없자, 그들은 솥에 당나귀 껍질이 둥둥 떠돌아다니는 것을 보고 하는 수 없이 물을 다시 솥에 가득 채워 당나귀 껍질을 반나절 푹 고았다. 그리고 그걸 주인 마님인 아교에게 주었다.

아교는 평소 채식을 하여 당나귀 고기를 먹어 본 적이 없었다. 그래서 고기 향이 진한 당나귀 가죽국이 고깃국인 줄로만 알았다. 그런데 국을 한 입 먹으니 생각보다 맛이 아주 좋아서 끈끈한 당나귀 껍질 국물 한 사발을 다 들이켰다. 그리고 며칠 뒤 기적이 일어났다. 그녀가 식욕이 좋아지고 기혈이 보강되어 얼굴이 붉어지고 윤이 나며 기운을 차린 것이다.

그 후, 당나귀 껍질은 탁월한 산후 보약으로 사람들의 입소문을 탔다. 아명과 아교는 하인들을 불러다 당나귀 껍질을 삶았고, 오래 삶아 생긴 끈끈한 교(膠)를 팔아 장사하여 대박이 났다.

다른 지역 사람들도 하나 둘 그 부부처럼 당나귀 껍질 달인 물을 팔았지만 그 어느 것도 부부의 것처럼 효과가 좋지 않았다. 이상하게 여긴 현령이 면밀히 검사하였고, 알고 보니 그 동네의 우물이 다른 지역 우물보다 깊은 곳에서 솟아서 물맛이 달고 더 좋았다.

현령은 기뻐하며 이 아교의 품질이 당나귀 껍질뿐만 아니라 물에도 달려 있다는 것을 알았다. 그리고 명령을 내려 오직 아성의 백성들만 아교를 만들게 하였고, 지역 특산물로 황제에게 상납되었다.

82. 부인 질환의 성약(聖藥)
향부자

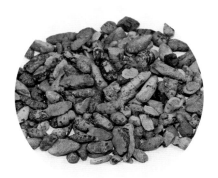

　향부자(香附子)는 사초과 방동사니[143]의 뿌리줄기로서 가는 줄기를 제거한 것입니다. 향부자는 줄기에 향이 있고 뿌리 모양이 부자처럼 달려 있다고 하여 향부자(香附子)라고 이름 붙였습니다.

　『동의보감』에는 "성질은 약간 차고 맛은 달며 독이 없다. 기를 세게 내리고 가슴 속의 열을 없앤다. 오래 먹으면 기를 보하고 기분을 좋게 하며 속이 답답한 것을 풀어 준다. 통증을 멈추며 월경을 고르게 하고 오랜 식체를 삭게 한다."고 하여 주로 기가 막히고 답답한 것을 치료하는 것에 향부자를 사용했음을 이야기하고 있습니다.

---

143) Cyperus rotundus Linne

또한 "향부자는 기분(氣分)의 병을 주로 낫게 한다. 향기는 잘 뚫고 나가고 쓴 맛은 묵은 것을 잘 밀어내고 새것을 생기게 한다. 부인은 혈이 잘 돌면 기도 잘 돌기 때문에 병이 나지 않는다. 늙은이는 정(精)이 마르고 월경이 끝나면 다만 기(氣)에만 의존하는 것이다. 그런데 병이 나면 기(氣)가 막히고 부족하게 되기 때문에 기분에 들어가는 향부자가 주약으로 되어야 하는데 세상에서 이것을 아는 사람은 드물다."라고 하여 모든 병이 순환이 되지 않아서 병이 생기는데, 향부자는 기를 뚫어주고 새로운 것이 차오르게 하는 효능이 있기 때문에 좋은 약이라고 기록하고 있습니다.

향부자의 별명은 부인과의 성약(聖藥)입니다. 부인과 질환에 처방할 때 대체로 향부자를 넣어서 사용하고 있는데 이것에 대해서 『동의보감』에서는 "향부자는 부인에게 아주 좋은 약이다. 부인의 성격은 너그럽지 못하여 맺힌 것을 풀 줄 모르는 때가 많은데 이 약은 맺힌 것을 잘 헤치고 어혈을 잘 몰아낸다. 캐서 볏짚불로 잔털을 잘라 버리고 돌절구에 넣고 찧으면 깨끗해진다. 기병(氣病)에는 약간 닦아[略炒] 쓰고 혈병(血病)에는 술에 달여[酒煮] 쓰며 담병(痰病)에는 생강즙에 달인다. 하초가 허약한 데는 소금물에 달이고 혈이 허하여 화(火)가 있을 때는 동변에 달여 쓰면 시원해진다. 냉적(冷積)에는 식초에 담갔다가 볶아 쓰면 더워지고 소금물에 축여 볶아 쓰면 신(腎)의 원기를 보한다. 단향(檀香)에 향부자를 좌약(佐藥)으로 하면 모든 기를 이리저리 옮겨 가게 하는 데 아주 좋다."고 기록하였습니다.

『동의보감』에서 설명한 바를 따르면, 여자들은 스트레스를 잘 받고 화를 잘 풀줄 몰라서 기가 잘 뭉치게 되는데, 이것이 특히 소통을 담당하는 간의 기능에 영향을 미쳐서 소설(疏泄)이라고 하는 소통이 잘 되지 않아 맺히는 병들이 잘 생긴다는 것입니다. 그래서 향부자가 부인과 약에 들어가

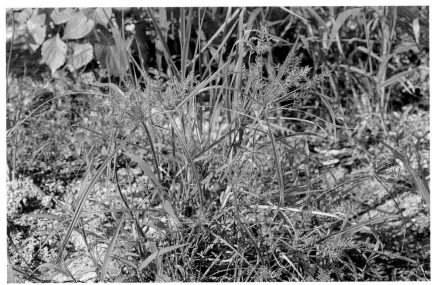

방동사니

면 특히 효과가 좋다는 것을 설명하고 있습니다.

또한 향부자는 여러 가지 방법으로 사용할 수 있는데, 보통 생강즙에 볶으면 담음을 없애는 화담(化痰)작용을 하고, 식초로 볶으면 적취(積聚)를 제거하는 작용을 하며, 술로 법제를 하면 행경(行經)하고, 소금물을 넣고 볶으면 혈(血)로 들어가 건조한 것을 촉촉하게 하는 윤조(潤燥) 작용을 합니다. 어린 아이 오줌을 넣고 볶게 되면 역시 혈(血)로 들어가는데, 허한 것을 보하는 보허(補虛) 작용을 하게 됩니다.

이러한 향부자 법제의 끝을 보여주는 것이 바로 '칠제향부환(七製香附丸)'이라고 하는 약입니다. 기혈(氣血)이 모두 부족하여 월경이 고르지 않거나 자궁에 혹 등이 있는 징가(癥瘕)의 상태거나 몸이 허하여 뼈에서 열이 나는 골증열(骨蒸熱)의 상태에 사용하는 약입니다. 총 향부자 560g을 가지고 만드는데, 만드는 방법은 다음과 같습니다.

'향부자 80g을 당귀(當歸) 80g과 같이 술에 담근다.

향부자 80g을 봉아출(蓬莪朮) 80g과 같이 연한 소금물에 담근다.

향부자 80g을 목단피(牡丹皮)·애엽(艾葉) 각 40g과 같이 쌀뜨물에 담근다.

향부자 80g을 오약(烏藥) 80g과 같이 쌀뜨물에 담근다.

향부자 80g을 천궁(川芎)·현호색(延胡索) 각 40g과 같이 물에 담근다.

향부자 80g을 삼릉(三稜)·시호(柴胡) 각 40g과 같이 식초에 담근다.

향부자 80g을 홍화(紅花)·오매(烏梅) 각 40g과 같이 소금물에 담근다.

상기 기술한 방법대로 봄에는 5일, 여름에는 3일, 가을에는 7일, 겨울에는 10일 동안 각각 담근다. 그런 다음 각 몫에서 향부자만을 건져내어 햇볕에 말린 다음 가루내어 약을 담근 물로 0.3g 되게 환약을 만든다. 한 번에 80환씩 자기 전에 데운 술로 먹는다.[144]'

향부자는 기운을 돌려주고 울체된 것을 풀어주기 때문에 특히 간의 기운이 막혀서 옆구리가 아프거나 가슴 등이 아플 때 사용하고, 복통이 있거나 소화불량에도 사용합니다. 또 생리를 잘 통하게 하고 통증을 멎게 하기 때문에 생리불순이나 유방의 통증도 잘 치료합니다. 간의 기능을 소통시킬 때는 보통 시호(柴胡)와 같이 사용하고, 월경불순을 치료할 때는 애엽(쑥)과 같이 사용합니다.

---

144) 출처: 정담출판사 〈한의학대사전〉

옛날 옛적 탕군(碭郡)이란 곳에 큰 가뭄이 들었다. 열 달 동안 비가 내리지 않아 식물이 모조리 말라 죽었다. 그 곳에 색색(索索)이라는 여자가 황하의 어떤 마을로 시집 왔다. 그런데 불행히 여기에 돌림병이 도는 바람에 어른 아이 할 것 없이 모두 가슴이 답답하고 복통이 있는 병에 시달렸다. 하지만 색색의 남편만이 색색이 시집 온 후로는 멀쩡하였다.

남편은 자신만 돌림병에 걸리지 않은 것을 이상하게 여겨서 색색에게 이유를 물었지만 색색도 그 이유를 몰랐다. 남편은 은연 중 색색의 몸에서 나는 진한 향기를 맡았는데 아마 이 향기가 비밀의 열쇠가 아닐까 하여, 색색에게 아픈 마을 사람들 곁에 있어 보라고 하였다. 그리고 며칠 지나지 않아 온 마을 사람들의 얼굴에 미소가 번졌다.

색색의 이야기는 금방 소문이 퍼졌다. 그리고 소문이 돌고 돌아 이상한 헛소문이 남편의 귀에 돌아왔다. "…색색이 집에 와서는 옷을 훌렁 벗더라. 그리고 어른이고 아이고 달려들었지…" 남편은 마을 사람들을 사랑했지만 이 말을 듣고는 그 말을 하던 사람들과 한바탕 싸웠다. 그리고 어느 비오는 밤, 남편은 욱하는 마음에 색색을 독살해 버렸다. 그 당시 여자는 죽어도 관에 묻힐 수 없었다. 그래서 사람들은 색색을 강가에 묻어 주었다.

그리고 며칠 후, 색색의 무덤에 이상한 풀들이 자라났다. 좁고 빳빳한 줄기의 이 풀 주위로 벌과 나비가 몰려들었다. 사람들은 "이건 색색의 화신이다. 죽어서도 곤충들이 끊임없이 모이는구나."라 하였고, 남편은 그 말을 듣고 다시 화가 치밀어 올라 무덤을 3척(90cm)이나 파내어 시체를 더 깊이 묻어버렸다.

하지만, 다시 시간이 흐르자 풀이 또 자라 벌과 나비들이 꼬였다. 남편은 다시 시체를 더 깊이 묻었지만, 또 그 풀이 자랐다. 계속 이런 일이 반복되자 사람들은 이 풀이 약효가 있을 것이라고 믿었다.

그리고 오늘날, 이 약은 향부자로 불린다. 하지만 그 지역 사람들은 아직 '색색풀'이라고 부른다. 이걸 먹으면 막힌 기운이 뚫리고 통증이 멎는다. 그리고 이 풀의 뿌리는 땅에 정말 깊게 묻혀 있다.

83. 여자를 이롭게 하는
익모초

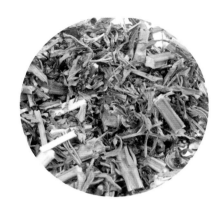

익모초(益母草)는 꿀풀과 익모초[145]의 지상부를 건조한 것입니다. 익모초는 맛이 굉장히 쓰고 성질은 차가운 약으로 간과 심포에 작용하는 약재입니다. 익모초는 이름 그대로 어머니를 이롭게 하는 약이라는 뜻으로 피 순환을 좋게 하고 어혈을 없애는 약입니다.

『동의보감』에는 "임신과 산후의 여러 가지 병을 잘 낫게 하므로 이름을 익모(益母)라 하며 임신이 되게 하고 월경을 고르게 한다. 모두 효력이 있으므로 부인들에게 좋은 약이다."라고 기록되어 있습니다.

익모초는 주로 피 순환을 좋게 하고 생리를 좋게 하는 활혈조경(活血調

---

145) Leonurus japonicus Houttuyn

經)의 효능이 뛰어납니다. 그래서 생리 주기가 맞지 않고, 들쑥날쑥한 경우에 사용하며, 생리통이 심한 경우에도 사용합니다. 또 어혈로 인해서 생리가 막혀서 나오지 않거나 출산 후에 오로(惡露)가 멎지 않고 계속 나오는 경우에도 사용합니다.

익모초의 또 다른 효능은 소변을 통하게 하여 부종을 없애는 이뇨소종(

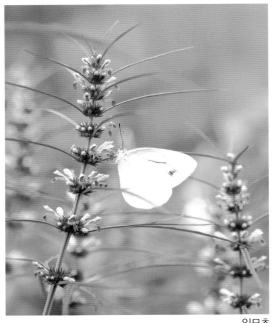

익모초

利尿消腫) 작용입니다. 그래서 소변이 평소보다 적게 나와서 부종이 심한 경우에 사용하고, 급성 신장염 등으로 수종(水腫)이 생긴 경우에도 사용합니다.

익모초는 성질이 차갑기 때문에 오래 복용하면 안 되는 약입니다. 그리고 좋은 약이 입에 쓰다고 하는 말이 있듯이 익모초는 맛이 많이 쓴 편입니다.

중국의 한 전설 이야기이다. 정교금(程咬金)은 아버지를 일찍 여의고, 늙은 홀어머니와 살았는데, 집이 가난하여 그는 대나무로 갈퀴를 만들며 생활을 꾸려 나갔다. 노모는 정교금을 출산하고 어혈(瘀血)병에 걸렸는데, 평소에 혈액 순환이 안 되어 통증이 심했고, 특히 야간에는 더 심했다. 심지어는 정교금이 어른이 되었는데도 그 병이 낫지 않았다. 정교금은 좋은 의사를 모셔다 모친의 병을 고쳐주겠다고 결심하였다.

모친에게 약을 사드리기 위해 그는 몇날 며칠 잠도 자지 않고 대나무 갈퀴를 만들었지만 겨우 반 냥 은화밖에 벌지 못했다. 그는 그 돈으로 근처 약재상으로 가 약 두 첩을 마련했다. 어머니는 그 약을 먹고 증상이 좋아졌다. 정교금은 기뻐하며 다시 대나무 갈퀴를 만들어 은화를 조금 구해서 약재상으로 달려갔다. 하지만, 이 약재상 주인이 무려 은화를 세 냥이나 요구하는 것이 아닌가.

정교금은 어이가 없었지만 자신은 그렇게 큰돈이 없고, 이 약재는 어머니의 병환을 치료하기 위함이니 제발 반냥의 은화만 받고 약을 팔아달라고 사정했지만 욕심이 많은 약재상은 약을 팔지 않았다.

그러자 그가 꾀를 "그럼 제가 그 돈을 지불하겠어요. 하지만 어머니의 병이 깊으니 약재가 많이 필요합니다. 한꺼번에 모두 살 테니 약재를 많이 준비해 주세요." 하고 말했다.

약재상은 그렇게 하자고 하였고, 그 날 정교금은 몰래 약재상의 뒤를 밟았다. 약재상은 어떤 곳으로 가 약을 캤는데, 정교금은 그 지역과 그 약을 상세히 기억했다. 그리고 약재상에서 약을 한 첩만 샀고, 나중에는 약재를 직접 캐서 달여 드렸다. 시간이 흘러 어머니의 병이 완치되었고, 정교금은 이 약재를 어머니를 이롭게 했기 때문에 '익모초(益母草)'라 이름 지었다.

84. 종기와 열독을 푸는
포공영

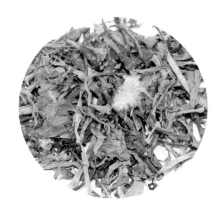

포공영(蒲公英)은 국화과 민들레[146]의 전초를 말합니다. 일편단심 민들레라는 말이 있습니다. 이는 고려 때 공녀로 끌려간 민들레라는 여자가 있었는데, 그녀가 지킨 절개를 기리기 위해서 풀 이름을 민들레라고 하였다고 합니다. 실제로 토종 민들레는 서양 민들레와는 교배하지 않는다고 하니 절개를 지킨 고려 여인 민들레를 보는 것 같습니다.

민들레 꽃씨들이 날아다니는 철이 되면 알러지를 유발하는 원흉으로 미움을 받는데, 『동의보감』에서는 포공영에 대해서 다음과 같이 기록하고 있습니다. "성질은 평(平)하고 맛은 달며 독이 없다. 부인의 유옹(乳癰)과 유

---

146) Taraxacum platycarpum H. Dahlstedt,

종(乳腫)을 낮게 한다. ○ 열독(熱毒)을 풀고 악창(惡瘡)을 삭히며 멍울을 헤치고 식독(食毒)을 풀며 체기를 없애는 데 아주 좋은 효과를 나타낸다. ○ 일명 지정(地丁)이라고도 한다. 정종(疔腫)을 낮게 하는 데 가장 효과적이다."

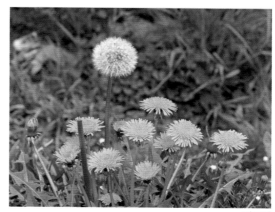
민들레

　포공영은 열을 내리고 독을 푸는 청열해독(淸熱解毒)의 효능이 우수한데, 특히 간의 열인 간열(肝熱)을 잘 해독합니다. 그래서 간열로 인한 눈의 충혈이나 부종을 제거하고, 여러 종류의 감염이나 화농성 질환에 사용합니다.

　또한 종기를 제거하고 맺힌 것을 풀어버리는 소종산결(消腫散結)의 효능이 있어 열독(熱毒)이 피부에 뭉쳐서 생긴 옹저(癰疽)와 창독(瘡毒)을 풀어버립니다. 지금으로 이야기하면 악성 피부염이나 악성 큰 종기를 치료하는 데 포공영을 사용합니다. 특히 유방에 생긴 종기를 유옹(乳癰)이라고 하는데, 포공영은 유방에 생긴 멍울이나 뭉침을 잘 해결하여 유선염·유방의 양성종양·악성종양에 두루 응용이 가능하고, 폐나 장에 생긴 덩어리와 임파선에 생긴 덩어리인 나력을 잘 제거하는데, 달여서 복용해도 되고 덩어리가 생긴 부위에 붙여도 효능을 냅니다.

　마지막으로 소변을 통하게 하고 임증(淋證), 즉 방광염이나 전립선염을 치료하는 효능이 있어서 소변이 붉게 나오고 나올 때 통증이 있는 열증의 방광염, 전립선염인 열림(熱淋)을 치료하는 효과가 좋습니다.

옛날 옛적 한 처녀가 갑자기 가슴에 종기가 생겼다. 빨갛게 부어오르는 것이 아파 앉지도 눕지도 못할 지경이었다. 하지만 아픈 부위가 은밀한 부위였고, 당시 시대는 엄격한 유교의 사상이 유행하였기 때문에 그녀는 부끄러워하며 아무에게도 말하지 못하고 참기만 하였다. 그러다 드디어 어머니가 그녀의 병을 알게 되었다.

그녀의 어머니는 딸의 순결을 의심하며 욕하였다. "부끄러운 줄도 모르고 가슴에 병을 얻었구나. 어미로 부끄럽다." 딸은 어머니의 말을 듣고 수치심을 느껴, 늦은 밤 집에서 빠져나와 강가에 투신하였다.

마침 그 때, 강가에 고깃배 한 척이 지나가고 있었다. 그 배엔 포(蒲)씨 어부가 딸 영자(英子)와 그물을 치고 있었는데 어떤 사람이 물에 뛰어드는 걸 보고 강물로 뛰어들어 건져내었다. 그리고 자초지종을 물었고, 처녀는 가슴에 난 종기 이야기를 하였다. 어부는 그 말을 듣고 잠시 생각하다 "내일 나를 따라오슈. 내 약을 캐 드리리다."라고 하였다.

다음 날, 어부는 처녀를 산으로 데려가 약초를 캐서 주었는데, 그 약초는 초록색의 톱니 모양의 잎이 나고, 그 위에 하얀 솜털이 자란 모양이었다. 그 풀 꼭대기의 솜털은 바람이 불자 공중으로 날아가 흩어졌다. 아가씨는 그 약을 깨끗이 씻은 후, 가슴에 붙이고 일부는 달여서 복용하였다. 그러자 며칠 뒤 씻은 듯 종기가 사라졌다.

한편 처녀의 부모는 딸이 투신했다는 것을 알고 잘못을 후회하였다. 그리고 수소문 끝에 강가에서 어떤 어부가 자신의 딸을 구해주었는데, 종기까지 나았다는 소식을 듣고 어부와 그 딸을 찾아가 절을 하며 고마워했다. 그 때 어부가 어머니에게 그 풀을 손에 쥐어 주며 다시 병이 생기면 달여 먹으라고 일러주었다.

집으로 돌아온 처녀는 꽃을 화원에다 심었다. 그리고 그 포씨 어부 부녀를 기념하기 위해, 어부를 높여 부르는 명칭인 '포공(蒲公)'과 그녀의 딸 '영자(英子)'의 이름을 따 '포공영(蒲公英)'이라 이름 지었다. 그로부터 포공영은 널리 쓰이게 되었다.

옛날 어떤 부자가 있었는데 그에게 '소영(小玲)'이라는 딸이 있었다. 부자는 '소복(小伏)'이라는 부지런한 청년을 고용해 집안 일을 하게 하였는데 그는 부자의 딸을 몰래 좋아하게 되었다. 그 사실을 부자가 알고 불쾌해하며 그 둘을 갈라놓으려고 했다. 둘을 멀리 떨어뜨려 놓아야겠다고 결심한 부자는 소복을 밖으로 내쫓고, 딸을 집에 가두어버렸다. 그리고 딸을 한 부잣집에 시집을 보내려고 중매인을 보낼 준비를 하였다. 소복과 소영은 이 모든 것을 알게 되어 집에서 도망쳐 나와 작은 마을로 들어가 같이 살았다.

돈 한 푼 없이 도망쳤기에 둘은 힘들게 생계를 꾸려갔고, 결국 소영이 관절병에 걸려 일어나지 못하고 앓게 되었다. 소복은 매일 밤낮으로 그녀를 돌보았다.

어느 날, 소복이 산에 들어가 소영을 위해 약을 캐고 있는데, 토끼 한 마리를 발견하고 얼른 화살을 쏘았다. 화살은 토끼 뒷다리에 스쳤고, 토끼는 도망가 버렸다. 그가 화살을 다시 회수하기 위해서 화살이 박힌 곳으로 다가갔는데, 어느 잘린 소나무의 밑둥에 화살이 박혀 있었다. 그래서 그는 화살을 뽑았는데, 이상한 둥근 식물이 같이 뽑혀 나왔다. 흑갈색의 껍질을 벗겨내니 안에는 흰 속살이 빛나는 식물이었다.

그는 그걸 삶아 소영에게 먹였고, 이튿날이 되자 소영은 몸이 가벼워짐을 느꼈다. 그는 기뻐하며 자주 그걸 캐서 아내에게 먹였다. 소영의 관절병은 점점 나아 곧 완쾌하였다. 이 약은 소영과 소복이 발견하였기에 그들의 이름을 한 자씩 따서 '복령(茯苓)'이라 불리게 되었다.

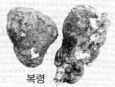

복령

> TIP • 『동의보감』에는 "복령이 들어 있는 약을 먹을 때에는 식초나 신맛이 나는 것을 먹지 말아야 한다. 또한 쌀식초(米醋)도 먹지 말아야 한다. 대체로 솔풍령을 먹을 때 식초를 먹으면 먼저 약효까지 다 없어진다."고 기록되어 있습니다.

의이인

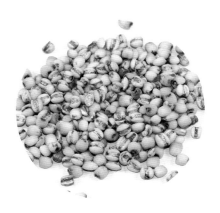

의이인(薏苡仁)은 벼과 식물인 율무[150]의 씨앗입니다. 율무는 맛이 달고 담백하여 비폐신(脾肺腎)에 작용하는 약재입니다. 가을에 율무가 익으면 수확하여 햇빛에 말려 껍질을 벗겨 사용합니다. 약재로도 사용하지만 곡식으로도 훌륭합니다.

『동의보감』에서는 "성질이 약간 차고 맛이 달며 독이 없다. 폐위(肺痿), 폐기(肺氣)로 피고름[膿血]을 토하고 기침하는 것을 치료한다. 또한 풍습비(風濕痺)로 힘줄이 켕기는 것[筋脈攣急]과 건각기, 습각기[乾濕脚氣]를 치료한다. ○몸을 가벼워지게 하고 장기(瘴氣)를 막는다. ○오랫동안 먹으면 음식

을 잘 먹게 된다. 성질이 완만
하여 세게 내보내지는 못하
므로 다른 약보다 양을 곱으
로 하여 써야 한다. 깨물어 보
아 이에 붙는 것이 좋은 것이
다. ○이 약의 기운은 완만하
기 때문에 다른 약의 양보다
곱을 써야 효과를 볼 수 있다.

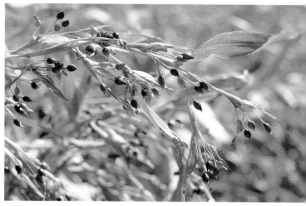
율무

○겉곡을 털어 물이 푹 배게 쪄서 햇볕에 말려 갈아서 쓴다. 혹은 찧어서
쌀을 내기도 한다.”라고 기록하고 있습니다.

    율무는 우리 몸의 수분 대사를 좋게 해주는 특징이 있습니다. 수분 대사
가 잘못되어 정체가 되면 수습(水濕)이라는 것이 생기는데, 수습이 생기면
정상적인 수분 흐름을 방해하기 때문에 소변이 잘 나오지 않고, 몸이 붓는
부종이 생기게 됩니다. 율무는 비위를 보하여 수습을 제거하는 작용을 하
고, 더불어 피부나 관절의 수습도 제거해 주기 때문에 율무를 오래 복용하
면 피부가 좋아지고, 관절이 튼튼해지는 효과가 있습니다. 또 인체 상부에
작용하여 폐의 열을 내려주고 농을 제거하는 효과가 있습니다. 율무 같은
씨앗 종류를 사용할 때는 갈아서 사용해야 하는데, 율무는 전분이 많아서
처방에 율무를 넣어서 복용하면 약이 걸쭉해지는 특징이 있습니다.

    인체의 노폐물을 부드럽게 배출해 주기 때문에 몸에 가득 차
있는 습담(濕痰)으로 인해서 비만인 사람들이 복용하면 살이 빠
지기도 합니다. 그리고 피부에 특히 좋아서 율무를 꾸준히 복용
하면 사마귀도 없어지고 피부가 윤택해지는 효과가 있습니다.

율무 씨

　지금도 억울하게 누명을 쓴 청백리와 같은 사람에게 '의이명주(薏苡明珠)'라는 표현을 쓰는 데 이것은 의이인과 관련이 있다.

　동한(東漢)에 마원(馬援)이라는 장군이 군사를 이끌고 남강(南疆)에서 전쟁을 하는 중, 기절하는 군사가 많아졌다. 이런 경우 그 지역에서는 민간요법으로 의이인을 썼는데 효과가 뛰어났다.

　마원은 남강을 평정하고 승전보를 가지고 오면서 이 의이인을 수레 몇 개에 가득 싣고 왔다. 충성스러운 마원은, 황제의 군대에서 같은 일이 생기면 사용하기 위해서 힘들게 가져온 것이었다.

　몇 년 뒤 마원이 죽자, 조정의 한 간신배가 그를 모함하며 말하길 그건 의이인이 아니라 사실 진주였다고 하였다. 마원이 남강에서 진주를 몇 수레나 얻었는데, 욕심이 나서 황제에게 바치지 않고 착복을 한 것이라고 주장하였다. 사실 의이인이 멀리서 보면 진주와 비슷하게 생겼기에 조정에서는 한동안 그 말을 모두 믿었고, 여기서 이런 사자성어가 나온 것이다. 저승에서 마원이 이 말을 듣고 얼마나 분통이 터졌을지 짐작이 간다.

89. 외상에는
백급

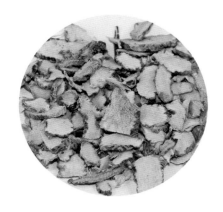

　백급(白芨)은 난초과 식물인 자란[152]의 덩이줄기입니다. 덩이줄기는 감자처럼 주렁주렁 달리는 뿌리를 말합니다. 그런 식물들은 영양분을 저장하기 때문에 마치 뿌리 같은 줄기가 달리는데 덩이 모양이 비대한 것이 특징입니다.

　백급은 『동의보감』에서 "성질은 평(平)하며 맛은 쓰고 매우며 독이 없다. 옹종, 악창, 패저(敗疽), 등창, 나력, 장풍(腸風), 치루(痔漏)와 칼이나 화살에 상한 것, 다쳐서 상한 것, 끓는 물이나 불에 덴 것 등을 낫게 한다. ○가위톱(백렴)과 백급을 옛날이나 지금의 보약 처방에는 쓴 데가 적고 헌데를

---

152) Bletilla striata (Thunberg) Reichenbach fil

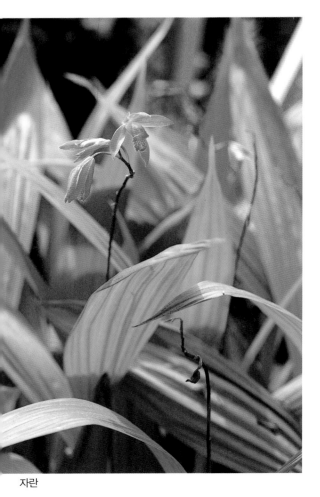
자란

아물게 하는 처방에 많이 썼는데 대개 2가지를 서로 배합해서 썼다.”고 기록하고 있습니다.

백급은 예전부터 각종 출혈증에 지혈(止血)하는 데 사용했는데, 수렴(收斂)하는 효능이 우수했기 때문입니다. 또한 종기를 가라앉히고, 새 살을 돋게 하는 소종생기(消腫生肌)의 효능이 뛰어납니다. 그래서 심한 종기인 옹종(癰腫)과 뜨거운 물에 데어 화상을 입은 탕상(燙傷)에 사용했고, 손발이나 항문이 찢어진 것에도 사용했는데, 가루내어 상처 부위에 뿌리거나 오래 달여서 고약(膏藥)을 만들어서 붙여서 사용했습니다.

먼 옛날, 회계(會稽) 장군이 적군으로부터 황제를 보호하며 도성으로 돌아왔다. 돌아오는 길에 무려 적장 17명을 죽였다. 그런데 변관에 도착하자마자 갑자기 적장 여섯이 달려드는 것이 아닌가. 장군은 황제를 먼저 보내고 온 몸으로 적장을 막았다. 계속되는 전투에 그는 너무 피로하였다. 이 틈을 타 적군이 그를 칼로 네 번 베었지만 그는 다시 힘을 내어 소리를 지르며 적장에게 달려들었다. 적장들은 너무 놀라 황급히 활을 꺼내 그에게 쏘았다. 그는 화살을 몇 대 맞았지만 굴하지 않았고, 결국 구출되어 황제의 앞으로 불려갔다.

감동을 받은 황제는 얼른 태의(太醫)를 불러 그를 치료하였다. 피가 멈추고 부러졌던 뼈가 붙었다. 하지만 활이 폐를 관통하여 호흡이 가쁘고, 계속 피를 토하며 생명이 위급하였다. 황제는 방을 붙여 이 장군을 구하고자 하였다.

그 방을 보고, 늙은 농부가 잎은 종려나무와 같고 뿌리는 마름 열매처럼 생긴 약초를 들고 와 황제에게 바쳤다. 그리고 말하길 "이 뿌리를 불에 건조시킨 후 말려 가루를 내어서 상처에 뿌리면 나을 것입니다."

상처에 뿌리고 절반은 복용시켰는데, 과연 얼마 지나지 않아 상처는 낫고 피를 더 이상 토하지 않았다.

황제는 너무 기뻐 농부에게 벼슬을 내렸다. 하지만 농부는 거절하였다. 상으로 은화를 내렸지만 그것도 거절하였다.

황제가 "그렇다면 무엇을 원하는가?" 하고 묻자, 농부가 웃으며 "저는 바라는 것이 없습니다. 그저 황상께서 태의가 책을 편찬할 때 이 약을 넣어주시는 것이 저의 소원입니다. 이 약으로 백성들이 폐를 다쳐 피를 토하는 것을 고칠 수 있습니다."라고 하였다.

"이 약초의 이름이 무엇이냐?"고 황제가 묻자 농부는 황제에게 지어 달라고 간청하였다. 그러자 황제는 그 농부의 이름이었던 백급(白芨)으로 명명하였고, 그렇게 지어진 '백급'이 오늘날까지 쓰이게 되었다.

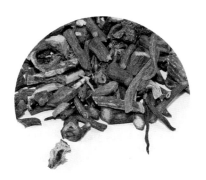

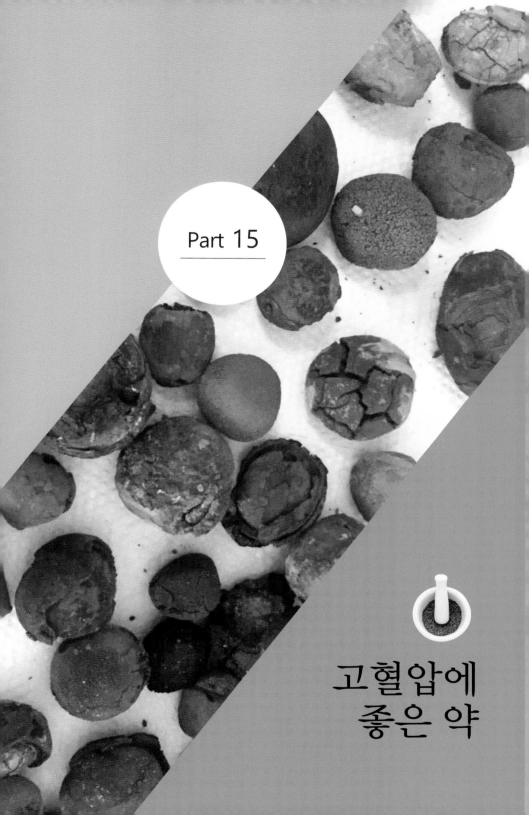

Part 15

고혈압에
좋은 약

90. 어지러울 때는
천마

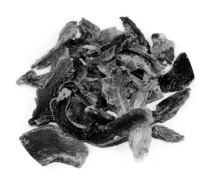

천마(天麻)는 난초과 천마[153]의 덩이줄기를 쪄서 건조한 것입니다. 천마의 생약명인 Gastrodia는 Gaster(위장)에서 유래된 것으로 꽃 피는 모습이 위장과 비슷하게 부풀기 때문에 그렇게 이름이 지어졌다고 합니다. 한약명 천마(天麻)는 하늘에서 떨어져 마목(麻木;마비)을 치료하였다고 하여 하늘 천(天)과 마목 마(麻)가 합쳐서 천마(天麻)로 불립니다. 예전에는 정풍초(正風草)라고도 불리었는데 풍(風)을 바로 잡는다[正]는 뜻입니다.

『동의보감』에서는 천마에 대해 "성질은 평(平)하고 맛은 쓰며 독이 없다. 여러 가지 풍습비(風濕痹)와 팔다리가 가드라드는 것[攣], 어린이 풍간(

---

153) Gastrodia elata Blume

風癇)과 경풍(驚風)을 낫게 하며 어지럼증과 풍간으로 말이 잘 되지 않는 것과 잘 놀라고 온전한 정신이 없는 것을 치료한다. 힘줄과 뼈를 든든하게 하며 허리와 무릎을 잘 쓰게 한다. ○즉 적전의 뿌리[赤箭根]이다. 생김새는 오이와 같은 것이

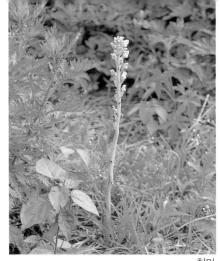
천마

연달아 10~20개가 붙어 있다. 음력 2월, 3월, 5월, 8월에 뿌리를 캐 햇볕에 말린다. 싹의 이름을 정풍초(定風草)라고 한다. ○여러 가지 허(虛)증으로 생긴 어지럼증에는 이 약이 아니면 없앨 수 없다.”라고 기록하고 있습니다.

천마는 간의 경락인 간경(肝經)으로 들어가 간을 편안하게 하고, 풍증(風症)을 없애는 평간식풍(平肝熄風)의 효능이 있습니다. 그래서 풍이 인체 내부에 생긴 증세인 간풍내동(肝風內動)을 다스리고, 머리나 눈 등이 어지러운 현훈(眩暈)을 다스리는 뛰어난 약초입니다.

천마의 진득하고 촉촉한 진액들은 피를 걸러주고 풍을 제거하는 양혈거풍(養血祛風)의 효능을 가지고 있어서 두통(頭痛), 어지럼증(眩暈), 소아의 경기(驚氣), 간질(癎疾), 파상풍(破傷風) 등을 치료합니다. 또 풍을 제거하면서도 통증을 낫게 하는 거풍지통(去風止痛) 작용을 하여 편두통(偏頭痛), 정두통(正頭痛)을 비롯한 각종 두통과 편신마비(偏身痲痺)에도 사용할 수 있고 중풍으로 인한 반신불수(半身不遂)에도 사용하는 약재입니다.

현대과학으로 증명된 천마의 효능은 진정 작용, 진통 작용, 항경련 작용 등이 있고, 천마를 복용하면 뇌혈류량이 늘어나고 관상동맥의 혈류량이 늘어나며, 혈압을 낮추고 심장을 보호하는 작용을 한다고 연구되었습니다.

중국엔 천마가 나는 깊은 산이 많지만, 그 중 보강(保康) 지역 천마가 약효가 가장 좋다. 여기엔 전설이 전해져 내려온다.

아주 먼 옛날, 형산(荊山) 깊은 곳 한 부락에 100여 가족이 모여 행복하게 살고 있었다. 어느 해, 부락에 갑자기 이상한 괴질(怪疾)이 돌았는데, 그 병에 걸리기만 하면 머리가 깨질 듯 아프고 사지가 오그라들며 심하면 반신 마비가 되었다. 부락의 사람들은 용한 점쟁이와 의사들을 찾아다녔지만 효과가 없었다.

마을의 촌장은 근심이 이루 말할 수 없어, 결국 직접 명의를 찾아나서 치료법과 약재를 얻어오겠다고 결심하였다. 들리는 소문에, 어느 산의 오도협이라는 협곡에 신의(神醫)가 있어 이런 괴질을 치료한다고 하였다. 그는 몇 달치 식량을 준비하여 그 산으로 출발하였다.

그 산은 굉장히 험하고 꼬불꼬불하기 그지없는 대협곡이었고, 사방에 험준한 산이 있는 데다 사람이 거의 살지 않았다. '이런 곳 어디에 신의가 있단 말인가?' 촌장은 산봉우리를 한 개씩 힘겹게 넘다가 드디어 나무를 하는 사내를 만나 신의에 대해 물었다. 사내는 신의가 요 며칠 사이에 쌍제채(雙梯寨)라는 곳으로 갔는데, 그 쪽에 가면 신의를 만날 수 있을 거라고 했다. 촌장은 쌍제채를 찾아 다시 길을 나섰다.

이 쌍제채는 수많은 돌로 이루어진 절벽 같은 곳 위에 있었다. 지형이 가팔랐기 때문에 촌장은 갖은 고생을 다하여 겨우 겨우 도착할 수 있었다. 그런데 등반을 막 끝내고 들어서는 순간, 갑자기 머리가 어지럽고 눈앞이 어질어질하였다. 그리고 손발이 오그라드는 것이 아닌가. 그는 몸이 지쳐 있었던 데다가 갑자기 발작이 일어나자 정신을 잃었다.

한참을 정신을 잃고 있던 그가 몸을 일으키자 눈앞에 뜻밖에도 돌로 만든 탁자가 있었고 그 위에 약초 줄기가 쌓여 있는 것을 보았다. 주위를 자세히 둘러보던 그는 자신을 향해 어떤 사내가 손에 약 사발을 들고 걸어오는 것을 발견하였다. 바로 며칠 전에 나무를 하던 그 사내였다.

그는 자신이 바로 그 신의라 하면서 지금 촌장의 증상이 바로 그의 마을 사람

이 나게 하며 고여 있는 담음(痰飮), 현벽(
痃癖), 기괴(氣塊), 산람장기(山嵐瘴氣) 등을
헤치며 풍·한·습으로 생긴 비증(痺證)과
곽란으로 토하고 설사하는 것이 멎지 않
는 것을 낫게 하며 수종과 창만(脹滿)을
없앤다. ○족양명과 족태음경에 들어가

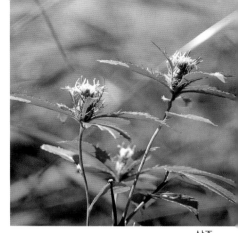

삽주

며 위(胃)를 든든하게 하고 비(脾)를 편안하게 한다. ○삽주는 웅장하여 올라
가는 힘이 세고 습을 잘 없애며 비를 안정시킨다."라고 기록하고 있습니다.

창출의 효능을 한 마디로 정의하라고 하면 조습건비(燥濕健脾)라고 말
할 수 있습니다. 즉, 비위의 습을 말려서 튼튼히 해주는 역할인데 기름진
것을 먹거나 체한 것이 누적되거나 비위가 약해지면 습(濕)이 생겨서 비위
기능을 떨어지게 합니다. 그러면 에너지를 생산하는 것이 잘 되지 않기 때
문에 자꾸 피곤하고 눕는 것을 좋아하게 됩니다. 또 복부가 팽만하고 답
답하며, 심하면 토하거나 설사를 하게 됩니다. 이 습이라는 녀석은 오래되
면 담(痰)으로 변해서 몸을 더욱 무겁게 만들어 통증을 발생하게 합니다.

창출의 또 다른 효능은 관절의 풍습(風濕)을 제거하여 주는 효능인데, 관
절이 시큰거리거나 무거운 증세에 사용하며, 다리나 무릎이 약해지는 증
세에도 사용할 수 있습니다. 마지막으로, 창출을 복용하면 눈이 밝아지는
명목(明目)의 효능이 있습니다.

창출은 상당히 많은 처방에 들어갑니다. 비위의 병증을 다스릴 때 백출
과 짝을 이루어 사용되는데, 실제로 현대과학으로 연구해 보면 창출 추출
액은 위장관 운동을 좋게 하고, 비교적 강한 항궤양 효과가 있어 위궤양을
치료할 수 있으며 위산 분비를 억제하고 위점막을 보호합니다.

전설 속 모산 관음사(觀音寺)에는 모든 병을 고친다는 유명한 늙은 비구니가 살았다. 그녀의 이름은 절 근방 백 리에 사는 사람들이 다 알 정도로 유명하였다. 하지만 이 비구니는 재물에 대한 욕심이 있어서 가난한 백성들에게는 처방을 알려주지 않았다. 그리고 매우 게을렀기 때문에 산으로 가서 약을 캐는 힘든 일을 자기가 직접 하지 않고 자기 아래에 있는 어린 비구니에게 몽땅 시켰다. 약재에 대한 설명을 전혀 해주지 않았기에 어린 비구니는 약을 캘 줄만 알았지 그 약성에 대해서는 하나도 몰랐다.

어느 날, 어떤 가난한 환자가 토사곽란(吐瀉霍亂)[160] 증상이 심해져 늙은 비구니를 찾아왔다. 하지만 늙은 비구니는 이 사람이 가난하다는 걸 눈치채고는 치료를 해주지 않고 바로 쫓아버렸다. 마음이 착했던 어린 비구니는 그 모습을 보고 너무 화가 나 몰래 늙은 비구니가 쓸모없다 생각하여 버린, 흰 꽃이 피어 있는 약초를 그 가난뱅이에게 주었다.

어린 비구니는 착한 마음으로 약재를 주었지만, 덜컥 겁이 나기 시작했다. 가난뱅이가 그걸 먹고 탈이 날까 두려웠기 때문이다. 하지만 며칠이 지나 기적같이 그 가난뱅이가 관음사를 찾아와, 어린 비구니가 준 약을 먹고 병이 나았다며 감사 인사를 하는 것이 아닌가.

늙은 비구니는 이 일을 알고 이상하게 여겨 어린 비구니가 몰래 준 약이 무언가 조사를 하였다. 그리고 그 약을 찾아내었다. 이 일이 있은 후, 어린 비구니는 뒷일을 감당하기 무서워 관음사를 떠나 다른 지방으로 도망쳤다. 그리고 그 지역의 어떤 할아범에게 가서 종일 약을 배우고 약을 캐며, 약성에 대해 공부하였다. 그녀는 점점 약초에 대해 알게 되었는데, 마침내 가난뱅이의 토사곽란을 치료한 약을 연구하였고, 이 약이 백출과 닮았기에 '창출(蒼朮)'이라 부르게 되었다.

---

160) 구토하고 설사하는 증세

93. 토사곽란을 다스리는
곽향

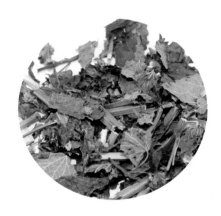

곽향(藿香)은 꿀풀과 배초향[161]의 지상부를 건조한 것을 말합니다. 중국에서는 광곽향을 사용하는데 우리나라는 배초향을 사용합니다. 꿀풀과 식물의 특성상 향이 강한데, 그 향을 이용하여 치료에 응용을 합니다.

먼저 『동의보감』의 설명을 보면 "곽향은 성질은 약간 따뜻하며 맛은 맵고 독이 없다. 풍수와 독종을 낫게 하며 나쁜 기운을 없애고 곽란을 멎게 하며 비위병으로 오는 구토와 구역질을 낫게 하는 데 가장 필요한 약이다. ○수족태음경에 들어가며 토하는 것을 멎게 하고 풍한을 헤치는 데 제일 좋은 약이다. ○약으로는, 물로 씻어 흙과 줄기를 버리고 잎을 쓴다."

---

161) Agastache rugosa (Fischer et Meyer) O. Kuntze

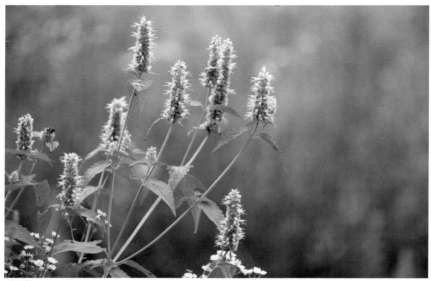

배초향

라고 기록하고 있습니다.

곽향은 대표적인 방향화습약(芳香化濕藥)입니다. 말 그대로 향기로 습을 말리는 약이라는 뜻입니다. 비위 중간을 습과 탁기가 막아서 속이 답답하거나 구토를 하고 자꾸 체하며 복통이 있을 때 사용합니다. 또 거서해표(祛暑解表)의 효능이 있어서 여름철 감기나 콧물, 두통에도 사용할 수 있습니다. 마지막으로 쾌기벽예(快氣辟穢)의 효능이 있어서 구취(口臭)가 심한 사람에게도 응용할 수 있습니다.

곽향은 예로부터 나물로 무쳐서 먹기도 했지만, 매운탕에 넣어 끓이거나 생선회를 싸먹는 데 사용했습니다. 기름진 음식을 먹을 때 체하지 말라는 의미였던 것입니다. 선조들의 지혜는 생각할수록 놀랍습니다.

한 동네에 곽향(藿香)이라는 여자가 오빠와 같이 살았다. 오빠는 어른이 되어 결혼을 하게 되었는데, 결혼을 해서도 동생인 곽향과 같이 살았다.

그러던 어느 해, 곽향의 오빠가 전쟁터에 끌려가게 되었다. 곽향과 올케는 서로에게 의지하면서 살갑게 지냈다. 서로 맛있는 것도 나누어 먹고 친자매처럼 지내어, 동네에서도 소문난 우애를 자랑했다.

어느 여름날, 올케가 더위를 먹어 토사곽란 증세로 머리가 어지럽고 아파하며, 구토를 해대었다. 의원에게 데려갔지만, 더 심해지는 것이었다. 그때 곽향의 머릿속에 순간적으로 곽향의 오빠가 어렸을 적에 어떤 풀을, 구토할 때 복용하면 좋다고 알려주었던 기억이 번개처럼 스쳐 지나갔다.

곽향은 산으로 달려갔다. 올케 언니를 구하기 위해서는 그 풀이 꼭 필요했기 때문이었다. 그런데 시간이 한참 흘러도 곽향이 돌아오지 않는 것이었다. 그래서 올케는 곽향을 찾기 위해 아픈 몸을 이끌고 집을 나섰다.

잠시 후 올케는 산으로 가는 길목에서 쓰러져 있는 곽향을 발견했다. 곽향은 얼굴이 검붉게 변한 채 숨을 겨우 몰아쉬고 있었다. 어찌된 일인지 묻자, 곽향은 약초를 캐다가 독사에게 물렸다고 흐느끼면서 이야기했다. 올케는 다급히 독을 빨아내려고 하였는데, 곽향은 언니마저 독에 중독될 것이니 빨아내지 못하게 하였다.

올케는 오빠가 전쟁터에 나가면서 동생을 부탁하였는데, 이럴 수는 없다면서 동생을 밀치고 독을 빨아내었다. 그러나 중독된 지 오랜 시간이 흘렀기 때문에 결국 곽향은 죽고 말았고, 올케 역시 죽을 지경이 되었다.

날이 밝자 지나가던 사람들에 의해서 올케가 발견되었는데, 그녀는 거의 죽기 직전이었다. 올케는 "이 풀은 더위를 먹은 것을 치료하고 머리가 아프거나 속이 울렁거리는 것을 치료하는 약입니다. 시누이인 곽향이 캔 것입니다."라는 말을 남기고 죽었다.

사람들은 곽향이 캐온 약재를 실험삼아 사용해 보고, 과연 뛰어난 효과를 지닌 약초라는 것을 알게 되었다. 그리고 숭고한 곽향의 희생을 기리기 위해서 이름을 '곽향(藿香)'이라고 지었다.

94. 체기를 내리는
사인

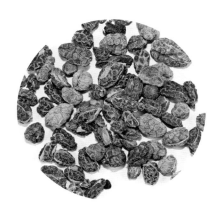

　사인(砂仁)은 생강과 양춘사[162]의 잘 익은 열매 또는 씨의 덩어리입니다. 축사(縮砂)라고 하기도 합니다. 맛이 맵고 향이 강하여 복용하면 소화기의 체증을 치료하는 데 아주 뛰어난 효능을 보입니다. 또 성질이 따뜻하여 오래된 설사를 멎게 하고, 임신부의 태동불안을 치료하는 약입니다.

　체기(滯氣)라는 것은 그야말로 내려가지 않고 음식이 중간에 막혀 있다는 것인데, 이런 경우에는 방향성이 강한 약재들로 위장을 자극하면 시원하게 뚫리는 경우가 많습니다. 복부 팽만감 역시 소화기의 기능 저하로 인해 가스가 차서 머무르는 탓에 생기는 것이므로 사인 같은 약재를 사용하

---

162) Amomum villosum Loureiro

여 시원하게 내려줍니다.

　임신부에게 약은 되도록 사용하지 않는 것이 좋은데, 자궁이 약하여 태기가 약하고 불안정하면 사인이나 백출 같은 약으로 태동불안을 치료하는 것이 좋습니다. (임신부는 반드시 한의사의 처방 아래에서 한약을 복용하여야 안전합니다.)

　『동의보감』에는 "축사(縮砂)의 성질은 따뜻하고 맛은 매우며 독이 없다. 모든 기병(氣病)과 명치 아래와 배가 아프며 음식에 체하여 소화되지 않는 것과 설사와 적백이질을 낫게 한다. 비위(脾胃)를 덥게 하며 태동(胎動)으로 인한 통증을 멈추고 곽란(霍亂)을 낫게 한다. ○모양은 백두구와 비슷한데 약간 검은 것은 익지인과 비슷하다. 음력 7~8월에 받는다. ○사인(砂仁)이라고도 한다. 수족태음경과 양명경ㆍ족소음경에 들어간다. 약한 불에 고소하게 볶아 손으로 비벼 껍질을 버리고 속씨만 받아 짓찧어서 쓴다."라고 기록하고 있습니다.

옛날, 광동성 서쪽 양춘(陽春)현이란 곳에 소들이 전염병에 걸려, 모든 현의 반경의 수백 마리 소가 죽어나갔다. 하지만, 오직 금화갱 부근 마을의 농사짓는 소 한 마리만 전염병에 걸리지 않은 채 건강하게 살아 있었다. 그 지역 주민들은 이 현상을 매우 신기하게 여기었다. 그리고 소의 주인인 목동에게, 그 소를 어디에다 방목하고 무슨 풀을 먹이는지 물어 보았다.

목동도 이유를 잘 몰라서 말하길 "저흰 그냥 금화갱 쪽에 방목해요. 그 곳엔 잎이 넓게 퍼지고 향기가 아주 진한 풀이 자라는데, 그 풀은 과실이 맺히지요. 그 풀을 소가 즐겨 먹죠."라고 하였다.

농민들은 그 말을 듣고 금화갱으로 가서 온 들판에 퍼져 있는 그 들풀을 보았다. 그리고 뿌리까지 뽑아 보고, 또 과실 몇 알을 집어 입 속에 넣어 씹어 보니 과연 입안 가득히 향기가 퍼졌는데, 맛이 비위를 찌르는 것 같은 느낌을 받았다. 게다가 속도 매우 편안해졌다.

모두 맛을 본 후, 이 풀이 소의 전염병도 고치므로 과연 사람에게도 효과가 있지 않을까 생각하였다.

그래서 그 풀을 캐어 마을에 돌아온 후, 감기로 위가 불편하고 통증이 있는 사람과 밥맛을 잃어 식욕이 없는 사람과 계속 구역질만 하는 사람에게 먹여 보았는데, 효과가 아주 좋았다. 이 후, 마을 사람들은 그 풀을 자신의 집에 너도나도 옮겨 심게 되었고, 그 약이 바로 오늘날까지 소중하게 쓰이는 '사인(砂仁)'이다.

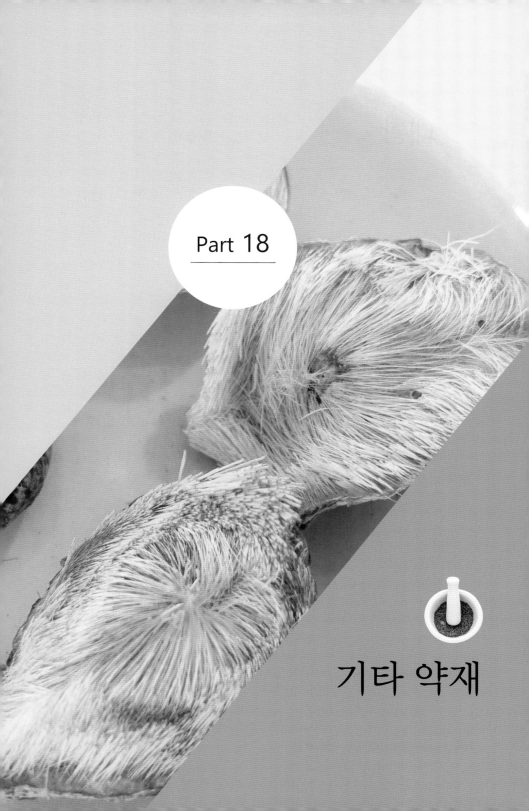

Part 18

기타 약재

96. 대변을 통하게 하는
대황

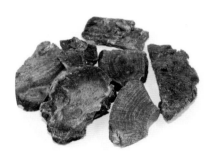

대황(大黃)은 여뀌과 장엽대황[165], 탕구트대황[166], 약용대황[167]의 뿌리 및 뿌리줄기인데 주피를 제거하고 약으로 사용합니다. 대황은 노랗기 때문에 큰 대(大) 누를 황(黃) 자를 써서 대황이라고 이름 붙인 약재입니다.

우리가 살다 보면 심한 변비가 생기거나 몸에 병이 생겨서 대변이 막히는 경우가 종종 생깁니다. 대변이 잘 나오지 않을 때는 걷는 운동을 하거나 식이섬유가 많은 음식을 먹거나 복부에 침이나 뜸치료를 하는데, 이런 방법이 통하지 않을 경우에는 대변을 강하게 내보내는 약을 사용합니

---

165) Rheum palmatum Linne
166) Rheum tanguticum Maximowicz ex Balf.
167) Rheum officinale Baillon

다. 이런 약을 사하제(瀉下劑)라고 부르는데, 한방에서 사용하는 가장 강한 사하제 중의 하나가 바로 대황(大黃)입니다.

『동의보감』에서는 "대황은 성질은 몹시 차고[大寒] 맛은 쓰며[苦] 독이 없다. 어혈과 월경이 막힌 것을 나가게 하며 징가와 적취를 삭히고 대소변을 잘 통하게 한다. 온장과 열병을 치료하고 옹저(癰疽)와 창절(瘡癤)과 종독(毒腫)을 낫게 한다. 장군(將軍)풀이라고 한다. ○실열(實熱)을 빨리 내리고 묵은 것을 밀어내며 새로운 것을 생기게 하는 것이 마치 난리를 평정하고 평안한 세상이 오게 하는 것 같다고 해서 장군풀이라 했다. ○술에 축여 볶아 쓰면 위로[上] 머리 끝까지 올라가고, 술에 씻으면 위(胃)로 가며 생것을 쓰면 아래로 내려간다."라고 기록하고 있습니다.

대황의 효능을 말하자면 첫 번째가 바로 대변을 통하게 하는 작용입니다. 심한 변비를 치료하는데, 대황이 차가운 성질이기 때문에 대장에 열이 몰려서 생긴 변비에 효과가 좋습니다. 두 번째 효능은 몸에 쌓인 적취(積聚)를 해결하는 효능이 있습니다. 식체(食滯)가 오래되면 식적(食積)이 되는데, 이런 경우에 대황을 적절하게 사용하면 식적을 쓸어내려 보낼 수가 있는 것이죠. 예전에는 급만성 맹장염에도 대황을 사용했는데, 효과가 상당히 좋습니다. 마지막 효능은 어혈을 제거하는 효능입니다. 타박을 입거나 피의 순환이 좋지 않으면 어혈(瘀血)이 생기는데, 이 어혈을 잘 제거하기 때문에 다친 부위나 종기에 대황을 갈아서 붙이거나 술로 쪄서 복용하면 어혈을 잘 제거할 수 있습니다.

그런데, 대황은 시중에 위품(僞品)인 종대황이 많이 유통됩니다. 종대황은 모양은 비슷하지만 사하력이 전혀 없기 때문에 대변을 내보내는 효과를 기대하고 사용하면 효과를 전혀 보지 못합니다. 또 대황은 오래 달이거나 술로 오래 찌게 되면 사하 작용을 내는 성분들이 사라지게 되기 때문에, 대변을 통하게 하는 용도로 사용할 때는 짧게 달이는 것이 좋습니다.

대황은 사하력이 강한 약품이기 때문에 몸이 허약한 사람에게 사용하면 위장과 대장의 원기가 손상받을 수 있는 부작용이 있습니다.

대황은 본래 '황근(黃根)'이란 이름으로 불리다 '대황(大黃)'으로 바뀌게 되었는데 여기엔 재미있는 일화가 있다.

옛날 황씨 의사가 살았다. 그의 조상은 대대로 황련(黃連), 황기(黃芪), 황정(黃精), 황금(黃芩), 황근(黃根) 이렇게 다섯 가지 약을 캐며 사람의 병을 고쳤다. 그래서 사람들은 그를 '오황(五黃) 선생'이라 불렀다.

오황 선생은 성실하고 부지런하였다. 매년 3월이 되면 그는 약을 캐러 산으로 가 산 위의 한 농부 집에서 숙식을 하며, 가을이 끝날 즈음이 되어서야 산에서 내려왔다. 그 농부 마준(馬俊)의 집에는 세 가족이 살았는데 그 가족들은 모두 착하여 따뜻하게 의사를 대해 주었다. 이렇게 오랜 시간이 흘러 의사와 농부의 우정은 깊어져갔다.

어느 날, 농부의 집에 불이 나 집과 재산이 홀랑 타버렸다. 마준의 아내도 불행히 목숨을 잃었다. 마준에게 남은 건 아직 열 살도 되지 않은 아들뿐이었다. 이 부자는 어쩔 수 없이 산 속 동굴에서 살았다. 그 날 의사는 마침 약을 캐러 가 집에 없었기 때문에 몇 주가 지난 뒤에야 겨우 부자를 찾을 수 있었다. 어쩔 수 없이 이 부자는 의사를 따라 약을 캐고 약을 팔며 생활을 꾸렸다. 마준은 오황 선생에게 오황약을 배워 의사가 없을 땐 환자를 보며 병을 고칠 수 있게 되었다.

그 해 여름, 한 임산부가 설사 때문에 의사를 찾아왔는데 마침 의사가 없어 마준이 치료하였다. 마준은 설사를 치료하는 황련을 주어야 했는데, 사화통변(瀉火通便)하는 황근을 잘못 주어 임산부는 설사를 계속하다 결국 태아와 함께 죽어버렸다. 이로 인해 마준은 관아에 끌려갔다. 돌팔이 의사가 사람을 죽인 것이다.

그 소식을 들은 의사는 한 걸음에 달려와 현령 앞에 무릎을 꿇으며 청하길, 그가 마준을 잘못 가르친 탓이니 마땅히 죄는 본인이 받아야 한다고 하였다. 그러자 마준은 죄는 자신이 지었는데 왜 오황 선생이 받느냐며 도리어 싸웠다.

이걸 본 현령은 그들의 진한 우정에 감동을 받았다. 그리고 오황 선생의 명성과, 또 그 임산부가 원래 몸이 매우 허약하고 임산 초기였던 점을 감안하여 그냥 그 임산부 가족에게 돈으로 배상하라는 판결을 내리고 그들을 석방하였다.

그리고 그들이 가기 직전에 현령은 의사를 불러 말하였다.

"선생의 오황약 중, '황근'은 다른 약들보다 효과가 강합니다. 마치 군대의 장군과 같지요. 마땅히 이름을 바꾸어 오늘날과 같은 실수가 없어야 하겠습니다."

의사 역시 고개를 끄덕이고, 집으로 돌아와서 이름을 고민하였다. 사하력이 다른 약보다 몇 배나 맹렬하니 '장군(將軍)'이라 부르는 것도 나쁘지 않았다. 하지만 본인의 '오황 선생' 칭호와 맞지 않아 이름을 '대황(大黃)'으로 지었다.

이 소식은 널리 퍼졌고, 사람들은 '대황' 혹은 현령이 말한 대로 '장군'이라고도 불렀는데, 실제로 오늘날 대황을 '장군'이라고도 부른다.

97. 수렴 작용을 하는
검인

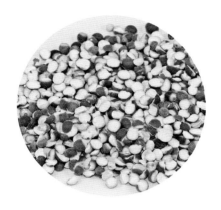

검인(芡仁)은 수련과 가시연꽃[168]의 잘 익은 씨를 말합니다. 여름이 되면 호수에 연꽃이 피는 것을 많이 볼 수 있는데, 연꽃 중에 몸체 주변에 가시가 많이 나 있는 연을 가시연이라고 합니다. 이 가시연의 씨를 약으로 사용하는데, 검인 또는 검실(芡實)이라고 합니다.

『동의보감』에서는 "검인은 성질은 평(平)하고 맛은 달며 독이 없다. 정기를 보하고 의지를 강하게 하며 귀와 눈을 밝게 하고 오래 살게 한다. ○ 가시연밥은 부족한 정을 잘 보하므로 수류황(水硫黃)이라고도 한다. ○가루 내어 금앵자즙으로 알약을 만든다. 이것을 수륙단(水陸丹)이라고 하는데 정

---

168) Euryale ferox Salisbury

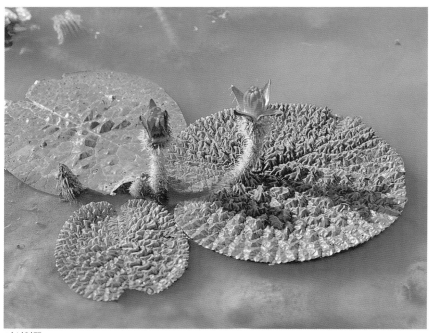
가시연꽃

액이 저절로 나가지 않게 한다."라고 기록하고 있습니다.

　검인은 주로 신장(腎臟)을 보하면서 정액을 수렴시키는 작용과 비장(脾臟)을 보하여 설사를 멈추는 작용을 합니다. 그래서 몸이 허하여 정액이 저절로 흘러 나가는 증세인 유정(遺精)을 치료하고, 소변이 탁하거나 소변을 참지 못하는 증세를 다스리며 설사가 잦은 증세를 다스립니다. 설사가 잦을 때는 산약(山藥)이나 백출(白朮)과 같이 사용하며, 유정(遺精)이나 소변을 참지 못하는 증세에는 금앵자(金櫻子)나 연자육(蓮子肉)을 같이 사용합니다.

옛날 어느 마을에 몇 년 동안 연달아 전쟁이 일어나 마을은 황폐해지고 을씨
년스럽게 변해버렸다. 마을 사람들은 이 황량한 마을에서 살기가 힘들어 많은 사
람들이 죽었다. 호숫가 마을은 황량함만이 감돌았다.

산 아래에는 견견(縴縴)이라는 아름다운 과부가 살았다. 그녀에겐 늙은 시어머
니와 4살 난 아들이 있었기 때문에 도망갈 수도 죽을 수도 없어서 텅 빈 마을 호
숫가에 남아 들풀을 캐며 고된 나날을 보내었다. 아들은 피골이 상접하였고, 시
어머니도 하루하루 사는 것이 너무 힘들었다. 이 망망한 호숫가에서 무엇을 먹고
산단 말인가?

추적추적 비가 내리는 날, 아들은 배고픔에 울다 지쳐 움직이지도 못하였다.
옆에 누운 시어머니의 신음 소리는 너무 미약하여 처량하였다. 견견은 어쩔 수
없이 광주리를 들고 비를 맞으며 들로 나갔다.

들판에 나가자 산자고(山慈姑)가 흔들거리는 것이 보였다. 견견은 기뻐하며
산자고를 캐기 시작하였다. 하지만 배고픔에 그녀는 힘이 빠지기 시작하였고, 캐
낸 산자고가 하나하나 늘었지만 그녀의 힘은 점점 빠져갔다. 집에 있는 아들과
시어머니를 생각하면서 그녀는 입술을 꽉 깨물고 땅을 팠다.

그런데 갑자기 난데없이 토끼 한 마리가 튀어나왔다. 삐쩍 말라서 토끼인지
아닌지 헷갈리는 이 동물은 멀뚱멀뚱 서서 두 눈으로 그녀를 바라보았다. 이윽고
그녀의 지친 표정을 보더니 토끼는 그녀를 도와 같이 땅을 파기 시작하였다.

이렇게 사람과 토끼가 힘을 합쳐 산자고를 한 무더기 캐내었다. 둘 다 피곤하
여 곤죽이 되었다. 그녀가 산자고를 광주리에 넣고 있는데, 그 옆에 토끼가 공손
히 무릎을 꿇고는 무언가를 갈구하는 눈빛으로 그녀를 쳐다보았다.

견견이 말하였다. "토끼야, 토끼야, 널 해치지 않을 테니 그냥 가거라." 하지
만 토끼는 가지 않고 계속 그녀를 바라보았다. "토끼야, 내가 도와주길 바라는 거
니?" 놀랍게도 토끼가 그 말을 알아듣고 고개를 끄덕거리는 것이 아닌가?

자기를 따라오라는 듯이 토끼는 어디론가 뛰어갔고, 견견은 느릿느릿 토끼를
따라 수풀로 갔다. 수풀 속에는 작은 굴이 있었고, 토끼 굴에는 작은 토끼 두 마
리가 겨우 숨만 쉬고 있었다. 견견은 감동하여, 두 토끼를 안아 들고는 말하였다.

"가자, 우리와 같이 이 가뭄을 이겨내자."

그렇게, 견견의 세 식구는 여섯 식구가 되었고 생활은 더 어려워졌다. 견견은 결국 자신이 짊어진 부담을 견디지 못하고 병이 나 쓰러졌다. 혼미한 가운데, 그녀는 귓가에 어떤 작은 소리가 들려서 눈을 떴다. 눈을 떠 보니 토끼가 온 몸이 젖어 있었는데, 입에 어떤 과실을 물고 있었다. 동그랗고 가시가 달린 까만 과실이었다.

이 과실은 호숫가 기슭 모래밭에서 자주 볼 수 있었던 것인데 생김새가 무서워 사람들이 건드리지 않았던 것이었다. 그런데 이것을 토끼가 물고 온 것이다. 토끼는 그녀가 깨어난 걸 보고 그 과실을 까서 작은 토끼에게 먹였다. 온 입에 피가 떨어졌지만 신경 쓰지 않고 흰 과육을 계속해서 먹었다.

견견도 손을 뻗어 과실 하나를 먹었다. 신기하게도 맛이 달달한 것이 좋은 향기도 났다. 견견은 점점 정신이 또렷해졌다. 그녀는 힘겹게 몸을 일으켜 토끼더러 과실이 있는 곳으로 데려달라고 하였다. 그리고 호숫가로 가 물에 들어가서는 그걸 건져왔는데 10분도 안 되어서 한 바구니를 가져올 수 있었다.

이 못생긴 과일의 껍질을 벗겨 삶아 먹으니 또 다른 맛이 났고 상당히 좋았다. 말라깽이 아들은 그걸 먹고 일어나 집안을 뛰어다니기 시작했고, 시어머니도 기운을 차리고 많이 좋아졌다. 이때부터 이 과실은 여섯 식구의 주식이 되었고, 긴긴 기근을 견딜 수 있었다.

봄이 되자, 밖으로 도망쳤던 마을 사람들이 속속 돌아왔다. 그리고 견견의 가족들이 굶어죽지 않았을 뿐만 아니라 혈색이 좋은 것에 놀랐다. 더구나 토끼 세 마리를 기르고 있는 것도 신기해했다. 사람들은 연유를 물었고, 견견은 웃으며 식용하던 과실을 보여주었다. 사람들은 그 과일을 '검실(芡實)'이라 불렀다.

98. 새어나가는 것을 수삽하는
금앵자

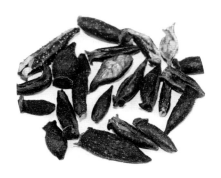

금앵자(金櫻子)는 장미과 금앵자[169]의 성숙한 과실입니다. 맛이 시고 떫으며 성질은 평합니다. 금앵자는 주로 신장의 방광 기능에 작용하는 약입니다.

『동의보감』에서는 "성질은 평(平)하고 따뜻하며 맛은 시고 떫으며 독이 없다. 비설(脾泄)로 오는 설사, 오줌이 너무 많이 나가는 것을 낫게 하고 정액이 잘 나오지 못하게 하며 유정과 몽설을 멎게 한다. ○ 열매에는 가시가 있고 노랗고 빨간 빛이며 생김새는 작은 석류 비슷하다. 음력 9, 10월에 절반쯤 누렇게 익었을 때 딴다. 벌겋게 익으면 본래의 약효가 떨어진다. ○ 울타리 밑이나 산과 들에 떨기로 난다. 장미와 비슷하며 가시가 있다. 서

---

169) Rosa laevigata Michaux

리를 맞아야 빨갛게 익는다."라고 기록하고 있습니다.

한방에서 신장이 허해지는 신허증(腎虛症)이라는 병명이 있는데, 신허는 신장이 허해진 것을 포함하여 전신의 원정(元精)이 부족하여 생기는 여러 증상을 일컫는 말입니다. 한방에서는 신장에 우리 몸의 정기(精氣)가 담겨져 있다고 보기 때문에, 전체 몸의 면역 기능이 떨어지는 것을 말하기도 하며, 좁은 의미로 남성의 성기능 저하를 가리키기도 합니다. 신허증이 생기게 되면 정액의 양이 감소하고 정력이 약해지며, 심지어는 정액이 저절로 흘러나오는 유정(遺精)이 생기기도 합니다. 또한 소변이 자주 마렵고, 시원하게 나오지 않습니다. 여자는 대하(帶下)170)가 나오기도 합니다. 이 신허증이 낫지 않고 오래되면 비장(脾臟)에도 영향을 끼치게 되기 때문에 설사를 오래하는 경우도 있습니다.

금앵자는 이 신허증을 고치는 약이고 특히 새어나가는 여러 가지를 몸의 중심으로 단단히 끌어들여 수렴하는 기능인 수삽(收澁)하는 작용을 하기 때문에 정액이 저절로 흘러나가거나 소변이 자주 마려운 증세를 고칠수 있습니다. 특히 자궁이 처져서 생기는 자궁하수(子宮下垂) 등의 증세도 다스립니다.

---

170) 여성의 생식기에서 나오는 비정상적인 분비물로 색깔에 따라 백대하, 적대하, 적백대하로 구분합니다.

옛날 삼형제가 살았다. 그들은 모두 장가를 가서 가족을 꾸렸는데, 첫째와 둘째는 아들이 없고, 오직 셋째만 아들이 하나 있었다. 그 당시에는 아들을 낳아 대를 잇는 걸 아주 중요시 여겼기 때문에, 온 가족은 셋째의 아들을 금지옥엽 소중히 키웠다.

시간이 지나 셋째의 아들은 어른이 되었다. 큰아버지들은 아이를 결혼시키려 여러 집에 중매인을 보냈다. 하지만 그 누구도 승낙하지 않았다. 사실, 아들은 밤에 오줌 싸는 버릇이 있는데 온 마을 사람들이 이걸 알기 때문이었다. 이 때문에 시집오려는 아가씨가 없었다.

어느 날, 약초 캐는 노인이 왔다. 그 노인은 옆구리에 호리병을 차고 있었는데, 그 호리병에는 황금색 앵두 장식이 달려 있었다.

큰아버지들은 황급히 노인을 집으로 모시고 와 조카의 오줌 싸는 버릇을 말하였다. 약초 캐는 영감은 "이 호리병엔 그 병을 치료할 만할 약이 없소."라고 하며 돌아가려고 하였다. 다급해진 큰아버지들은 "우리 집안의 대를 이을 아이는 오직 이 아이뿐입니다. 이 아이가 아니면 가문의 대가 끊어져요. 제발 우리를 위해 방법을 생각해 주십시오."라고 간청하였다.

노인이 말하길 "사실 내가 여기에 쓰는 약을 하나 아는데, 남쪽 지방까지 가서 캐 와야 하오. 게다가 그 쪽은 밀림에다 독기가 많은 곳이라 자칫하면 사람이 중독된다오."라고 거절하였다. 큰아버지들은 그 말을 듣고 무릎을 꿇고 빌었다.

"제발 한 번만 도와주십시오. 약을 구해 주십시오."

노인은 크게 한숨을 쉬며 "내가 아들이 없어 그 고통을 잘 아오. 좋소, 그럼 갔다 오겠소." 라고 하고 말이 끝나자마자 남쪽으로 갔다. 한 달이 지나도, 두 달이 지나도 그 노인은 그림자도 비추지 않았다. 그러다 세 달째가 되던 마지막 날 밤, 노인이 돌아왔는데 사람들은 노인을 보고 충격에 빠졌는데, 온 몸이 붓고 얼굴엔 혈색이 하나도 없었기 때문이다.

큰아버지들이 노인을 둘러싸고 어찌된 일인지 묻자 노인은 힘이 하나도 없는 목소리로 "나쁜 독에 중독되었소."라고 말했다.

"혹시 고칠 약을 구해 오셨습니까?"라는 물음에 노인은 고개를 끄덕이며 호로병을 책상에 내려놓고 한 열매를 가리켰다. "이 약이 당신의 아이를 고칠 수 있을 것이오."라고 말을 끝내자마자 노인은 쓰러져 죽었다.

이 집 사람들은 노인의 죽음에 감동하여 목을 놓아 울었다. 그리고 이 노인을 위해 정성을 다해 장례를 치렀다. 사람들은 약을 캐는 노인을 기리기 위해, 노인이 캐온 약 이름을 '금앵(金櫻)'이라 이름 짓기로 했다. 그 노인의 이름을 몰랐던 사람들은 노인이 호리병에 황금색 앵두(金櫻)를 달고 다니는 것을 기억하여 그런 것이다.

후에 아들은 금앵을 달여 먹고 며칠 만에 병이 나았다. 오래 지나지 않아 아들은 결혼을 하였고, 몇 년이 지나 그 집안 사람들은 손자를 안아 볼 수 있었다.

99. 땀을 멎게 하는
부소맥

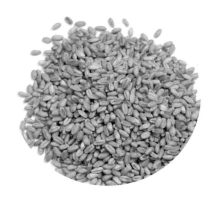

부소맥(浮小麥)은 벼과 식물인 밀[171])의 불완전하게 성숙한 열매를 말하는데, 물에 뜨는 것을 부소맥이라고 하여 따로 약으로 사용하는 것입니다. 밀이 다 익어버리면 알맹이가 실해져서 무게가 나가서 물에 가라앉게 됩니다. 쭉정이인 부소맥은 물에 뜨지만요. 그렇기 때문에 부소맥을 감별하는 방법은 실제로 물에 넣어서 뜨는지 확인해야 합니다.

부소맥은 『동의보감』에서 "부소맥은 심을 보하는데[養心] 대추와 같이 달여서 먹으면 식은땀[盜汗]이 나는 것이 멎는다. ○ 식은땀이 나는 것을 멎게 하고 어른이나 어린이의 골증열(骨蒸熱)과 기열(肌熱), 부인의 허로열(虛勞

171) Triticum aestivum Linne

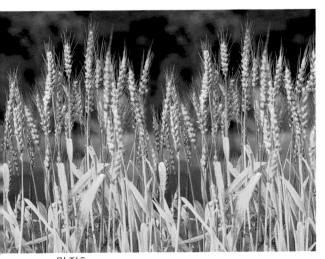
밀 전초

熱)을 치료할 때에는 약간 닦아서(微炒) 써야 한다." 라고 설명하고 있습니다.

병적인 땀은 크게 두 가지로 구분하는데, 가만히 있어도 땀이 줄줄 나는 자한(自汗)과 잠잘 때 도둑처럼 나고 잠에서 깨면 땀이 나지 않는 도한(盜汗)이 그것입니다.

부소맥은 땀을 멎게 하는 유명한 약재인데, 도한과 자한에 모두 사용할 수 있고 특히 음이 허하여 생기는 땀이나 열(熱)을 줄여주는 효과가 뛰어납니다.

땀은 주로 심장과 관련이 있다고 하였는데, 예전부터 스트레스를 받거나 긴장하면 땀이 나기 때문에 그렇게 생각했던 것입니다. 현대에는 이것을 자율신경의 항진으로 설명하는데, 같은 말이지만 부르는 용어가 다를 뿐입니다. 현대에 들어와서 여러 가지 스트레스로 인한 다한증이 많아지는 추세라서 부소맥의 쓰임새가 많아지고 있습니다.

송나라 태평흥국 시기, 경성에 유명한 의사 왕회은(王懷隱)[172]이 살았다. 어느 비가 온 후 맑은 날이었는데, 그가 후원에 말린 약재를 지켜보다가, 새로 들여온 소맥(小麥)을 보고 하인에게 물었다.

"이 말라 비틀어진 쭉정이를 누가 가지고 왔느냐?"

"이건 성남(城南)의 장대호(張大戶)가 가지고 온 것입니다."

그가 무슨 말을 하려는데 갑자기 환자가 와서 말하였다. "왕의원님, 제 아내가 어찌된 일인지 요즘 계속 화를 내며, 울다가 갑자기 웃고, 하루 종일 정신이 불안정해 보입니다. 그리고 가끔 사람들을 때리고 물건을 부수기도 하는 게, 귀신이 씌인 것 같으니 부디 고쳐주십시오."

왕회은은 부인의 맥을 짚어 보고, 사정을 듣더니 웃으며 말하였다. "걱정 마시오, 부인은 장조증(臟躁症)[173]이라고 하는 병이오."

말을 끝내면서 그는 감맥대조탕(甘麥大棗湯)[174] 처방을 떠올렸다. 그리고 그때 사내가 한 마디 덧붙였다. "선생님, 아내는 또 밤에 땀을 흘리는데 옷이 흠뻑 젖을 정도입니다." 이 말을 듣고 왕회은이 말하였다. "알겠소, 우선 장조증부터 치료합시다."

이 말을 듣고 왕회은이 말하였다.

"알겠소, 우선 장조증부터 치료합시다."

감맥대조탕에는 소맥이 들어가는데, 좋은 소맥이 없었지만 시간이 급하여 말라 비틀어진 소맥을 넣어 처방하였다.

---

172) 송대(宋代)의 의관(醫官)이다. 본래는 도사(道士)였으며 의약(醫藥)에 밝았다. 태평흥국(太平興國) 원년에 황제가 환속(還俗)하도록 하였고 상약봉어(尙藥奉御)를 맡아 보았으며, 나중에 벼슬이 한림의관사(翰林醫官使)로 올랐다. 나중에 『태평성혜방(太平聖惠方)』을 지었다.

173) 발작성 정신병이며 여성 환자 특히 과부·노처녀들에게 많으며, 17~18세부터 20~30세에 가장 많다. 이 증후는 지능에는 장애가 없으나 성격·감정 등의 이상에 따라 여러 가지 신체적 증세를 나타낸다. 특히 히스테리성 소질이 선·후천적으로 있는 사람에게 발병하는 수가 많다. 발병 전에는 보통 정신이 우울하고 환각(幻覺)이 일어나며, 감정이 격동하기 쉽고 지각과민 또는 지둔(遲鈍) 등의 전구증(前驅症)을 나타낸다. -두산백과사전 발췌

174) 감초(甘草) 40g, 소맥(小麥) 3홉, 대조(大棗) 7개. 부인의 심허(心虛) 또는 간기(肝氣)·울결로 슬퍼하거나 고민하고 잠을 이루지 못하며, 심하면 정신이 혼미해지는 등의 증상을 다스린다.

닷새가 지나고, 남편이 기뻐하며 감사 인사를 올렸다. "선생님, 감사합니다. 선생님 덕분에 우리 부부는 살았습니다. 병이 다 나았으니 다 선생님 덕분이에요."

왕회은은 물었다. "장조증이 나았으니 오늘은 도한증을 치료하려고 하는가?" 남편이 얼굴에 웃음을 가득 지으며 말하였다. "필요 없게 되었습니다. 모든 병이 나았어요."

왕회은은 속으로 '설마 , 그 형편없이 생긴 밀이 도한(盜汗)에 효과가 있었던 걸까?' 라고 생각하였다.

후에 그는 도한 환자 몇 명에게 이 밀을 써 본 결과, 도한증에는 푹 익힌 밀은 효과가 크지 않고, 오히려 그 말라 비틀어진 밀이 효과가 있다는 것을 알았다.

나중에 사실을 알고 보니, 그 말라 비틀어진 밀의 진실은 이랬다. 장대호가 물에 뜨는 밀 쭉정이를 따로 모아두었는데 자신의 일꾼이 그것을 잘못 가져왔던 것이다.

왕희은은 그 뒤로도 계속 물에 뜨는 소맥(부소맥;浮小麥)만을 사용하였고, 도한을 잘 고치는 의사로 유명해졌다. 그리고 태평흥국 3년, 그는 친구 왕우(王祐), 정기(鄭奇), 진소우(陳昭遇)와 함께 장중경(張仲景)의 의서를 연구하여 『태평성혜방(太平聖惠方)』을 저술하였는데, 이 의서에 부소맥의 효능도 기록하였다.

100. 막힌 것을 뚫어주는
사향

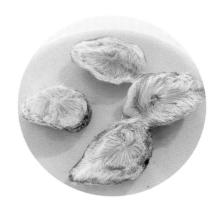

사향(麝香)은 사향노루과 동물인 난쟁이사향노루[175], 산사향노루[176], 사향노루[177]의 수컷 사향선 분비물로, 주머니 안에 내용물을 꺼내어 말린 것을 가루사향 혹은 인사향이라고 부르며, 주머니 모양의 사향을 주머니 사향 혹은 보사향이라고 부릅니다.

사향은 『동의보감』에서 "사향은 성질이 따뜻하고 맛이 매우면서 쓰고 독이 없다. 나쁜 사기를 없애고 마음을 진정시키며 정신을 안정시키고 온학(溫瘧), 고독(蠱毒), 간질, 치병, 중악과 명치 아래가 아픈 것[心腹痛]을 치료

---

175) Moschus berezovskii Flerove
176) Moschus chrysogaster Hodgson
177) Moschus moschiferus Linné

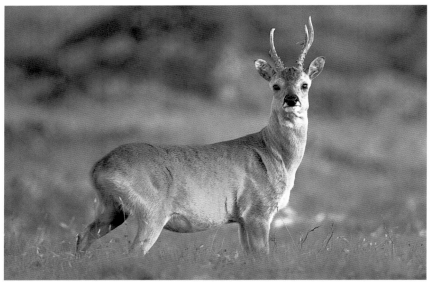

한라산 노루

하며 눈에 군살과 예막이 생긴 것을 없애고 여러 가지 옹창의 고름을 다 빨아낸다. 또한 해산을 쉽게 되게 하고 유산시킨다. 어린이의 경간(驚癎)과 객오(客忤)도 낫게 한다. ○사향은 막힌 것을 통하게 하고[通關] 구멍을 열어 주는데[透竅] 그 기운이 겉으로는 살과 피부에까지 가고 속으로는 골수에까지 들어간다. 효능이 용뇌(龍腦)와 같으나 향기와 뚫고 들어가는 기운은 용뇌보다 더 세다. ○사향은 다른 약 기운을 이끌고 뚫고 들어간다. ○사향에는 가짜가 많으나 그것을 쪼개 보아 속에 털이 있는 것은 좀 나은 것이다. 사향의 당문자(當門子)를 태워 보아 부글부글 끓는 것이 좋은 것이다. 사향을 쪼개 보면 속에 알맹이가 있는 것도 있는데 이것을 당문자(當門子)라고 한다."고 기록하고 있습니다.

사향은 공진단과 우황청심원에 들어가는 약재로 우리 몸의 막힌 곳을 뚫어주는 개규(開竅)효과가 뛰어나는데, 사향을 넣고 약을 만들면 다른 약재의 기운을 사지 말단까지 보내주고 온 몸 구석구석까지 끌고 다니기 때문에 효과가 증가합니다. 또 경락을 통하게 하는 활혈(活血) 작용과 맺힌 것을 푸는 산결(散結) 작용이 있고 어혈을 제거하는 효능이 있습니다. 그래서 중풍으로 쓰러지거나 갑자기 인사불성이 된 사람에게 사향을 사용하면 정신을 차리게 되고, 적취(積聚)가 있거나 어혈(瘀血)이 있는 사람에게도 사용할 수 있습니다. 아이가 잘 나오지 않는 난산(難産)의 경우 사향을 사용하면 효과가 있고, 특히 유산 후에 죽은 아이가 잘 나오지 않거나 태반이 잘 배출되지 않는 경우에 사용하면 효과가 좋습니다. 다만 임신부의 경우 사향을 복용하면 유산이 될 우려가 있기 때문에 복용을 금합니다.

사향은 CITES라고 하는 국제희귀동식물보호협약에 해당하는 희귀 동물인 사향노루에서 채취한 물질로 구하기가 상당히 힘들고 가격도 상당히 비싼 약재입니다. 다행히 얼마 전부터 식약처에서 철저히 검사를 하여 유통하기 때문에 믿고 사용할 수가 있는데, 밀수를 하거나 정품이 아닌 사향은 위변조의 가능성이 상당히 높기 때문에 사용하지 않는 것이 좋습니다.

아주 먼 옛날, 당(唐)씨 부자가 깊은 산 속에 살면서 사냥을 하고 살았다. 어느 날 두 부자가 깊은 산 속으로 사냥을 하러 갔는데 아들은 어떤 노루를 쫓고 있었다. 노루를 쫓아가서 거의 다 따라잡았는데, 수풀에 가려져 있던 곳에서 노루와 함께 뒹굴다가 그만 낭떠러지에서 떨어졌다.

아버지가 쏜살같이 달려갔지만, 이미 아들은 크게 다쳐서 미동을 할 수조차 없었다. 아버지는 아들을 업었는데, 그 때 아들의 몸에서 이상한 향기가 났다. 그 향기를 계속 맡고 있다 보니 아들의 아픈 곳이 점점 줄어드는 느낌이 들었다. 아버지는 향기가 난 곳을 찾았는데 옆에 떨어져 죽은 노루의 복부에서 향기가 나는 것이 아닌가! 자세히 보니 계란 크기의 향낭에서 나는 향이었다.

아버지는 조심스럽게 그걸 떼어내어 아들의 옷 주머니에 넣고 집으로 돌아왔다. 신기하게도 아들의 상처는 치료하지 않았는데도 곧 아물어버렸다.

이 소문은 점점 크게 퍼져, 어느 날 현령의 귀에도 들어갔다. 현령은 향낭을 빼앗아 자신의 첩에게 주어 몸에 지니게 하였다. 첩은 향낭을 보물로 여겼다. 좋은 향이 나기 때문에 자신의 아름다움을 한층 돋보이게 했기 때문이다.

하지만 임신 3개월이었던 첩은 그만 태아를 유산하고 말았다. 현령은 화가 나 향낭을 강가에 던져버렸다. 원래, 사향은 강력한 향으로 개규성신(開竅醒神) 작용을 하기도 하지만 활혈통경(活血通經) 작용이 있어 임신한 여자에게 쓰면 유산 등을 유발할 수 있었는데, 현령과 그의 첩은 그것을 몰랐기 때문에 생긴 일이었다.

TIP ● 『동의보감』에는 사향은 마늘을 꺼린다고 하여 사향이 들어간 약을 복용할 때 마늘을 먹지 말도록 권하고 있습니다.